U0335737

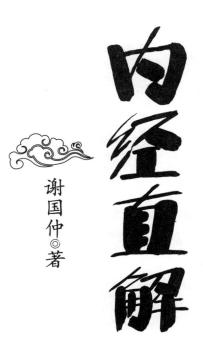

内经直解

谢国仲◎著

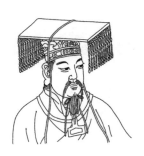

人民东方出版传媒
People's Oriental Publishing & Media

东方出版社
The Oriental Press

目　录

第四章
内经与性命

第五章
内经与科技

序　言

　　关于《黄帝内经》的起源有很多种说法。我们从其记载的对话内容和语言表达形式来观察，可发现《黄帝内经》与《老子》(即《道德经》)、《黄帝阴符经》的部分思想存在一定的相似性，因此一般将黄帝、老子的学说合称为"黄老之学"，为我国道家思想之滥觞。从其成书年代来看，目前学术界一般认为《黄帝内经》约成书于先秦至西汉间，而《道德经》的主体部分编定于战国中期。值得注意的是，《黄帝内经》中出现了"六十甲子历法""五运六气"的理论体系，用"八卦甲子"系统阐述天人合一的思想，并将其应用于指导修真、针法调病等领域。此外，内经记载的黄帝与岐伯的对话中还提到了《太始天元册》，为我国早期的重要天文学著作。《黄帝内经》总结了古代人民长期与疾病作斗争的经验和理论知识，奠定了中医学的理论基础。

　　这本书与《黄帝阴符经》里的内容非常契合。"观天之道，执天之行，尽矣。天有五贼，见之者昌。"五贼就是五行，你了解了五种行为，"五贼在心，施行于天，宇宙在乎手，万化生乎身"。这是《黄帝阴符经》的核心思想，讲天，利用天道修真、治病，与《黄帝内经》一致。《道德经》讲："域中有四大，道大，天大，地大，王亦大。"道最大，王是修道真人，通天地，这四大很重要。《黄帝内经》中描述真人与道相合，在四大中与道相合，所以黄老学说自成一个体系。

《黄帝内经》第一个层面讲道："有不生不化乎？岐伯曰：悉乎哉问也！与道合同，惟真人也。"《道德经》讲："独立而不改，周行而不殆。"道是没有生灭，只有道者超越升降出入。在释迦牟尼的体系里也讲这个内容，叫如来，无来无去。第二个层面讲天地，有五贼，有时间动态。我们平时讲无常、因果。什么是因果？因和果是时间概念，超越时间就会不昧因果。"是以升降出入，无器不有"，只要有形，就有成住坏空，就有生灭。人生在天地之间，一定被天地所左右，气有升降出入，有象，除非讲无象。你如果不了解天地的升降出入，观不到天道，天就会盗你，得不了道。反过来你懂了天道，与其相合，利用天道修真，夺天地造化。所以《黄帝内经》讲天地和人的关系。我们怎么了解天地？天地和人是什么关系？所以第一章叫"上古天真论"，是修真的总纲。人的生命是怎么回事？为什么会衰老和死亡？升降出入是怎样的过程？所以《黄帝内经》不是一般的医书。第二篇"四气调神"讲天人合一。第三篇"生气通天"，讲生命如何与天地相通，一步步讲到调病刺法的原理，最后归结到五运六气，后面还有灵枢，主要是针法，讲穴位与天地感应，其中有真气、精气、营气、卫气、中气。

这是藏象学说，不是解剖学。藏是巨系统，《黄帝内经》用的是象形的思维，比如八卦甲子系统。八卦就是一种卦象，所以大家学习《黄帝内经》不要太执着，你想想看黄帝那个时期有什么文字，写那么多，肯定是慢慢叠加下来的产物，但是它的基本框架不会变。用六十甲子来描述春夏秋冬天地的运转，八卦甲子系统在黄帝时期建好，五运六气在那个时候就很清楚，天人合一思想早就完成，所以那个时候的书肯定很简单，几个图案画得清清楚楚，就好像我们的《易经》一样，伏羲画了一个先天八卦。现在的人用考证的思维，天天研究那句话是什么意思，研究来研究去你都不知道那句话是谁写的，如何明白？然后经常这句话和上句话相互矛盾。但是《黄帝内经》也是有它的道理的，不是空穴来风，为什么当时这么解，我们要整体地去看，你就明白要站在精气神天人合一的角度。用这种思路看，它很美，越看越有味道。不能用现代解剖学和考证学的思维方式来学《黄帝内经》。

这次我和大家共读《黄帝内经》，希望大家学完生命状态会发生变化。大家清楚修真的道理。这本书从始至终讲修真，讲真气如何保养，哪里出问题哪里就有病。不了解这一点，看不了《黄帝内经》。我相信后来的道家祖师，很多修真方法都来自《黄帝内经》。因为他们的东西我修学过，基本出自《黄帝内经》体系。《黄帝内经》由《素问》与《灵枢》两部分组成，《素问》囊括了中国传统医学较完整的思想体系，为中医理论的渊薮，详细阐述天人合一、脏象学说、阴阳五行、五运六气等重要理论；《灵枢》则较为侧重经络腧穴、针刺治疗等具体内容。本书是对《黄帝内经》的《素问》部分所作的解说，不涉及《灵枢》的内容。

第一章

内经与自然

上古天真论篇第一

　　昔在黄帝，生而神灵，弱而能言，幼而徇齐，长而敦敏，成而登天。

　　第一章是讲述修真的人的生命状态，天生神足，所以灵动。神是什么？我们要参，我们梦中有觉知吗？生病时有觉知吗？现在有觉知吗？事实上我们任何时候觉知都不曾消失，首先大家要恢复神性的觉知。我们为什么不知道自己的力量呢，因为我们的妄想太多！当你把神集中到一个点时，力量是很可怕的，可以"移山倒海"。所以小乘佛法里修的禅就是专注，只要专注，当下就是禅了。禅怎么写？单一，守住一，专注就叫禅。我们每个人都生而神灵，因为我们不专注，所以我们的神不能集中发挥力量，不够灵光。黄帝的心专注、神凝，这就是生而神灵。弱而能言是指婴儿的状态，会表达，这是气足的状态。徇齐，指思维敏捷，长得圆满，精足，性格好。敦敏，厚重灵敏，形神合一。黄帝最后形神合一达到什么境界？黄帝的神气已经和肉体同步合一，然后登天，这是形神高度合一，修到了精气神把形体带走的境界。我们为什么不能在眼耳鼻舌身意的世界里超越，就是我们的神气越来越弱，有形的东西越来越多，神不能承载形体，连走路都带不动腿，小孩儿神气足，走路都是跳的，带着形体很轻松。当形大神小时，走路都困难，病倒了，最后神没了，人也就死了。《黄帝内经》的开篇讲黄帝是修真的榜样，我们古人追求的层次高，追求登天成仙，不像现在的人不生病就不错了。

乃问于天师曰：余闻上古之人，春秋皆度百岁，而动作不衰；今时之人，年半百而动作皆衰者。时世异耶？将人失之耶？

岐伯对曰：上古之人，其知道者，法于阴阳，和于术数，食饮有节，起居有常，不妄作劳，故能形与神俱，而尽终其天年，度百岁乃去。今时之人不然也，以酒为浆，以妄为常，醉以入房，以欲竭其精，以耗散其真，不知持满，不时御神，务快其心，逆于生乐，起居无节，故半百而衰也。

黄帝问岐伯：现在的人半百就衰老了，是社会风气不好吗？岐伯讲上古之人懂得保护自己的精气神，形神合一，寿终正寝。现代人反之，不会把握精气的生化规律，不会节省精神，乱耗导致衰老。

夫上古圣人之教下也，皆谓之虚邪贼风，避之有时，恬惔虚无，真气从之，精神内守，病安从来？

这是讲养生，春天的风自东方来。忽来一阵北风，这叫邪，不正贼风，要避之。现代人不但不避，还开空调。风为百病之长，悄无声息，要懂得避贼风。

"恬淡虚无，真气从之"，这不是一般的境界。恬，用心品味；淡，水火既济的能量。于虚无境，品味真气，自是恬淡之味。如吕祖言："自饮长生酒，逍遥谁得知。"其实这是在讲修法。老子讲："知其雄，守其雌，为天下谿；知其白，守其黑，为天下式。"修法关窍首在于守无，我们平时神落于有，鲜有进入空境，觉知融入虚无之境界。大家有体会吗？大家有了觉知，不去思考，这个状态融入虚无！不落有，不落身体，觉性不消失。无论见到光，见到黑暗，心中起什么念，不理！这是恬淡虚无。《圆觉经》里面说："居一切时不起妄念，于诸妄心亦不息灭，住妄想境不加了知，于无了知不辨真实。"这时，神处于无的状态，自然出现光明。这就是"恬惔虚无，真气从之"。身体的病会自己消失，这是入定，所以叫"病安从来"。病也是一种业力，定境可以灭业力，这是很高级的修真境界。大家神都在，这个觉知不生不灭，何不放下一切，体会一把！身体啊，气脉啊，色受想行识，会产生变化，我们统称为真气的变化，但是有境界的差异。这是高级修行方法。《黄帝内经》的开篇先把合道的方法告诉你，炼神还虚合道，超越生灭，何况疾病。大家勿要着相，大家有时在欣赏美景时，融入自然风景中，就已经进入禅定了，天人合一，思想出不来，进入虚无状态，真气开始运行。有很多病人游玩世界，融入自然，心中充满喜悦，病就消失了，其实他自己也不知道这也是一种禅定、禅悦。

是以志闲而少欲，心安而不惧，形劳而不倦，气从以顺，各从其欲，皆得所愿。故美其食，任其服，乐其俗，高下不相慕，其民故曰朴。

恬淡虚无，不求有形，欲望少，便喜欢禅悦，一求有就难受，自然欲望就淡，这就是纯朴，吃不吃都没关系，也不追求吃什么，吃穿随俗。虚云老和尚，一年就一件衣服，天天劳作出汗，也不臭不脏，这就是功夫。老人家经常处于恬淡虚无，经常一坐一个多月，不吃不喝也不动。他在干什么？他吃到什么味道？这得进入这个境界才知道。禅悦不可思议！

是以嗜欲不能劳其目，淫邪不能惑其心，愚智贤不肖不惧于物，故合于道。

进入虚无，就慢慢合道，神就还虚合道，能活100岁。据说，虚云老和尚活到120岁，一身舍利子，1000多粒，还是透明七彩的，这是为什么？这是一种光明，空性，像水晶一般，这是金刚舍利。现在能烧出舍利花就已经很不错了，别说透明的金刚舍利。

所以能年皆度百岁而动作不衰者，以其德全不危也。

虚云老和尚110岁时，和年轻的和尚们担柴。两担柴，一担100多斤，年轻的和尚担不动了，坐下来休息。老和尚路过，一手一担，拎起来上山，如履平地。动作不衰，这是什么境界？这就是德全不危，这就是修真的案例。《上古天真论》先讲第一步性功，练心性，就能做到这个境界。下面讲命功。

帝曰：人年老而无子者，材力尽邪？将天数然也？

岐伯曰：女子七岁，肾气盛，齿更发长；二七而天癸至，任脉通，太冲脉盛，月事以时下，故有子；三七，肾气平均，故真牙生而长极；四七，筋骨坚，发长极，身体盛壮；五七，阳明脉衰，面始焦，发始堕；六七，三阳脉衰于上，面皆焦，发始白；七七，任脉虚，太冲脉衰少，天癸竭，地道不通，故形坏而无子也。

丈夫八岁，肾气实，发长齿更；二八，肾气盛，天癸至，精气溢泻，阴阳和，故能有子；三八，肾气平均，筋骨劲强，故真牙生而长极；四八，筋骨隆盛，肌肉满壮；五八，肾气衰，发堕齿槁；六八，阳气衰竭于上，面焦，发鬓颁白；七八，肝气衰，筋不能动；八八，天癸竭，精少，肾脏衰，形体皆极，则齿发去。肾者主水，受五脏六腑之精而藏之，故五脏盛乃能泻。今五脏皆衰，筋骨解堕，天癸尽矣，故发鬓白，身体重，行步不正，而无子耳。

这里讲一个人身体新陈代谢的规律。黄帝问：年纪大了就没有小孩儿，这是什么原因？这句话很重要，命功是讲生命规律的，看不懂，你就不懂命功怎么修！大家趁年轻，还可以修命功。

十四岁以后，天癸至，女孩月经按时而来。天癸很重要，天一生水。任脉、太冲脉是什么？冲脉是诸血之海、诸经之海，所有能量精气汇于此，藏医里面是中脉和左右脉。冲脉连着七轮，十四岁以后来月经，冲脉上来。任脉是诸阴之海。任脉通，就像河床有水运行，这时五脏长成，从五脏运转的精气满，从下丹田长上来，开始出现性特征，精气满则泄，故有子。这里面有甚深修行奥妙！

男子更重视肾，主藏精，冲脉、任脉少阴相互关联，二十一岁以后，五脏精气满了藏在肾里。冲脉在中间从督脉进入三阳脉出表，从任脉进入三阴入里。三阳脉衰于上，核心在于精气不能上荣。癸水指精，我们饮食水谷和呼吸之气经过五脏转化成精华，糟粕通过二便排出，精气最后通过五脏储藏于肾，这时就会有欲望冲动，就会不知持满，拿来生小孩儿，甚至寻欢作乐，耗散其真，就会加速衰老！而修真的人懂火候，满时就呼吸精气，炼化成气，精化气补到神，神气足则身轻。天癸竭，五脏衰，一般男女神气衰，越来越控制不了形体，筋不能动，筋骨懈怠直至病倒。这就是生命的构架。如果这些不懂，如何学习《黄帝内经》？练什么功？怎么练精化气？这是初级的第一步功法。我们搞得很透彻。我曾经传过一个灵龟八法穴位呼吸法，这八个穴位是奇经八脉和十二经交会的穴位。练的真气主要藏在奇经八脉，所以道家不练十二经脉，那是调病用的。我们道家主要练奇经八脉的真气，更重要在冲脉。其中公孙、照海两个穴位更重要。庄子说真人之息以踵，指的就是照海穴，它是少阴脉和阴跷脉的交会穴。懂得用这个穴位呼吸就有成真人的希望。用照海呼吸精气，精气满了，进入髓海，这才是真功夫。所以大家修真第一步炼精化气，用灵龟八法穴位呼吸法去练。天地用六十甲子是可以描述的，现在用计算机可以查，不用掐指算。呼吸以小腹为中心，八个穴位在四极。我们道家一般吸气时，气进来，呼气时，气放出，这和太极拳是一样的，都是练奇经八脉，靠奇经八脉推动的。

希望大家练出不一般的境界。大家注意，练出境界以后不能随意发功耗散其真，做善事是讲究方法的。老子曰："吾有三宝，持而保之：一曰慈，二曰俭，三曰不敢为天下先。"俭就是珍惜真气，慈悲可以布施法，但不可乱搞。修行境界很高，甚至都藏起来不显于世。

帝曰：有其年已老而有子者何也？

岐伯曰：此其天寿过度，气脉常通，而肾气有余也。此虽有子，男不过尽八八，女不过尽七七，而天地之精气皆竭矣。

帝曰：夫道者年皆百数，能有子乎？岐伯曰：夫道者能却老而全形，身年虽寿，能生子也。

黄帝曰：余闻上古有真人者，提挈天地，把握阴阳；呼吸精气，独立守神，肌肉若一，故能寿敝天地，无有终时，此其道生。

中古之时，有至人者，淳德全道，和于阴阳，调于四时，去世离俗，积精全神，游行天地之间，视听八达之外，此盖益其寿命而强者也，亦归于真人。

其次有圣人者，处天地之和，从八风之理，适嗜欲于世俗之间，无恚嗔之心，行不欲离于世，被服章举不欲观于俗，外不劳形于事，内无思想之患。以恬愉为务，以自得为功。形体不敝，精神不散，亦可以百数。

其次有贤人者，法则天地，象似日月，辨列星辰，逆从阴阳，分别四时，将从上古。合同于道，亦可使益寿而有极时。

道者修道，年纪很大了也可以生小孩儿，老而全形，甚至死了形体都不坏。

再下来，功夫就很一般了，再不修行就是一般人了。不呼吸精气，生命立不住，形体肯定会死亡。释迦牟尼认为人是因情而生，纯情则堕，有情则有欲，变成有情众生，这个过程就是情和欲的状态，为了维持这个状态就要吃、抢夺、杀。"饮食男女，人之大欲存焉"，所以万恶淫为首，根源就是这个精的能量。印度人管它叫军荼利蛇，是一种能喷火的蛇，代表精气能量。在中国讲龙，代表气化的能量。就像春天龙抬头，实际上是阳气的升腾。《圣经》里面蛇诱惑夏娃，弗洛伊德称其为性能量。世界卫生组织的会徽也是一条蛇围绕一个权杖。整个世界都在讲这个东西，这不是偶然。

我们治病修真也讲究这个，精，积累到一定能量就在气脉里流动形成明点，这里面有父母给的白菩提和红菩提。所以经脉很重要，现代科学从解剖学有形层面找不到经脉，便认为它不存在，所以一些生命现象就解释不了。现代科学发现帕金森病是肠胃病菌跑到脑部，它是怎么跑进去的？从中医来看它就可以沿阳明经逆走到脑部，冲脉是海，怎么能挡得住？所以不是横膈膜可以阻挡的，病毒可以从下面跑到上面。所以我们用这些经脉就可以治好现代很难治疗的疾病。《黄帝内经》是道家修真系统，后面层层展开，一直到五运六气，从第一章来看，很有味道，不是枯燥的。现代人认为上古天真论吹牛，事实上是他们不懂这里面的奥妙！

四气调神大论篇第二

春三月，此谓发陈，天地俱生，万物以荣，夜卧早起，广步于庭，被发缓形，以使志生，生而勿杀，予而勿夺，赏而勿罚，此春气之应，养生之道也。逆之则伤肝，夏为寒变，奉长者少。

夏三月，此谓蕃秀，天地气交，万物华实，夜卧早起，无厌于日，使志无怒，使华英成秀，使气得泄，若所爱在外，此夏气之应，养长之道也。逆之则伤心，秋为痎疟。奉收者少，冬至重病。

大家看到这一章，首先是春夏秋冬四季。四季是天地交通的一种产物，人生在天地间，是被天地的气机所转动的，故有天人合一。就像我们之前所说的，"天有五贼，见之者昌""观天之道，执天之行，尽矣"。它还是在讲这些东西。我们天地间走出来的四季，相当于五气。春夏秋冬是四季，每个季节相交的地方是一个转化，各十八日，合起来就为土。这里面事实上有五步，在我们天地间是五行，黄帝非常重视这块，我们道家非常重视这五步的运动对生命的影响。所以第一章一上来就讲了呼吸精气，独立守神的修真内容。接下来呢，就开始讲"观天之道"，天道首先展现的是这五步。这五步怎么来观天之道，执天之行呢？这一章就是讲这个内容。

天道的运动，春天是怎么样的？夏天是怎么样的？秋天是怎么样的？冬天是怎么样的？如果违逆它，我们会得什么样的病？顺着它我们会昌盛吗？一个道者他应该怎么做，如何修真？这一章里面就有答案。它很实在，就是个修行的内容。那么后来呢，道家专门有修四季的修法——丹道的内功修法，这是属于大周天的内容。一天的子午卯酉，一年的春夏秋冬，它是相应的。十二个地支，十二个时辰为十二个地支，一天里面有十二个地支，十二个月也是十二个地支。那么把它归为春三月，夏三月，秋三月，冬三月，共十二个月。事实上，它有一个相交的地方，它是属土的，所以这就是《黄帝阴符经》说的五贼。如果你逆着它，就会被它盗；反过来，你就能得到天地的庇佑，得到它的能量。我们往往因为不修真，对精气的呼吸体会不深，只是体会到一些风寒暑湿燥火，体会到我们现在说的一些湿度啊、温度啊，体会到这些相对有形的东西，对那些更加无形的东西，我们觉悟不深。

事实上，如果春天来了，在这个春三月的时候，它有一股力量，用现在的话来说是有一种场。这种场和我们现在所说的倒春寒的寒气不一样。这种场力，相当于一种磁场。这个场是在升腾，所以你看大地里面的水，冬天是暖的，现在温度慢慢在下降。就是说气在这股场的推动下已经往上冒了，它的能量在往上升腾。这是一种场力的影响。我们修真着重在于体会这种高层次的、更精微的东西，而不是我们看到的有形的。为什么说我们的穴位可以呼吸？呼吸的内容可以有很多，一般人的呼吸是口鼻呼吸，而不是体会到我们身体里的真气在呼吸。我们刚才说的场是一种真气，要去体会这种磁场，就好像地心引力把我们吸着，我们跳不起来一样。这种场力你习惯了，你根本不知道它的存在。事实上，你在西藏和在上海，这个场力是不一样的，因为它的引力场是不一样的。不同的地方，它的引力场是不一样的，那么天地间在交流的时候，它的场在变化。用现在的语言说，地球围绕太阳转。在围绕太阳转的时候，它在不同时间的走向是不一样的。所以在冬至以前、夏至以后和冬至以后、夏至以前，它的走向都是不一样的，转动的方式也是不一样的，所以南回归线、北回归线是它的一个极点，这个时候它一天里光照的状态还是不一样的，所以每一天晚上的长短也是不一样的，它在变化，所以说黑白无常啊。我们说冬至的时候，从格局来讲，是申子辰三合局。辰时太阳升起，申时太阳降落，这是站在中心地带观察来讲的，是相对的。我们再看，古人在观察夏至的时候，是寅午戌三合局，也就是说，寅时太阳升起，天亮得很早，戌时才降落，所以它的白天很长，晚上很短。冬至的时候是夜长日短，是反过来的。这就是因为天地的交流形成了一种光照现象。事实上它还有磁场的不同，升降出入的不一样。所以我们要了解这些东西，春夏秋冬的气是怎么变化的，而不是光看温度、湿度、风的大小。它里面有个更深层次的磁场，在旋转的运动，有顺时针、逆时针的差异。所以我们扎针扎的是什么？我们练的是什么？我们练的是这股真气，而不是练口鼻呼吸之气。口鼻呼吸之气有没有用呢？有！但是它是被里面的这股真气控制。里面的东西没有，口鼻呼吸就停了。反过来，练得好的话它也停。所以，为什么能止息呢？因为你里面的真气足的时候，口鼻呼吸就停了，但是没气了它也停。人的生命很奇怪，它是两极。就好像我们前面说的"呼吸精气"，那一套系统也是这样。道家把这个修得好，叫"斩赤龙""降白虎"，就是降龙伏虎的功能。所以这个东西很奇妙，你要懂得里面的真气是怎么回事。这才是我们修真的"呼吸精气，独立守神"。

我们上古真人的修真，首先要提携天地。它的原话是"提携天地，把握阴阳"，要懂得天地，懂得阴阳，否则你就提不上，不能说明白你修的东西。我们现在很多修行的流派传承断了，他们对天地一窍不通，天天说修心。你的生命已经落在这天地之间，有日月星辰在左右你，这叫命。所以这些命就是天地，它在把控你。我们的命是拿八字描述的，事实上指的就是星象。它在把控着你，如果你不了解它，你怎么修呢？我们修心可以超越，但是你肉体超越不了，你的气也超越不了，你怎么能够"灭从色除"呢？《黄帝内经》讲，道是可以超越升降出入的。你心里知道神是不灭的，但是你要知道，你不呼吸精气，不提携天地把握阴阳的话，你最终会魂飞魄散，就不可能做到我们上古真人的形神合一，寿无终始。所以我们古人这些修真的内容是非常细腻的，它是有度数的。一年365天，天地间"在泉之气"怎么升华到"司天之气"，它是怎么降下来的，它是怎么升上去的，它的左间气怎么样，右间气怎么样……《黄帝内经》里把这个火候讲得很详细，不是空洞的。所以学习《黄帝内经》的时候，你们要懂得，一上来给你们讲的是天道。这四气是什么？这四气就是春夏秋冬。

那么，春夏是阳，阳气升腾。秋冬是阴，在降和潜藏。所以气机的运动，其实就是冬至和夏至的两极。从冬至这个地方开始，往上升，到了夏至就到了极点，开始降下来。夏至就是我们司天的中心，冬至就是我们在泉的中心。

我们一句一句地看，怎么春夏养阳，秋冬养阴？违逆会有什么病？

我们看春三月，古人定寅卯辰这三天，正月建寅，就历法而言曾经有过变化。不同时代的历法不一样，曾经以冬至开始，作为历法的起点，像我们五运六气里面以大寒为起点。现在我们看到的版本多数以立春为起点。事实上从磁场的角度来讲是从冬至开始；从气的角度，是从大寒开始；从物候的角度来看，是从立春开始的。我们有天地人三部，从天的角度看是从冬至开始变化，起点是冬至；从地的角度看是从丑月开始，就是大寒；从人的角度，就是物候的角度来讲，万物俱荣的这个角度，应该是立春；从象的角度，"天地俱生，万物以荣"描述的是立春——"万物以荣"是看万物的象，以物象为准。春三月指的是这个时期。

夜卧早起，以星光定位。古人可以从猫眼和鸡叫来判断天光。春天生发，少阳之气升腾，自己气机也要升腾，不与天合，便扼杀生机。修行有内呼吸的人随时可以自主调控，这时我们心里有给予万物仁慈的意念，主木，生发，使自己放松，有一种春天的暖意，这都是观天之道，执天之行。大家关键是要体会！精气旺盛，春天就感受到生发之气，看到绿色的光海，肝得到沐浴，与天光相合，这是道家选择时间的修法。春天心神怎么用？气和精怎么运转？

这里有很细腻的养神方法。春天不能违逆天地之间生发之气，若心有杀气，你的光就变色，肝不得养，连你要超车时发出的那股气都已经有杀气了，所以真正的戒律在于起心动念的觉知。肝窍在夹脊，春天养得好，这个窍就容易打开，容易和东方青帝交流，体会东方甲乙木的力量。冬天结冰，能量藏在水里面，春天升腾，液体气化，春气雾露，东风吹来，生机盎然。精气储存在肾里，春天开始晃动，升腾到肝，阳气容易冲动走上人道，顺则凡，逆则仙，关键时候不走人类几千年的熟路，顺应天机升腾上去。丹鼎门讲这是生死窍，心与道合，自然升腾上去。关键是看大家的愿望，能否利用天地春气。一年才一次，算算时日不多。若夏天得不到春天的气化，便没有东西开花，阳气不足，产生寒变。所以春夏养阳，是液化气、气化光的过程。夏天的窍在眉心，气足打开上头，昆仑顶上莲花开，智慧如光照大千。若冬天都没精了，夏天就没办法了，这就是火候。我们现在修行的人不关注生命，修来修去一身病，还以为很精进。怎么开化，怎么出智慧？所以我们依经不依人。

夏三月，气机往夏至方向跑，像庄子讲的鲲变成鹏，由北冥飞到南冥，便是精化气。生命之气打开，开花，结实。这时我们气机升腾养神，神足不思睡。气充足于上面，夜短昼长，气是打开的，这时身体排出代谢产物。不要堵住毛孔，不要怕出汗，使气得泄。这是天地同步。秋冬藏的东西，夏天就要打开，这是还精补脑，祖窍会打开，便看见天地间赤光，赤帝在主宰，在一片红光中入定，得以养神。这是五气朝元的修行方法，是道门正传。实证下来，道家丹鼎系统，师父教的东西都源于《黄帝内经》。夏天便是养心，养神，修真与道相合；逆之，祖窍打不开，精气供不到脑，脑部不得供养，莲花便不能盛开。

当然，也不能总是打开。夏气养长，但夏天耗得厉害，秋天便没东西收，液不能化气，肺得不到津液和阳气，秋天杀气一来受凉和肺内热交争，形成痎疟。肺窍在膻中，秋天进来凉气，后面春天夹脊进来热气，寒热交争。夏天应该舌底生津，滋润肺部；若夏天升得太过，风热相煽，口干舌燥，则伤津液和心，里面产生燥热。升降有度，连收都没有；冬天更惨，连精都没有，冬至重病，步步相连。心情、修为、精气的变化都不和天地同步，肯定会生病，如果合道，就不会有病。

秋三月，此谓容平，天气以急，地气以明，早卧早起，与鸡俱兴，使志安宁，以缓秋刑，收敛神气，使秋气平，无外其志，使肺气清，此秋气之应，养收之道也。逆之则伤肺，冬为飧泄，奉藏者少。

冬三月，此谓闭藏，水冰地坼，无扰乎阳，早卧晚起，必待日光，使志若伏若匿，若有私意，若已有得，去寒就温，无泄皮肤，使气亟夺，此冬气之应，养藏之道也。逆之则伤肾，春为痿厥，奉生者少。

秋天收气，气化液时下降。根据养收之道，使肺气清，不能依时间，可以用鸡看天光，比如去到西藏，天黑得晚，要根据具体天光来定。早卧早起，养阴之道；多睡，阳明之气要降。逆之伤肺，阳气不得潜藏，冬天拉肚子，没有精藏到肾，肾精不足，精气化不了食物，阳气控制不了下窍，故冬为飧泄。

冬不得藏，筋萎缩。冬天，万物阳气潜藏，地下水是暖的，生命此时要养阴，要多睡，日短夜长。天让你潜藏养肾，气不断化液凝聚在肾，这时候容易结丹。气通过一年练下来，从西方进入北方玄武之地，玄色之气藏在下丹田。秋收肺窍在膻中，肾窍在会阴。

四季转换靠土，每个季节转换前后 18 天属土，土旺于四季，窍在肚脐。大家体会这些窍的反应，便知道五脏的状态，体会呼吸精气时产生什么光，气化液时品味口中津液的味道，这是一个小周天，一天，一年，循环不断。不断入定，一年四季和天光相应，五脏得养。冬天精不足，春天无东西生发成木气送达肝；筋应肝，得不到精气滋养，故痿厥。

天气清净光明者也，藏德不止，故不下也。天明则日月不明，邪害空窍，阳气者闭塞，地气者冒明，云雾不精，则上应白露不下；交通不表，万物命故不施，不施则名木多死。

天地比喻人体，某个环节堵了，气机失衡。气化水，变成雨降下来，在人体就是气化的景象。"德"字，双人旁，十天干，四象，一个太极，就是心。这个字是什么味道？按四象阴阳太极的规律来修行，叫德。观天之道，才有德，是道德，是道展现出来的德。天地是道生，阴阳转化为四季。春夏为阳，秋冬为阴，阴阳是太极在转动，心按照太极转动行走为德。不懂天道，逆天而行，把身体五脏搞坏，那是失德。真人提携天地，把握阴阳，所以要懂天道。失德，清浊颠倒，阴阳颠倒，阳气气机运动闭塞，该生不生，该降不降，产生灾变。

恶气不发，风雨不节，白露不下，则菀槁不荣；贼风数至，暴雨数起，天地四时不相保，与道相失，则未央绝灭。唯圣人从之，故身无奇病，万物不失，生气不竭。

"知之修炼，谓之圣人"，圣人会修行，成为君子，通天通地通人，为王。"宇宙在乎手，万化生乎身""食其时，百骸理；动其机，万化安"，故圣人生气不竭。

逆春气，则少阳不生，肝气内变。逆夏气，则太阳不长，心气内洞。逆秋气，则少阴不收，肺气焦满。逆冬气，则少阴不藏，肾气独沉。

这里重申四季调神。秋收甘露津液，不收则焦满。太阳之气不开，没东西降，就滋润不了肺。阳气潜藏不到肾，阳气不足，肾脉独沉。液化气，气化液旋转，五脏产生的精满了储存在肾。我们利用一年春夏秋冬的时间不断炼化潜藏，自然不同凡人。精气神足，异于常人，形体被精气神主宰，成为真人。一辈子下来，五脏满了存到肾的精气有多少？这是道家练功的药。连药是什么都不知道，你修什么？不懂火候，不懂春夏秋冬，不懂一天的子午卯酉，你知道什么时候烧火？什么时候降温吗？这种火候不断炼化潜藏，一辈子下来就很可观了，不是徒劳了。我们顺天道，按火候一炉一炉炼化，精气越来越大；呼吸精气，独立守神，神越来越足，能量大了就可以控制形体。黄帝做到了，吕洞宾做到了。现代人很难，不知持满，妄摇汝精，一直到自己倒下了，还不知道怎么回事，的确是无知！如果不学《黄帝内经》，连自己无知也不知道！学了至少能反思提出疑情，我们这是从道家修真的角度来看的。

夫四时阴阳者，万物之根本也。所以圣人春夏养阳，秋冬养阴，以从其根，故与万物沉浮于生长之门。逆其根，则伐其本，坏其真矣。故阴阳四时者，万物之终始也，死生之本也，逆之则灾害生，从之则苛疾不起，是谓得道。道者，圣人行之，愚者佩之。从阴阳则生，逆之则死；从之则治，逆之则乱。反顺为逆，是谓内格。

是故圣人不治已病治未病，不治已乱治未乱，此之谓也。夫病已成而后药之，乱已成而后治之，譬犹渴而穿井，斗而铸兵，不亦晚乎！

这里再次强调四气阴阳为生命根本。老子曰："域中有四大，道大，天大，地大，王亦大。"这是讲提携天地，把握阴阳。道从自性的角度讲，可以超越；从生命的角度来讲是根本，这是不可以轻视的。与天地过不去，那是自寻烦恼，伤害了真气，还以为"我开悟了"，逆之，一定会受到惩罚，"天网恢恢，疏而不失"。《黄帝内经》就讲了这些，可你也看不懂，我们拿到这本书不懂得是宝。医生懂得一点，变成吃饭的本领。很可惜！我们念完很容易，事实上它的内容丰富深沉，是根本。

第一章讲呼吸精气，这一章讲一年之中天地和我们共存。这些都是天机，"二至还归一九宫，若能了达阴阳义，天地都在一掌中"。阳顺阴逆，阳升阴降，很奥妙。

大家听到便得体会，"君子得之固躬，小人得之轻命"。小人懂了也不修，总是有理由的；再下来就是身在江湖，身不由己。圣人懂了就修行，愚者不行。这就是观天之道，执天之行。

古人开篇点题！这两章是《黄帝内经》的核心思想，是主气，是根本，是气脉与天地的关系，这是相应的。

唐卡绘画中，有关于时轮坛城的内容，讲得很细，用地水火风空来解释宇宙。香格里拉展览馆里有唐卡，塔尔寺也有一张唐卡，都是关于时轮金刚的。这一类的研究很多。在时轮体系里，外明点是日月星辰；内明点主要是指人体精气神的能量，白天出，夜晚进。内外明点何时相会？这和道家是两个体系。

第二章

内经与阴阳

生气通天论篇第三

黄帝曰：夫自古通天者，生之本，本于阴阳。天地之间，六合之内，其气九州、九窍、五脏、十二节，皆通乎天气。其生五，其气三。数犯此者，则邪气伤人，此寿命之本也。

上一章讲春夏秋冬四气对我们的影响，心如何行，如何调神。这一章进一步阐述内部细化，人类从古到今生命没变过，春夏养阳，秋冬养阴。生命在天地之间，六合之内。古人把地划分为九宫，人体也相应，古人抽象成《洛书》九宫图，戴九履一，左三右七，二四为肩，六八为足，五居其中。九窍、五脏、十二节通天气，天人合一的思想，藏医的时轮金刚体系也是这个观点，双身像，四面二十四臂，代表四象二十四节气；女尊四面八臂，代表月亮。都是天人合一的思想，表达日月对生命的影响。这是中国文化和印度文化的融合，很震撼，是东方文明。不按天地规律行为，达不到天人合一，病倒了，却不知道是怎么回事。这里还是五行和三阴三阳之气，"天有五贼，见之者昌，五贼在心，施行于天"。我再次阐明，《黄帝内经》是《黄帝阴符经》的展开。

苍天之气，清净则志意治，顺之则阳气固，虽有贼邪，弗能害也，故圣人抟精神，服天气，而通神明。失之则内闭九窍，外壅肌肉，卫气散解，此谓自伤，气之削也。

我们内心不清净便逆天而行，清静无为才能体会到细微的变化。

比如春分从厥阴风木到少阴君火的转化，体内风热交替，身体莫名其妙地痒，若冬不藏精，则春必病温。前面逆天而行，人为欲望太多，背道而驰。"不知常，妄作，凶。"甚至一个念头就已经把气机伤了，春天起了杀气，身体已经被损害了。心的戒律，就是调神论，所以神很重要。清静，志意和，与天地同步，便是得天地的帮助。圣人精神专注调节，清静无为与天同步，服天气，应时间，一阳来复时顺之体会，体会到天地大场，当然通神明。我们日用而不知。早晨起床，能体会到阳气的升腾吗？要"吃"到这股气，灵龟八法的呼吸，里面的冲脉气机怎么动，早上什么气机发动？懂天地气机怎么动，不能违逆，这些都要体会到。失之，得不到天气，精就耗散，内闭九窍，肝精耗了，眼睛不灵了，肾精耗了，耳朵也不聪了。肺气耗了，鼻子不嗅了。向外的阳气不足，卫外之气弱，表肌肉血脉壅堵，卫气散解，这叫自伤。

这一段细化了《四气调神论》，是养生的核心内容。第一章讲精气神的重要，告诉大家什么是精，怎么补充，如何循环。为什么男子八八、女子七七后不能有子，关窍是什么？关键是真气！真气是养生核心，在内为阴精养五脏，养神；在外化成气，为阳气。这是生命的根本。逆天伤到阴精和卫外阳气，不合天道，是没有利用天地春夏秋冬阴阳的力量，养生的方法有问题。我们生病都是内心和行为不对，因为不了解，甚至很多修真者不知道天地对人影响那么大，胆子大得要命，功夫厉害，逆天而行，久久行之，病倒！不是个人行为可以超越天地的。你以为心空了，空得了自己，能空得了天地吗？

阳气者，若天与日，失其所，则折寿而不彰，故天运当以日光明。是故阳因而上，卫外者也。

因于寒，欲如运枢，起居如惊，神气乃浮。因于暑，汗，烦则喘喝，静则多言，体若燔炭，汗出而散。因于湿，首如裹，湿热不攘，大筋绠短，小筋弛长，绠短为拘，弛长为痿。因于气，为肿。四维相代，阳气乃竭。

这一段讲阳气，是真气的一种形式，很多人看到这段就以为阳气最重要，就去扶阳。真气是核心。阳气和阴精是真气的两种存在形式。扶阳耗散阴精就颠倒了，很多医生耗散病人阴精。如果医家对这一点辨不清楚，就很容易走偏出问题。阳气是重要，像太阳，日光，阴精化成气，向上走。前面修行不做好，阳气不足，因为风寒暑湿燥火，不能卫外，按现代说法就是免疫力下降，不能代谢病邪。阳气不足，欲望反而强，"精满不思淫"；不满则晃，半桶水特别响，阳气晃动，神气乃浮，和表寒斗争，浮脉。这是真气的运动状态。大家清楚修真的道理，《黄帝内经》从始至终讲修真，讲真气如何保养，哪里出问题哪里就有病。不了解这一点，就看不了《黄帝内经》。

阳气是真气向外变成的一种气的形式，往里潜藏则变成阴精。修真把这股真气练足，凝聚结丹，形神合一。所以大家得尊重生命，服天气。真气一衰弱，外邪就伤你。比如中暑，真气足可以调控津液，不让它出来。为什么受风汗出？邪气是针对真气不足讲的；真气足，虽有贼邪也不能害也。湿邪使阳气的运行受到束缚，与热结合伤及筋，阳气不能养筋。下面讲气。这一点更严重，气衰了，不能调控阴了，身体肿。时间不一样，肿的部位也不一样。医院检查为什么肿。医院要抽血化验，认为有炎症，其实不知道生命本身为什么活着。空气中那么多细菌，身体里那么多细菌，为什么活得好好的？那是真气在调控！

阳气者，烦劳则张，精绝，辟积于夏，使人煎厥。目盲不可以视，耳闭不可以听，溃溃乎若坏都，汩汩乎不可止。阳气者，大怒则形气绝，而血菀于上，使人薄厥。有伤于筋，纵，其若不容。汗出偏沮，使人偏枯。汗出见湿，乃生痤痹。高粱之变，足生大丁，受如持虚。劳汗当风，寒薄为皶，郁乃痤。

这是精气耗尽时的状态。烦劳是过度消耗，精化气，精就空掉了。到了夏天，仅存的精气被天阳烧尽，里面干枯，内闭九窍，像河堤崩溃。"劳"有很多，运动太过，出汗太多，喝酒太多，房事太过都是劳。烦劳则张，现代人运动风雨无阻，冬天早起跑步，冬不藏精。夜晚跑步，挥汗如雨。烦劳则张，里面精气空了，还在拼命运动。生命在于运动？生命在哪里？生命在于柔和，不是运动！老子说："专气致柔，能如婴儿乎？"婴儿最健康，生命力最旺盛。强壮是四八以后。壮不是健康，还要看到里面，不能外强中干。看看一些体育健将，虽然在社会上树立了榜样，但身体精气耗得厉害，身体会出问题，还得养。

大怒，肝气上冲，怒发冲冠，头发都竖起来。可见气和情志有关，情志猛烈，气上冲，血跟着气上冲。特别是血压高的人，一发怒就容易中风，脑压突然增高，血管爆裂，使人薄厥。容貌和身体偏枯，口眼歪斜，血不养筋。我们在生活中常常生气是不行的，装生气也不行，气还是上冲。我见一个人回忆生气时的场景，但是气依然上冲，所以连回忆生气时的场景体内气机都已经变化了。平时出汗用冷水洗澡，湿气进去，阳气出不来，把热闭在里面，脸上长痱子、痤疮。饮食也要注意，很多人吃得肥腻；我们以前没得吃，能吃黄豆、猪油都已经很香了，现在肉多，化成痰湿在血液里，血液运行不畅，生热，长疮，甚至肿瘤也是这样形成的。汗出伤风，成为酒渣鼻，郁热成痤疮。

阳气者，精则养神，柔则养筋。开阖不得，寒气从之，乃生大偻；营气不从，逆于肉理，乃生痈肿。魄汗未尽，形弱而气烁，穴俞以闭，发为风疟。

阴精养神，五脏藏神，阳气往外则养筋。真气以冲脉为海，督脉上来统三阳，这条脉主卫气，阳气不足，卫外时受寒，太阳不开，整条脊柱出问题，这股邪气进到脉里成为痔疮。邪气进入五腧穴，直接影响五脏和神，发为情志病，莫名其妙受惊害怕，事实上是心虚，传到肾则恐惧，这时可以用针法调节。因为气脉和天相通，关键还得看真气足不足。邪气进入血液，产生痈肿，这种情况可以放血治疗。热闭在穴位，寒热交替，会产生风疟。

故风者，百病之始也，清静则肉腠闭，虽有大风苛毒，弗之能害，此因时之序也。

故病久则传化，上下不并，良医弗为。故阳畜积病死，而阳气当隔，隔者当泻，不亟正治，粗乃败之。

这里泛指"八风"，关键是要"因时之序"。若病久则传化，病入膏肓则不治。

故阳气者，一日而主外，平旦人气生，日中而阳气隆，日西而阳气已虚，气门乃闭。是故暮而收拒，无扰筋骨，无见雾露，反此三时，形乃困薄。

这里讲阳气运行规律。一天如此，一年亦是。张仲景搞出"六经病欲解时"，很厉害。白天由阴出阳，晚上潜到五脏。

岐伯曰：阴者，藏精而起亟也；阳者，卫外而为固也。阴不胜其阳，则脉流薄疾，并乃狂。阳不胜其阴，则五脏气争，九窍不通。是以圣人陈阴阳，筋脉和同，骨髓坚固，气血皆从。如是则内外调和，邪不能害，耳目聪明，气立如故。

刚才讲阳气，现在讲阴精，和阳气互为表里、互为转化。阴精不足，阳气泛滥太过，脉流动得极速紧迫。阳气不足，神机闭藏于五脏，九窍闭塞。阳气若天与日，所以气立是和天同步的，阳气虚便不能和天同步，天人合一则不生病。

风客淫气，精乃亡，邪伤肝也。因而饱食，筋脉横解，肠澼为痔。因而大饮，则气逆。因而强力，肾气乃伤，高骨乃坏。

六气会产生病变，这都是"淫气"。气太过不正了，风进来伤肝。吃得太多，肠壁松弛产生痔疮。大饮，就是喝酒气逆，肝气上走，酒里面很多水留在血液里。我们在社会上宁可伤身也不伤感情。我们尽量不要拿生命开玩笑，自己要会调节。房事或者锻炼太过称为"强力"，会伤到肾精。

凡阴阳之要，阳密乃固，两者不和，若春无秋，若冬无夏，因而和之，是谓圣度。故阳强不能密，阴气乃绝；阴平阳秘，精神乃治；阴阳离决，精气乃绝。

这段强调阴阳和。我见过一些医家天天拿四逆汤当丹药补品吃，吃得中气足，身体很好的样子，不觉得累。有一次我吃了，打坐体会到里面阳气乱跑，把精气化了。这个不能随便吃！我说这个不能吃，有个人说："我一直吃，很好啊!"几年之后，我发现他走路都"拖地"了，阴绝了。现在人治病，动不动用附子，有问题。

因于露风，乃生寒热。是以春伤于风，邪气留连，乃为洞泄；夏伤于暑，秋为痎疟；秋伤于湿，上逆为咳，发为痿厥；冬伤于寒，春必温病。四时之气，更伤五脏。

肝风伤脾胃，不能化湿，拉肚子。暑气堵在肺里，到了秋天，暑气使阳明不降，逆走痰湿堵肺，咳嗽，久之产热，形成肺痿。冬天要藏精。真气在运行时，秋冬成精，春夏成阳气；秋冬养精，春夏养阳。精和气循环转动成小周天，然后是大周天。关键是五脏藏精，不和四时之气同步则会伤到五脏。

阴之所生，本在五味；阴之五宫，伤在五味。是故味过于酸，肝气以津，脾气乃绝；味过于咸，大骨气劳，短肌，心气抑；味过于甘，心气喘满，色黑，肾气不衡；味过于苦，脾气不濡，胃气乃厚；味过于辛，筋脉沮弛，精神乃央。是故谨和五味，骨正筋柔，气血以流，腠理以密，如是则骨气以精。谨道如法，长有天命。

这一章先讲阳气和天的相应，故名生气通天。现在讲阴精，天食人以气，地食人以味，呼吸精气的精是通过胃来补的，"形不足温之以气，精不足温之以味"。地生出五味，减肥不吃东西会伤阴，胃气衰败了。有些人辟谷，又不懂服天气，阴精又不足，很快身体就衰了，但是东西吃多了也伤。藏在五脏的精气是真气化的水谷精气凝聚而成的，真气不足是消化不了水谷的。五味不能太过。酸入肝，酸味太过，木气太强，克伐脾土。咸入肾，咸味可以激发肾中阳气，劳力太过的人喜欢吃咸，但是吃得过多会导致肾气上逆伤心。甘味入脾，甘味太过，土克水，肾气受伤。苦味入心降气，苦燥湿，厚肠胃。辛味入肺散气。所以五味要适度，但是要根据地理来。你去了成都，不吃花椒、辣椒不行。它是个盆地，云层很厚，不见天日，需要打开阳气，但是那里的人过去也不像现在吃得那么辣。去了广东你吃个辣椒看看！人家喝凉茶、煲汤。在一个地方待久了，就习惯了那个地方祖先的生活模式。所以大家要根据天地规律，结合自己的真气养生修真，呼吸精气，独立守神，长有天命。

金匮真言论篇第四

　　黄帝问曰：天有八风，经有五风，何谓？

　　这一章讲"金匮真言"。金匮很贵重，将好东西藏起来，传承用，品德不好的不传。真言，是潜藏在天地间很真实秘密的东西。八风，是八个方位的风，可以用八卦、四正和四隅来表示。

　　岐伯对曰：八风发邪，以为经风，触五脏，邪气发病。

　　我们天人合一的思想即是《黄帝阴符经》的核心思想："天有五贼，见之者昌。"五种行为逆之为贼，盗你精神，顺之调神则昌，关键要"观天之道，执天之行"。这五步很重要，中国传统文化最后总结下来，根本在于阴阳五行、八卦甲子。我们从煮饭做菜到行医问药，乃至衣食住行都在其中，用了几千年，行之有效。佛教有地水火风空，东方文化有木火土金水，很神奇，很一致。近来清华大学和中科院的教授们搞过一次阴阳五行是否科学的辩论。反方认为不科学，认为科学是从古希腊发展下来的，没有中国人参与，阴阳五行阻碍了科学发展。正方认为科学也说不到点子上。这种辩论一听就是外行，他们不了解科学有两套体系——外化形而下的科学和内化形而上的学问。他们只看到外化的科学，用的是形而下的思维；东方文化是内化的，形而下的思维难以理解。这就有个问题，你的人生观是什么？世界观是什么？今天人类科学外化，向外追求已经把地球糟蹋得差不多了，外化的过程把子孙的福报都用完了。搞外化科学的人，你的总目的是什么？你到底想干什么？为什么有那么多技巧、战争武器？而内化的人很开心，活得又长，为什么要外求？内化的人和外化的人不一样，三才既宜，天地人三才和谐，不是靠战争和抢夺。快乐幸福来自哪里？是从内化来的，不是向外追求的。拿现代西方外化思维来解释传统文化是搞不清的，辩来辩去，触不到核心，这里面有很深层面的差异性。我们讲五行，在身体里面是五脏，藏了很多天地间真实秘密的信息，有神，有精，有气，有星象、六气、五味、经络穴位，可以画出五方图，这是坛城，非常美。这天地间大的坛城，和密宗的时轮金刚图再次重合。我们就是住在这个天地大坛城中，住在五行空间里。一些唐卡中绘有五方佛：东方不动佛，南方宝生佛，西方阿弥陀佛，北方不空佛，中央毗卢遮那佛。我们的生命住在这五方佛的坛城里，这是另一种时空观。现在是春天，你可以看成东方不动佛值日；在我们传统文化系统里是青龙，来源于星象。青龙、白虎、朱雀、玄武，中央是勾陈。勾陈是麒麟，聚四大神兽于一体，代表四季相交的土。

所谓得四时之胜者，春胜长夏，长夏胜冬，冬胜夏，夏胜秋，秋胜春，所谓四时之胜也。

这是在讲五行生克制化。春是木，胜长夏土，长夏土胜冬水，冬水胜夏火，夏火胜西方金，西方金胜东方木。这是五步，四时之气的五个步骤，也是五运。懂了这个道理以后，将其收藏在心里，"五贼在心，施行于天，宇宙在乎手，万化生乎身"。

东风生于春，病在肝，俞在颈项；南风生于夏，病在心，俞在胸胁；西风生于秋，病在肺，俞在肩背；北风生于冬，病在肾，俞在腰股；中央为土，病在脾，俞在脊。

故春气者病在头，夏气者病在脏，秋气者病在肩背，冬气者病在四肢。

春风和肝相应,反应点在风池、风府,颈项。南风和心相应,反应点在胸胁。西风和肺相应,反应点在肩背。北风和肾相应,吹到,腰痛。中央土和脾相应,反应点在脊柱。这是天人合一思想的展现。

故春善病鼽衄,仲夏善病胸胁,长夏善病洞泄寒中,秋善病风疟,冬善病痹厥。

故冬不按跷,春不鼽衄,春不病颈项,仲夏不病胸胁,长夏不病洞泄寒中,秋不病风疟,冬不病痹厥,飧泄而汗出也。

这是讲四时发病与养生。冬天藏精,推拿按摩容易扰精;春天不要受风;长夏保护脾胃,不要贪凉;秋天要降;冬天不能受寒。所以不按四气调神,一步一步发病,天地在转,病也在转。"擒之制在气",天地控制万物通过气。气分阴阳,本于阴阳,展现为升降出入——春夏阳升,秋冬阴降,这是天地发出的气机。这团气机能量巨大,在我们身体里,在表卫外排毒,在内藏在五脏。道家将其炼成丹储存,也是藏医中的明点。这个能量巨大,精气充满,五气朝元,三花聚顶,可以再造新的生命。这个新生命可以离形,起凤起鹤,聚精全神,神游八极。修到这里的人经常一坐一个月,憨山德清就是如此。虚云老和尚也是,圆寂后还能烧出舍利子。

夫精者,身之本也。故藏于精者,春不病温。夏暑汗不出者,秋成风疟。

奉阴者寿,阴精越足,控制阳气的力量越强。

故曰:阴中有阴,阳中有阳。平旦至日中,天之阳,阳中之阳也；日中至黄昏，天之阳，阳中之阴也；合夜至鸡鸣，天之阴，阴中之阴也；鸡鸣至平旦，天之阴，阴中之阳也。故人亦应之。夫言人之阴阳，则外为阳，内为阴。言人身之阴阳，则背为阳，腹为阴。言人身之脏腑中阴阳，则脏者为阴，腑者为阳。肝、心、脾、肺、肾五脏皆为阴，胆、胃、大肠、小肠、膀胱、三焦，六腑皆为阳。

这里告诉大家"无处不阴阳"，卯酉子午，以阳光的周期为准分阴阳，这和矛盾论不一样。我们阴阳是有象的，有相应的东西在里面，既是哲学，又是相学，又有数学，这不仅仅是哲学思想。接下来用外内背腹脏腑分阴阳。脏腑是夫妻表里关系，比如肝和胆相照，小肠对应肚脐，这个地方是火，化食，在藏文化里是化轮，转化一切，和心相表里。从波的角度看，它们频率一致，这就是"同气相求"。调病时，阳调不了你就调阴。

所以欲知阴中之阴、阳中之阳者，何也？为冬病在阴，夏病在阳，春病在阴，秋病在阳。皆视其所在，为施针石也。

阴阳不断划分，像太极阴阳鱼，当玻尔看到中国太极图，说量子理论讲的就是这个太极图。这个像波粒二象性，我们很多人看到阳的时候不知里面有阴，就像气血，近来西方科学家发现肺参与造血。肺主气，朝百脉，在关键时期可以造血。

故背为阳，阳中之阳，心也；背为阳，阳中之阴，肺也；腹为阴，阴中之阴，肾也；腹为阴，阴中之阳，肝也；腹为阴，阴中之至阴，脾也。

此皆阴阳、表里、内外、雌雄相输应也。故以应天之阴阳也。

阴阳最核心的思维是老子的"有无"，阴成形，阳化气。其次是动静，从升降来看，阳升阴降，春夏升，秋冬降。肝木生，阴中之阳；肺与之相对，阳中之阴。心火升到极点，阳中之阳；肾水降到极点，阴中之阴。脾，至阴之物，土在中间转化升降出入，为阴中之至阴，里面有化的力量。比如转弯时速度慢，节气变化、阴阳转化时会静下来，所以子午卯酉练功容易静定，这是阴阳相交。

帝曰：五脏应四时，各有攸受乎？

岐伯曰：有。东方青色，入通于肝，开窍于目，藏精于肝，故病在头。其味酸，其类草木，其畜鸡，其谷麦。其应四时，上为岁星。是以知病之在筋也。气在头也。其音角，其数八，其臭臊。

南方赤色，入通于心，开窍于舌，藏精于心，故病在五脏。其味苦，其类火，其畜羊，其谷黍。其应四时，上为荧惑星。是以知病之在脉也。其音徵，其数七，其臭焦。

中央黄色，入通于脾，开窍于口，藏精于脾，故病在脊。其味甘，其类土，其畜牛，其谷稷。其应四时，上为镇星。是以知病之在肉也。其音宫，其数五，其臭香。

西方白色，入通于肺，开窍于鼻，藏精于肺，故病在背。其味辛，其类金，其畜马，其谷稻。其应四时，上为太白星。是以知病之在皮毛也。其音商，其数九，其臭腥。

北方黑色，入通于肾，开窍于二阴，藏精于肾，故病在豁。其味咸，其类水，其畜彘，其谷豆。其应四时，上为辰星。是以知病之在骨也。其音羽，其数六，其臭腐。

故善为脉者，谨察五脏六腑，逆从，阴阳表里，雌雄之纪，藏之心意，合心于精。非其人勿教，非其真勿授，是谓得道。

我们讲感应，同气相求，是象形思维。中国人说的"吃什么补什么"，千万不要不以为然。手太阴经病，扎足太阴就好，在反应点上扎就有功效。中国文化就是这么神奇！现代科学研究发现，原来有个磁场，原来频率一样，你就相信了。西方科学从形而下接近形而上，但什么时候见道呢？时间很长。西方科学的特点是可以普及，发明个仪器，普通人都可以学会。一个中医人才的培养就难了。

　　我们看这个五脏坛城体系，先把大的时空放出来。东方，把青色、肝脏、酸味、光波都装到这里，凡是出现青色频率的波都和东方有关。还有情志，惊骇，肝气虚了，味酸，类草木，其谷麦，这些都装在这个坛城里。你看精气神都藏在里面。岁星是木星，12年一个周期。病在肝，和筋，肝有问题就知道怎么调了。其他四方亦如是！

　　最后讲脉和真气，尤其是奇经八脉，用灵龟八法呼吸精气，相当于练气脉明点。一呼一吸，调节任督，气在腹部和命门之间充满，精气越来越足，坚持十年，会产生新的气态生命。

阴阳应象大论篇第五

黄帝曰：阴阳者，天地之道也，万物之纲纪，变化之父母，生杀之本始，神明之府也，治病必求于本。

我们讲法于阴阳，和于术数，太极图就是阴阳的代表——两个阴阳鱼互抱，阴中有阳，阳中有阴，这和西方的黑白分明是不一样的！我们是黑中有白，白中有黑，是相生相克的，是变化的。好中有坏，坏中有好，大家不要把问题看死了。这是世间规律，相待、流行、化生，这是太极图显现的规律。这就是娑婆世界的阴阳规律。最大的阴阳有很多象；大论，就是论最大的象，就是天地。事实上天地还不是最大的，最大的象是有和无。《老子》讲，"常有、常无"，这是阴阳两个大象展现出天地来。从佛教的角度来说，人本来面目，无明一见，空和有即发生对待，象随之出现，随之有动态的世界展现，即无明缘行。行，动态，这就是老子的可道。行的层面，有可名的东西。我们感知的世界由无明而生，因共业而生出娑婆世界。最大的象是天地，我们是以自我为中心，中心是坐标系原点，是相待，立在哪儿，都可以，都是假设。古人假定大地不动，立出南北两极为轴心，六合随即出现。下为地，上为天，天有日月星辰转动，就有气布施下来，围绕地球运动，左升右降，东升西降，产生四气五方，地气和天气对待，这是以地球为中心的模块。

阴阳者，天地之道，是可道，是诸行无常的行，是天地间的运动规律。天地之道总统万物万象，包括人道，是生杀之本始。"不懂年之所加，不可以为上工。""黑白无常"，黑夜白天转动，我们的生命被带走。天宫、地府，是神明之府，进到另一个境界是有象的。北斗七星、二十八星宿都有神系，都有景象。我们的世界，"擒之制在气"，所以讲四气调神。我们讲治病必求于本，不求这个求什么？现在是什么节气？现在天地阴阳是什么规律？这是本。甲子、五运六气，把天地五运六气、自己五运六气排出来，这是本。不懂天地，就不懂怎么调。

故积阳为天，积阴为地。阴静阳躁，阳生阴长，阳杀阴藏。阳化气，阴成形。

动静是阴阳的第二大体系，第三才是天地。春夏阳气生发，万物生长；秋冬阳气收，万物收藏。生命跟着天地跑，阳动化气，阴静成形，秋冬结冰，春夏气化水。万物像太极图一样转动，走到极处就会转，这就是天道。观天之道，执天之行。

寒极生热，热极生寒，寒气生浊，热气生清。清气在下，则生飧泄；浊气在上，则生䐜胀。此阴阳反作，病之逆从也。

寒热，清气、浊气。浊气在上，痰湿堵在上面；清气在下，消化不良，这是否卦。头常清，腹常暖，天地定位，水火流行。水在上，火在下，反之则病。头是天，腹是地。清阳出上窍，浊阴出下窍，这是辨阴阳的大法。看任何问题用阴阳格局，最大的法是"天地阴阳"，这是中国传统思维。

故清阳为天，浊阴为地。地气上为云，天气下为雨。雨出地气，云出天气。

道家丹道系统指导练功，阴精和阳气在旋转。积阴成精藏在肾，化气就升上来，缘督脉而上，北冥到南冥，鲲鹏展翅九万里到天上，地气上而为云，津液出来，气化液，吞下储藏在下丹田，降而为雨，这是一个轮回的精气。精气结丹，炼精化气，炼气化液，这是一个小周天。再下来是大周天。这是按天地能量走的。晚上，阳气往五脏里走，白天从太阳出来，道家炼丹就是这个体系。所谓生病就是阴阳失调，升降失常。知道原理，治病就简单了。

故清阳出上窍，浊阴出下窍；清阳发腠理，浊阴走五脏；清阳实四肢，浊阴归六腑。

水为阴，火为阳。阳为气，阴为味。

现在讲万物流通，先天八卦天地定位，后天八卦水火流行。

味归形，形归气。气归精，精归化。精食气，形食味，化生精，气生形。

味是什么？我们用呼吸和天沟通，用饮食和地沟通。气化后藏在肾，至少还精补脑，入到骨髓里化成水上到脑。味归到形，万物的形是被气控制的。气归精，精为天之精，日月星辰。天有精，地有形，这个精统管着从天布施下来的气。这就是《黄帝阴符经》讲的"天发杀机，移星易宿；地发杀机，龙蛇起陆；人发杀机，天地反覆"。化是本体化生。精和气，形和味，有层次和境界差异，这是精气在螺旋上升式的升华。一切有形都是无中生有，"无"比"有"重要。气决定形。东方医学调气，西方医学重形，差距很大。

味伤形，气伤精。精化为气，气伤于味。

味吃多了伤形，相生相克，互相对待，流行生化。

阴味出下窍，阳气出上窍。味厚者为阴，薄为阴之阳；气厚者为阳，薄为阳之阴。

地为阴，味属地；气为阳，气属天。味厚阴，变浊了。气味是两面，比如好的咖啡，气香，味苦，一样可以提神醒脑降浊，甚至还可以促进睡眠。又如老的普洱茶，味苦甘，气香，气升味降，提神醒脑，通降浊气。这还是一般的老普洱。若是质量上乘、六七十年以上的老普洱已经进入化境，可以直接气化入骨、入髓、入脑。

味厚则泄，薄则通。气薄则发泄，厚则发热。

味厚降，气薄发表，这是天之气、地之味。

壮火之气衰，少火之气壮。壮火食气，气食少火。壮火散气，少火生气。

火不能太过。天热火旺，壮火，气容易不足。打坐修行也是，双盘精进，全身大汗，炼得口干舌燥，这是"壮火食气"。应该温温的，似有似无的，"三十六宫皆是春"，得到津液甘甜。

气味，辛、甘发散为阳，酸、苦涌泄为阴。

味苦涌泄，比如咖啡味苦可以通便，所以喝咖啡有助于睡眠；喝了睡不着，那是喝的方式不对——又加糖，又加牛奶，味变了。

阴胜则阳病，阳胜则阴病。阳胜则热，阴胜则寒。重寒则热，重热则寒。寒伤形，热伤气。气伤痛，形伤肿。故先痛而后肿者，气伤形也；先肿而后痛者，形伤气也。

阴阳是动态平衡的，阴阳和谐最重要。就像男女夫妻，一方太过了，另一方就弱了，被欺负了。阴阳是太极运动，春夏阳升，秋冬阴降，太过了伤气伤形。痛，是气不通，无形态变化；肿，是伤到血了，不一定痛。气和形互相影响，是一对阴阳。

风胜则动，热胜则肿，燥胜则干，寒胜则浮，湿胜则濡泻。

热伤气，寒湿属阴，风热属阳。

天有四时五行，以生长收藏，以生寒暑燥湿风。人有五脏化五气，以生喜怒悲忧恐。故喜怒伤气，寒暑伤形；暴怒伤阴，暴喜伤阳。厥气上行，满脉去形。喜怒不节，寒暑过度，生乃不固。

这一段讲七情影响气和血。

故重阴必阳、重阳必阴。故曰：冬伤于寒，春必温病；春伤于风，夏生飧泄；夏伤于暑，秋必痎疟；秋伤于湿，冬生咳嗽。

这是讲重阴必阳、重阳必阴。

帝曰：余闻上古圣人，论理人形，列别脏腑；端络经脉，会通六合，各从其经；气穴所发，各有处名；溪谷属骨，皆有所起；分部逆从，各有条理；四时阴阳，尽有经纪。外内之应，皆有表里，其信然乎？

岐伯对曰：东方生风，风生木，木生酸，酸生肝，肝生筋，筋生心。肝主目，其在天为玄，在人为道，在地为化，化生五味，道生智，玄生神，神在天为风，在地为木，在体为筋，在脏为肝，在色为苍，在音为角，在声为呼，在变动为握，在窍为目，在味为酸，在志为怒。怒伤肝，悲胜怒；风伤筋，燥胜风；酸伤筋，辛胜酸。

南方生热，热生火，火生苦，苦生心，心生血，血生脾。心主舌，其在天为热，在地为火，在体为脉，在脏为心，在色为赤，在音为徵，在声为笑，在变动为忧，在窍为舌，在味为苦，在志为喜。喜伤心，恐胜喜；热伤气，寒胜热；苦伤气，咸胜苦。

中央生湿，湿生土，土生甘，甘生脾，脾生肉，肉生肺。脾主口，其在天为湿，在地为土，在体为肉，在脏为脾，在色为黄，在音为宫，在声为歌，在变动为哕，在窍为口，在味为甘，在志为思。思伤脾，怒胜思；湿伤肉，风胜湿；甘伤肉，酸胜甘。

西方生燥，燥生金，金生辛，辛生肺，肺生皮毛，皮毛生肾。肺主鼻，其在天为燥，在地为金，在体为皮毛，在脏为肺，在色为白，在音为商，在声为哭，在变动为咳，在窍为鼻，在味为辛，在志为忧。忧伤肺，喜胜忧；热伤皮毛，寒胜热；辛伤皮毛，苦胜辛。

北方生寒，寒生水，水生咸，咸生肾，肾生骨髓，髓生肝。肾主耳，其在天为寒，在地为水，在体为骨，在脏为肾，在色为黑，在音为羽，在声为呻，在变动为栗，在窍为耳，在味为咸，在志为恐。恐伤肾，思胜恐；寒伤血，燥胜寒；咸伤血，甘胜咸。

这就是我们之前说过的"五方坛城"，天地和人、万物是一体的。这么归纳成五象，容易让人了解。经络、气、血、穴位都遵循相应的原理，所以按摩能知道病在哪儿；推拿、风水、山脉起止、水流向，都是遵循这个道理。有些地质勘测人员预测地下土质和水向，用的也是这个道理，所以庄子说："天地一指，万物一马。"

故曰：天地者，万物之上下也；阴阳者，血气之男女也；左右者，阴阳之道路也；水火者，阴阳之征兆也；阴阳者，万物之能始也。

回到天地格局和人类格局。现在社会阴阳有点颠倒，所以家庭有点乱，都在外，没有守。社会在发展，从后天八卦来看，可能以后家庭都不存在了，大家都独身。我们人类社会从坤卦的"归藏体系"母系社会，发展到"乾卦体系"父系社会，现在发展到"后天坎离水火"小家庭。再发展，独身，一个人可以活。古时抱团群居，要不然无法抵御野兽，无法生存。随着科学发展，以前长者说了算，现在小辈说了算。现在独身的人越来越多。

故曰：阴在内，阳之守也；阳在外，阴之使也。

帝曰：法阴阳奈何？

岐伯曰：阳胜则身热，腠理闭，喘粗为之俯仰。汗不出而热，齿干以烦冤，腹满死，能冬不能夏。阴胜则身寒，汗出，身常清，数栗而寒，寒则厥，厥则腹满死，能夏不能冬。此阴阳更胜之变，病之形能也。

阴阳判病，从寒热判阴阳。阳在上，阴在下，阳胜腠理病，呼吸系统出问题，控制不了血液。汗出解热，汗不出而热闷在里面，阳明病就出现这些症状。甚至脱衣登高裸奔，这是热过头了，燥热堵在里面。下面是三阴病，虚，冷汗，里面有浊水。太阴病腹满，你摸下腹部的感觉和阳热不一样，但严重了都会死。厥阴病腹水，门静脉堵住。这是讲阴病和阳病的大方向。

帝曰：调此二者，奈何？

岐伯曰：能知七损八益，则二者可调；不知用此，则早衰之节也。

二者是阴阳病。怎么调？这是讲修行，不是讲治病。你如果老是以为书中讲的是怎么治病，就看不了这本书。愚者，逆天而行，漏精，故不足；智者炼精化气，呼吸精气，独立守神，故有余。懂得恬淡虚无，懂得炼精化气，所以会调节，会修行，生命可长生久视。一般医家以为这是讲什么愚智，他们根本不懂得玄关窍——顺则凡逆则仙，只在其中颠倒颠。命功得夺天地造化，我们是被天地左右的，所以要夺天地造化。不懂得精的化生和重要性，常人肯定是逃脱不了生命之衰，不是修真的料。如果把一部修真的经典当成看病的书，肯定是"下工"。这一节和第一章紧紧相应，王冰从修真的角度编排得特别好，有水平。"女七男八"，这一章讲"七损八益"。

年四十，而阴气自半也，起居衰矣；年五十，体重，耳目不聪明矣；年六十，阴痿，气大衰，九窍不利，下虚上实，涕泣俱出矣。

故曰：知之则强，不知则老，故同出而名异耳。智者察同，愚者察异；愚者不足，智者有余。有余则耳目聪明，身体轻强，老者复壮，壮者益治。是以圣人为无为之事，乐恬憺之能，从欲快志于虚无之守，故寿命无穷，与天地终。此圣人之治身也。

天不足西北，故西北方阴也，而人右耳目不如左明也。地不满东南，故东南方阳也，而人左手足不如右强也。

这是中国地理，西北高，地为阴，阴旺，西北阴。头为天，左为阳，右为阴。东南低，阳旺。古人讲天罗地网，戌亥天罗，辰巳地网，这说明阴阳偏极。八字排出来一看，一个人如果有这两个，到这个时间就会出问题。

帝曰：何以然？

岐伯曰：东方阳也，阳者其精并于上，并于上则上明而下虚，故使耳目聪明而手足不便也。西方阴也，阴者其精并于下，并于下则下盛而上虚，故其耳目不聪明而手足便也。故俱感于邪，其在上则右甚，在下则左甚，此天地阴阳所不能全也，故邪居之。

故天有精，地有形。天有八纪，地有五里，故能为万物之父母。

清阳上天，浊阴归地，是故天地之动静，神明为之纲纪，故能以生长收藏，终而复始。惟贤人上配天以养头，下象地以养足，中傍人事以养五脏。天气通于肺，地气通于嗌，风气通于肝，雷气通于心，谷气通于脾，雨气通于肾。

六经为川，肠胃为海，九窍为水注之气。

以天地为之阴阳，阳之汗，以天地之雨名之；阳之气，以天地之疾风名之。暴气象雷，逆气象阳。故治不法天之纪，不用地之理，则灾害至矣。

我们从阴阳观念看到东西方的差异——东方重精神，西方重物质。

天有八卦，地有五行。回到天人合一。头为天，足为地，上丹田应天，下丹田应地，中丹田应人。天地人三才相通，呼吸和天交流，地通过味和脾胃交流，这些都是天人合一的感应。到一个地方，要看看雨气旺不旺，要注意肾，还要看看雨气所出的方位卦象。

治疗要法天地，否则便是庸医。什么是"天医"？懂天啊！"地医"，懂地啊！"人医"，懂人事啊！这三样都不是，学了几个药就治病，"灾害致"，治死了人都不知道。阴阳是根本，根本在天地。

故邪风之至，疾如风雨，故善治者治皮毛，其次治肌肤，其次治筋脉，其次治六腑，其次治五脏。治五脏者，半死半生也。

诊断治疗需要因势利导。现代人不敏感，病都到五脏了还不知道，已经半死半生了。风吹得厉害，还在吹风，心执着有，想着成功与否的事，没有对自己生命内观的功夫，执着在事物上，身体不敏感，不把身体当回事。有些人冬天游泳，寒气进到肌肉滞住了，还说自己没感冒，其实寒气已经到血脉了。不当的季风叫邪风，夏天吹北风就是邪风，大家要注意。比如夏天当令时，心阳旺，吹来北风，肾不当令，虚，阳气在表，向里冲一股寒气，你说受得了吗？这时还出去玩高尔夫，小心了！

故天之邪气，感则害人五脏；水谷之寒热，感则害于六腑；地之湿气，感则害皮肉筋脉。

夏天离卦，阳气在外，里面是空的，再吃个冰西瓜进入里面，重寒，已经伤到六腑了。下完雨，太阳出来，出去玩，地上湿气冒出来侵到肌肉，回来发烧感冒了，肌肉酸痛，怎么治都治不好；刮痧，湿气一出就好。

故善用针者，从阴引阳，从阳引阴，以右治左，以左治右，以我知彼，以表知里，以观过与不及之理。见微得过，用之不殆。

有功夫的人可以根据自己的状态去了解别人。自己不修行内观，不了解自己，怎么了解别人？自己很清楚，有体悟了，别人一来就懂了，"以我知彼"，天地人万物相通。

善诊者，察色按脉，先别阴阳，审清浊而知部分；视喘息、听音声，而知所苦；观权衡规矩，而知病所主；按尺寸，观浮沉滑涩，而知病所生。以治无过，以诊则不失矣。

天地、阴阳最大，所以先看天地。摸脉知人事，问诊是印证。摸完脉，看完气色，对天地了解。问，是印证你的诊断准不准，不是问一大堆，把病人的病问出来。高明的医生一开口，病人就震撼了；一诊断完，病好了一半，心理分析做完了。我们直接告诉他疾病的因果，说完后病人自我调节，精神治疗，再吃药。这是中医，是"上工"，不像西方心理学问来问去，还做题，最后很难搞。天地人三才啊，中医全有。

故曰：病之始起也，可刺而已；其盛，可待衰而已。

这时你要会算，要看日子。待衰，暗藏玄机。扎针是选时间的，不是来就扎。懂天地阴阳啊，六十甲子，井荥俞经合，和天地相接。始终啊，起点在哪儿？天之气什么时候进来？从哪里进来？合到哪里？奇经八脉和三阴三阳的关系如何？虚实如何？要清楚补泻！这些都是阴阳五行。

故因其轻而扬之，因其重而减之，因其衰而彰之。形不足者，温之以气；精不足者，补之以味。

练功调气进火，或者用艾灸，或者滋补。

其高者，因而越之；其下者，引而竭之；中满者，泻之于内；其有邪者，渍形以为汗；其在皮者，汗而发之；其慓悍者，按而收之。其实者，散而泻之。

因势利导，辨别表里虚实。有些医生按摩，把病人的病按到里面去，本来就受了风寒，还按。所以要知表里，知进退。

审其阴阳，以别柔刚。阳病治阴，阴病治阳。定其血气，各守其乡。血实宜决之，气虚宜掣引之。

核心还是精气、真气的流动，天地也在影响这团真气。按摩高手，一趴下来就知道你的精气足不足。精不足，还按，引动真气出来，死得更快。拔火罐也是，把精气引动出来。要知道哪里虚、哪里实。

阴阳离合论篇第六

黄帝问曰：余闻天为阳，地为阴，日为阳，月为阴。大小月三百六十日成一岁，人亦应之。今三阴三阳，不应阴阳，其故何也？

前面五章讲阴阳，一天分昼夜，这是二分法；一年之气分成六步，在人体对应三阴三阳，这是三分法；春夏秋冬是四分法，子午卯酉是四分法。这个太极可以无限分，关键是坐标问题。阴阳是坐标系的定点划分。黄帝觉得阴阳三分法不好理解，故有此提问。

岐伯对曰：阴阳者，数之可十，推之可百；数之可千，推之可万。万之大不可胜数，然其要一也。天覆地载，万物方生。未出地者，命曰阴处，名曰阴中之阴；则出地者，命曰阴中之阳。阳予之正，阴为之主。故生因春，长因夏，收因秋，藏因冬，失常则天地四塞。阴阳之变，其在人者，亦数之可数。

八卦有阳爻、阴爻，两个爻重叠为四象；再分三爻成八卦，对应八方；再分二十四节气、七十二候、三百六十五日。无限分，小之无内，大之无外。气在地下为阴，未出时为阴中之阴；出地是阴中之阳。这是从升降的角度来讲春夏秋冬。白天神气外走，晚上藏进去人就睡觉了。这是常，天地转动之常。气机流动不能失常，人也是如此，早上不起床，傍晚不收功，晚上不睡觉，则失常四塞。

这都是阴阳的道理。

帝曰：愿闻三阴三阳之离合也。

岐伯曰：圣人南面而立，前曰广明，后曰太冲。太冲之地，名曰少阴；少阴之上，名曰太阳。太阳根起于至阴，结于命门，名曰阴中之阳。中身而上名曰广明，广明之下名曰太阴，太阴之前名曰阳明。阳明根起于厉兑，名曰阴之绝阳。厥阴之表，名曰少阳。少阳根起于窍阴，名曰阴中之少阳。是故三阳之离合也，太阳为开，阳明为阖，少阳为枢。三经者，不得相失也，搏而勿浮，命曰一阳。

古人面南，负阴而抱阳，冲气以为和。广明，明堂之地，意为光明。现在开始定坐标系，这里面有内容、有象。太冲，指太冲脉。有标就有本，里面有阴阳相对，即是中。少阴起于太冲之地，少阴脉根于太冲，从诸脉之海出来，这从修行角度来说很重要，是真气所注的地方，藏医称之为中脉。我们先讲少阴脉，真气首先到少阴脉，少阴为君火，是生命的核心。少阴之上是太阳，用上下来分，即少阴的对立面是太阳。太阳从至阴井穴根起，结于眼睛内角。这是起始点，这是阴中之阳。少阴是精气神凝聚的地方，透出来到太阳，到头。太阳经是最长的一条经。《伤寒论》先讲太阳病，这是屏障，这个能量源于少阴。身体中心以下，脾在中间，前面是阳明，起于厉兑穴，第二脚趾外侧，结在头维。厥阴不讲方位，厥阴在少阴之前，厥阴之表是少阳，少阳根于第四脚趾外侧，结于听宫，是阴中少阳。把阳分为三块，前面、侧面、后面，整个人体表为阳。医家认为人体的开阖枢纽像门一样，背部太阳开是打开，往外往上，阳明是往下往内，和地五味交通。少阳是枢，主能量，推动开合。少阳相火调控阳明燥金和太阳寒水。相火以位，阴精化成阳气主要在于少阳这股能量，可以帮助太阳开，帮助阳明合。阳气在外，核心是少阳相火，少阳功夫展现在外关。这个穴位调控三阳，守住这个穴位可以护住太阳。

帝曰：愿闻三阴。

岐伯曰：外者为阳，内者为阴。然则中为阴，其冲在下，名曰太阴。太阴根起于隐白，名曰阴中之阴。太阴之后，名曰少阴，少阴根起于涌泉，名曰阴中之少阴。少阴之前，名曰厥阴。厥阴根起于大敦，名曰阴之绝阴。是故三阴之离合也，太阴为开，厥阴为阖，少阴为枢。三经者不得相失也。搏而勿沉，名曰一阴。阴阳𧿹𧿹，积传为一周，气里形表而为相成也。

脚大趾内侧，是太阴经起点，结在中脘，其络脉走到舌下。太阴后面是少阴，少阴根于涌泉。冲脉有三根，有上行和下行。太阳在背后，阳明在前面。厥阴根起于脚大趾外侧，结于玉英，膻中上一寸，支者旋到眼睛巅顶。阴尽为厥，为阴阳交界之地，子胆丑肝，再走是寅，往少阳走。这三阴三阳的构架是开阖枢的构架。从修真角度看，少阴是精神之地。三阴里面是枢纽，推动太阴湿土和厥阴风木。太阴调控阳明，转化水谷之精，将其收进太阴转化成血送往厥阴。太阴开，厥阴合。少阴是老板，厥阴是将军。阳明粗加工，太阴细加工。通过五脏转运，最后收到肾。修真的人拿此来炼精化气，呼吸精气；凡人拿来生小孩儿。少阴君火是光明。精沿骨髓上脑，还精补脑，脑袋鼓起来，变成老寿星，怎么还会有老年痴呆呢？不懂这个道理，不知道什么是药，天天用干扰素刺激脑，怎么可能治得了病？为什么"君火以明"？修真之人头上有光，那是光明，照破无明，是智慧灵性，不是思辨。思辨来自脾胃，能掐会算是公孙。

藏医用中脉练真气，走先天八卦系统。《黄帝内经》蕴藏着很大的信息量。少阴太阳主神，厥阴少阳主气，阳明太阴主精。井穴，其意象为水从地里冒出来，从表往里走，井荥俞经合，合到五脏。井穴是和天地沟通的。三阳经有原穴，都有脉动，很奇妙。大家自己琢磨，怎么通过原穴诊断六腑的气血。因此，张仲景重视冲阳脉。阴经以腧穴为原，太溪脉用以诊断肾中精气。人迎脉是反映三阳的，太渊穴反映三阴，是肺经的原穴。古人摸脉主要看人迎穴与太渊穴的阴阳。"三部九候"为人迎穴、太渊穴、太溪穴，通过指甲看血的回流；"十二原"看十二脏。中脉和左右两脉合到一起是冲脉。

阴阳别论篇第七

　　黄帝问曰：人有四经十二从，何谓？

　　岐伯对曰：四经应四时，十二从应十二月，十二月应十二脉。脉有阴阳，知阳者知阴，知阴者知阳。凡阳有五，五五二十五阳。所谓阴者，真脏也，见则为败，败必死也；所谓阳者，胃脘之阳也。别于阳者，知病处也；别于阴者，知死生之期。三阳在头，三阴在手，所谓一也。别于阳者，知病忌时；别于阴者，知死生之期。谨熟阴阳，无与众谋。所谓阴阳者，去者为阴，至者为阳；静者为阴，动者为阳；迟者为阴，数者为阳。凡持真脉之脉者，肝至悬绝，十八日死；心至悬绝，九日死；肺至悬绝，十二日死；肾至悬绝，七日死；脾至悬绝，四日死。曰：二阳之病发心脾，有不得隐曲，女子不月；其传为风消，其传为息贲者，死不治。

　　三阴三阳分手足，上一章重在讲足。同气相求，关键是看平衡点。手太阴肺经过寸口脉，应上焦。手三阴由胸走手，这是营气的走向，和天地交流时，由手进来。五腧穴从末梢合到五脏，外与天地神机合在体表；气立，和五脏神机交流。经络走向有双向性，营血的走向与卫气的走向不同。

　　少阳外关护卫体表，照海养五脏阴，一阴一阳，起到关窍的作用。一阳少阳，二阳阳明，三阳太阳；一阴厥阴，二阴少阴，三阴太阴。四经指藏象——心肝肺肾；十二从指十二辰，在天体为十二月，在人为十二经，这是天人合一的思想，大家得有宏观的天人观。十二经有原穴，手太阴脉在寸口。阴者真脏，真脏脉现必死。阳者，胃气。五脏无阳纯阴，无胃气，无神，知死生之期。手三阳从手走头，足三阳从头走足；手三阴从胸走手，足三阴从足走胸腹。这是营血的走向。这是一圈，所谓一也。摸胃脉可知病在何处，懂得这个道理，就没必要问病人了。

什么是阴阳？来阳去阴，动阳静阴，数阳迟阴。阴精和阳气与天地交流，通过胃消化饮食的过程与五味交流。真气化食，土生金，这股气被送到肺。这股气是胃气，里面有真气。摸到这股气是柔和自然的，有阳；摸到不柔和，无阳，这是病了，知病处也。练功时，柔和的气是真气，"专气致柔能如婴儿乎"。摸到真气，少阴出来的，藏有神。真脏脉，天人合一，春天由阴出阳，很柔和，有力量，是弦脉。如果不柔和，像很硬的一根琴弦，说明肝无真气，似有似无，绝了，十八天死。天干合化五运应在五脏，藏有神机。五脏运转一周六天，三周十八天。张仲景讲阴病以六为期。心脉是勾脉，天地场持续升降，来大去小，像个钩子。洪脉很硬，是心真脏脉，九日走至水地而死。肺脉如毛，轻飘，平衡。如果不柔和，肺真脏脉，十二日死。肾脉沉，死脉如石。肾无精气，七天死，逢土日死。脾是四季交界地，正常是滑脉。不柔和，脾无精气，四日死。这完全是天人合一的思维。

二阳是阳明。阳明病，波及脾心，营血胃气不足，得妇科病，月经都没有了；传变影响厥阴，火旺变成风消；再传影响肺，出现呼吸系统疾病，不治。

曰：三阳为病，发寒热，下为痈肿，及为痿厥腨痛；其传为索泽，其传为颓疝。

太阳膀胱经与小肠经，是背部藩篱。太阳寒水发为寒热，水肿，小腿不利，津液不足，疝气，膀胱不能气化。

曰：一阳发病，少气善咳善泄；其传为心掣，其传为隔。二阳一阴发病，主惊骇背痛，善噫善欠，名曰风厥。二阴一阳发病，善胀心满善气。三阳三阴发病，为偏枯痿易，四肢不举。鼓一阳曰钩，鼓一阴曰毛，鼓阳胜急曰弦，鼓阳至而绝曰石，阴阳相过曰溜。阴争于内，阳扰于外，魄汗未藏，四逆而起，起则熏肺，使人喘鸣。阴之所生，和本曰和。是故刚与刚，阳气破散，阴气乃消亡。淖则刚柔不和，经气乃绝。死阴之属，不过三日而死；生阳之属，不过四日而死。所谓生阳死阴者，肝之心，谓之生阳。心之肺，谓之死阴。肺之肾，谓之重阴。肾之脾，谓之辟阴，死不治。结阳者，肿四肢。结阴者便血一升，再结二升，三结三升。阴阳结斜，多阴少阳曰石水，少腹肿。二阳结谓之消，三阳结谓之隔，三阴结谓之水，一阴一阳结谓之喉痹。阴搏阳别谓之有子。阴阳虚肠澼死。阳加于阴谓之汗。阴虚阳搏谓之崩。三阴俱搏，二十日夜半死。二阴俱搏，十三日夕时死。一阴俱搏，十日平旦死。三阳俱搏且鼓，三日死。三阴三阳俱搏，心腹满，发尽不得隐曲，五日死。二阳俱搏，其病温，死不治，不过十日死。

少阳发病，相火克金，阳明出问题。阳明和厥阴合病，木土交战，出现惊骇，是肝的情志病。少阴和少阳合病，精气不固。太阳和太阴合病，水土不和，寒湿阻遏阳气。天地阳气一阳生，冬至后45天立春，叫"鼓一阳"，应该是弦脉。夏至后一阴生，是"鼓一阴"，是毛脉。秋天气机开始下降。夏天阳胜，勾脉；冬至，阳气绝，沉如石。溜是滑脉。看五运六气，应该知道脉是怎样的。自己知道就好，不需要讨论，无与众谋。这些内容都是五运六气的基础。"食其时，百骸理"，我们不能被天地气机所夺。

阴指五脏藏精，里面有生克斗争。我们行为不对，则五脏相争，比如怒气上来，心血往头上涌，肺被火灼。神不对，心有问题，会影响五脏。三阳和天地交通卫外，阳外泄，汗藏不住，比如酒肉生热，太阴寒湿，逆之，阳明不降，出现水火逆走熏肺，导致喘。阴阳和则五脏相合。重阳，阳气外泄，阴消散。木火相生谓之生阳，火克金为谓死阴，金水相生谓之重阴，土克水谓之辟阴，这都是五脏相争。结阴成形，肿瘤属于结阴，即血管堵塞。结阳，四肢水肿或气肿。结，为邪气积聚。结阴多，结阳少，石水。阳明热结，太阳结水不通，太阴结水聚。厥阴少阳风火相煽，咽喉是反应点。阴跳动有力；阳，是怀孕了。脉阴阳俱虚，下利，在现代不一定死。现代科技的输液输血急救很有效。

　　三阴是太阴，夜半死，搏斗，不柔和，无神。俱搏是手足阴阳同时斗争。手足阳明热，病温。

　　摸脉得从内心体会，要练功修行，感受真气和营卫之气的差异。真气是有光明的。气色很重要，真气很柔和，关键是脉色相应，判断到位，五脏脉对应五行色。《黄帝内经》是修行高人写的，他们看到、体会到，是从道的层面往下着眼的。现代科技从下往上，是感官的外化发展。尤其是化学药品，不自然，吃下去出什么问题都不知道，对人体的影响有多大，还在试验中。我们的气血和天体是相应的。扎针的气不是我们想象的。天体布施什么气，要清楚；天地人什么层次，要清楚。比如中风，15 天之前都可能有救，气不断，气血还能调。冲脉是海，你的横膈膜怎么能堵得了海？思维层面和方式很重要，所以大家必须跳出肉眼的短视。

灵兰秘典论篇第八

> 黄帝问曰：愿闻十二脏之相使，贵贱何如？
>
> 岐伯对曰：悉乎哉问也！请遂言之。心者，君主之官也，神明出焉。

这里面有很多秘密。十二脏相对平等，又有君主，这里面的道理很奥妙。

心主。心没有月字边，这个心指什么？它是指肉团心，其实是心包，代指心。这个心主在修行中能体会到。神住在膻中，是气海，神和气是相抱的。膻中是个坛城，是神住的地方。神住在气海，从膻中穴出入和人交流，开心就打开，生气就闭塞。所以"膻中喜乐出焉"。白天工作时，神通过冲脉进入脑，脑为神室；休息睡觉或者入定时，神回到膻中，这是修证，在唐卡中画得很清楚。心有八瓣，里面住着佛。臣使之官是服侍心主的，这是密法！为什么脑重要？人体的器官不能太过和不及，唯独脑容量不怕太过，越多越好。脑为髓之海，可以使智慧越来越高，动作行为不可思议。肾储藏了五脏精华，补充到脑，叫五气朝元，所以五官才有不可思议的功能。反之，脑容量下降，容易得老年痴呆。所以呼吸精气，独立守神。老子讲"强其骨，弱其志"，骨髓充实才能还精补脑。肺主气，和内外交流。我们的神应节气，按照 24 节气的变化，通过肺与外气交流。相当于文官宰相，君主商量之后下达命令的操作。它的位置高，包着心包。呼吸靠肺，饮食水谷精微首先到肺成为中气，和心包交流成为血液。肺主宣发肃降，主皮毛，主开合。这是西方之气，辛味来养，土能生金。

这一章结合《金匮真言》看会更有味道。心，南方，主血脉，苦味养精，是筋之余气而生。肝是将军，应东方，气机升腾，病了就生气，正常时是谋虑，是心主的武官。我们看《西游记》团队，心主就像唐僧；肺是小白龙，是脚力；将军之官是猪八戒，开路先锋九齿耙，容易贪吃好色；肝主筋，也主生殖器，在天是水军元帅，下地变成猪了；胆是军师，将军的谋士，主决断，出问题时人会犹豫不决。这个不止分泌胆汁，是少阳相火，和十二官有关系。少阳游行全身，是枢；少阴君火主精神。这两个最重要。厥阴包含心包。脾、胃、大小肠是消化器官，是和地交流的关窍。胃阳脾阴，接受地阴成水谷精微，通过脾运到肺，布送全身。酒直接走肝，使气彪悍。五味各有所喜，苦味入心降，咸味入肾升。脾胃是中枢，胃降脾升，小肠、三焦参与。膀胱腧穴、三焦腧穴在胃下面，与现代胰腺接触。现代胰腺比较符合三焦的功用，和心包相表里，属少阳，气化化食能力强，可以治水。小肠属火，依赖三焦的支持，胰腺分泌物进入小肠。心包代心受邪。膀胱藏津液，不止主尿，还主气化，从津液回收精华，汲取水分。以前修行高手像鸠摩罗什，尿出去还能吸回来。你说气化的力量多强！气化不行，小便控制不了。

心主，"擒之制在气"，气数尽人就死了。五脏藏精，精满藏在肾，气化后补到神上。精化气，气还到神上，神还虚，出入肉体。神的能量大，自我修复力量就会很强。身体神足，心就定；天天盯着身体，这不舒服，那不舒服，病会越来越多。首先要心情愉快，恬淡虚无，超越有形。现在很多人修行出不来功夫，为什么？没有出离心，执着有形世界，空不了，神出不来。"神出鬼没"不是简单的事。首先要空，见诸相非相，才能见如来，这是第一要义，否则修行没有意义，就是个守尸鬼。还要耗神争斗抢点东西来养这个肉体，让这个肉体舒服。我们看《黄帝内经》讲性命双修，这是很高级的理论！道家经典不一般！上来讲心，又讲十二官，又告诉你修道要虚无，有形是无形生出来的。

我们想得到，气就上冲；得不到，就生气发怒；升上去，达到目的就喜乐；得到了又怕失去，悲从心来；完全失去，不得控制，产生恐惧，又升上来；又奋斗，又怒了……当这些木火土金水循环时，当这些交界时，人在那思考，中间脾土运化，这是神的运作方式。怒则气升，恐则气降，思则气结，悲则气消。七情从五脏出来，由神主宰，气在运行。气就是在不断地升降出入。气怎么循环？呼吸饮食入口，新陈代谢，大小便出口。精化物质有第二个代谢层次——炼精化气、炼气化神，还是拿来生小孩儿，这是第二个出口，这是《黄帝内经》的修行内容。养生怎么养？养心主。人心，机也；机关，立天之道以定人也。不要在人道里天天动人机，想搞东西，搞不到就烦。人机一动，天机自灭；人机不动，天人合一，天机自动。这样才有一线还阳的希望，这是精光之道。光是神光，精是精气。要有大慈悲心，即道家的行善。光你自己"精光大道"了，天地间我们被共业所限，自己很难修；要尽量弘扬道法，共修破共业，自觉觉他。这样才能"照见五蕴皆空，度一切苦厄"。

肺者，相傅之官，治节出焉。肝者，将军之官，谋虑出焉。胆者，中正之官，决断出焉。膻中者，臣使之官，喜乐出焉。脾胃者，仓廪之官，五味出焉。大肠者，传道之官，变化出焉。小肠者，受盛之官，化物出焉。肾者，作强之官，伎巧出焉。三焦者，决渎之官，水道出焉。膀胱者，州都之官，津液藏焉，气化则能出矣。凡此十二官者，不得相失也。故主明则下安，以此养生则寿，殁世不殆，以为天下则大昌。主不明则十二官危，使道闭塞而不通，形乃大伤，以此养生则殃，以为天下者，其宗大危，戒之戒之！

至道在微，变化无穷，孰知其原？窘乎哉！肖者瞿瞿，孰知其要？闵闵之当，孰者为良？恍惚之数，生于毫氂，毫氂之数，起于度量，千之万之，可以益大；推之大之，其形乃制。

黄帝曰：善哉！余闻精光之道，大圣之业，而宣明大道，非斋戒择吉日，不敢受也。黄帝乃择吉日良兆，而藏灵兰之室，以传保焉。

什么是精光之道？大圣之业，藏在灵兰之室。如果像一般医家解释得那么直白简单，黄帝怎么会如此慎重，斋戒择吉日而受？这不是我们想象的，大家不能轻视古人的智慧。古人是在讲道。大家很聪明，都在研究，但谁知道要领？你们最精明的人都研究不出来，似有似无，闵闵之当，不是肉眼所看到的，而是更深层次的恍惚之数。老子讲，"恍兮惚兮，其中有精，其精甚真"，必须在这个境界里才能看到，而且无形虚无，道生虚，虚生神，神生气，生于毫厘，产生象，有数，然后才可以度量。十二官是后面有形的东西，解剖学是很后面的，研究的对象可以度量。天大地大，可以度量。这是指有形的部分，还不是精光之道，后者是在恍兮惚兮中洞见的。这部灵兰秘典肯定是在讲虚无，不是讲有形。

所以"主明则下安"，"主"是最重要的。用这个"主"养生，以此养生则寿，殁世不殆，以为天下则大昌。你如果只是养这个蹦蹦跳的肉团心，能殁世不殆吗？所以肉团心不是"主"。"主"影响十二官，故"主明则下安""主不明则十二官危，使道闭塞而不通，形乃大伤，以此养生则殃，以为天下者，其宗大危，戒之戒之"。现在，肉团心都可以人工置换，用涡轮旋转，连脉都没有。这不是"主"，那"主"是什么？是神明。《庄子·养生主》点明"主"。现代人的生命观和黄帝的不一样，《黄帝内经》的生命观是心物不二的。开篇讲呼吸精气，独立守神。这个神很重要，中古之人聚精全神，神游八极，根本不是有形的肉体层面，而是"视听八达之外"。

这是什么？是奇迹！我们不认识这个神，不去养，反而伤神。做喜欢的事，开心，一天很快就过去了；做不喜欢的事，做一上午，烦得要命，这是不会用神。医院开一个诊断书就把人吓个半死，主不明，十二官危，怎么可能治好病？怎么用神？守无形，不执着有形。神就是灵。太极拳讲虚灵顶劲，不空怎么灵？神怎么养？甚至睡都睡不着。以前修行，师父先让你找心，心找不到，根本入不了门，还修什么？这就是秘密啊！密在汝心头。当年六祖慧能第一个度化惠明。六祖说，你静下来，不思善不思恶，明上座是谁？你那个灵台上是什么？惠明马上开悟，找到心，这才是主，成为可以讲法的人。黄帝对这个主这么尊重，可见它如此重要。我们天天用而不知，不知道它的神迹，不懂得用它，反过来用它来害自己。这就是问题所在。不懂得调心，就不会出现精光之道。神是我们身体的主体，通过经络与我们肉体相连接，通过气控制我们的肉体。气里面有营卫之气，有气血，都是在神的调控下工作，和十二官之间互相作用，生出后天之精，返还到神。这是呼吸精气的道理，不简单，是《黄帝内经》里很深层的东西。

第三章

内经与人体

六节藏象论篇第九

　　黄帝问焉：余闻天以六六之节，以成一岁，人以九九制会，计人亦有三百六十五节以为天地，久矣。不知其所谓也？

　　这一章讲天人合一，是五运六气的基础。阴阳有很多分法，观天象，参天地化育。这一章认为修命很重要；上一章参心，讲修性很重要。不懂天地对人的影响，命功修不了，反而逆天而行，我们又如何能够利用天地万物为人类服务呢？"日月有数，大小有定，圣功生焉，神明出焉，八卦甲子神机鬼藏，阴阳相胜之术昭昭乎近乎象矣！"这是祖先留下的宝贵文化，提示如何用八卦甲子格解天地和人。大家要写日记，写你练功的体会，用六十甲子计时，观察这段时间内，天地和你有什么相应。这样一来，学《黄帝内经》就容易了，否则就是空中楼阁，单纯的理论没意义，功夫不上身没用。

　　岐伯对曰：昭乎哉问也，请遂言之！夫六六之节，九九制会者，所以正天之度，气之数也。天度者，所以制日月之行也；气数者，所以纪化生之用也。

　　"六六、九九"描述天度，用来观察月亮太阳的运动规律；通过气数来观察天地布施下来的气，对生命有什么影响。

　　天为阳，地为阴；日为阳，月为阴。行有分纪，周有道理。日行一度，月行十三度而有奇焉。故大小月三百六十五日而成岁，积气余而盈闰矣。

太阳、月亮周期性运动。现在有太阳历和阴历。在六十甲子里，我们古人立在地上不动，以人为本进行观测，与现代天文科学不一样。这是相对的，没有不动的事物，都在运动，因此必须建立坐标系才能观察。古人以人为观察主体，建了一个坐标系，以北极星为坐标中心，用南北轴对应天上的北极星。因地球在转动，人们看到北斗七星在转动，外围二十八宿也在旋转。北极星不动，是中央天皇，叫皇天后土。北斗七星的斗柄指向二十八宿的变化，像天帝坐着龙辇巡行，指到哪一宫，地球上就得到这一宫的气，生成春夏秋冬。这个北斗七星在古代为九星，还有两星隐藏。天可以用九星描述，布施下来的气用《洛书》八卦描述。古人有"三三九元"的思维。我们祖先观天地，日有升降，月有晦朔，把这个变化放到天体坐标系中，形成黄道，二十八宿围绕黄道成360度，将六十甲子放上去正好可以刻画天度，太阳月亮就在天度里面运转。这是古人的智慧！又把五星放在里面，建立了这个坐标系。把所有星体放到里面，观察它们对地球的影响，很科学，很实用，很准确。太阳、月亮对人气血的影响很大，后世的道家利用日月能量创建了丹道修法，像《周易参同契》等经典就是描述这个。月亮运转用纳甲法描述。甲是乾卦，用来描述满月。根据月相，用十天干表达天对地的影响，这些都是用六十甲子系统来表示的，很伟大。在天，十天干合化五行；在地，东方甲乙木，一个对天，一个对地。子午在天指君火，在地指水火。太阳运行1度，月亮运行13度多一点；一年12个月，日历里有个闰月。古人通过日晷观测太阳运行一周的阴阳变化。夏至影子最短，冬至最长。从冬至起影子逐渐变短，阳气越来越盛。从夏至起影子逐渐变长，阴气越来越盛。

立端于始，表正于中，推余于终，而天度毕矣。

帝曰：余已闻天度矣，愿闻气数，何以合之？

岐伯曰：天以六六为节，地以九九制会。天有十日，日六竟而周甲，甲六复而终岁，三百六十日法也。

这是讲六十甲子的度数。

夫自古通天者，生之本，本于阴阳。其气九州、九窍，皆通乎天气。故其生五，其气三。三而成天，三而成地，三而成人，三而三之，合则为九。九分为九野，九野为九脏，故形脏四，神脏五，合为九脏以应之也。

天有360度，六十甲子；地有九宫八卦。人和天地通，人有360块骨头，360个穴位。天地是交流的，各个系统都可以互用，关键是确立坐标点。从修真的角度来看，形脏是气海、血海、髓海、水谷之海，就是上中下三丹田加上胃，再加上五神脏，和九宫八卦相应。乾卦是头，后天八卦的四正卦加上中宫对应五神脏。四隅卦——乾西北为首，坤西南为腹，艮东北为胃，巽东南为膻中。我们修真时以这四个卦为核心。这四个卦对应人体的四个轮，即眉心轮、心轮、化轮、脐轮。九脏对应九州九宫，这是基于以黄河流域为中心的文化而提出的。

释迦牟尼用四分法，例如四圣谛、四禅八定、十六特胜、十二因缘。这里面有四个层次，身、受、心、法。道家讲形气神，各有三修，九九归元。菩提老祖教孙悟空修行，孙悟空问能否长生？这里面就有秘密。道家和藏医很一致，藏医时轮金刚最后讲天地合修，不只讲修心。

帝曰：余已闻六六九九之会也，夫子言积气盈闰，愿闻何谓气？请夫子发蒙解惑焉！

岐伯曰：此上帝所秘，先师传之也。

中国早就有帝的称呼，在这里黄帝向岐伯请教气的规律。

帝曰：请遂闻之。

岐伯曰：五日谓之候，三候谓之气，六气谓之时，四时谓之岁，而各从其主治焉。五运相袭，而皆治之；终期之日，周而复始。时立气布，如环无端，候亦同法。故曰：不知年之所加，气之盛衰，虚实之所起，不可以为工矣。

这是在讲太阳和二十四节气。春夏为阳，秋冬为阴。两气运动，分成四时。节气交接的地方称为土，分为五行和五运；又分成六气，三阴三阳。人体的脉象和五运相对应。

帝曰：五运之始，如环无端，其太过不及何如？

岐伯曰：五气更立，各有所胜，盛虚之变，此其常也。

帝曰：平气何如？

岐伯曰：无过者也。

帝曰：太过不及奈何？

岐伯曰：在经有也。

帝曰：何谓所胜？

岐伯曰：春胜长夏，长夏胜冬，冬胜夏，夏胜秋，秋胜春，所谓得五行时之胜，各以气命其脏。

五脏是听命于天的。命是命令。命就是这样，一生下来老天就命令你。有太过和不及，有生克制化，有得有失，所以能夺天地造化的人就不一样。

帝曰：何以知其胜？

岐伯曰：求其至也，皆归始春。未至而至，此谓太过，则薄所不胜，而乘所胜也，命曰气淫。至而不至，此谓不及。则所胜妄行，而所生受病，所不胜薄之也，命曰气迫。所谓求其至者，气至之时也，谨候其时，气可与期。失时反候，五治不分，邪僻内生，工不能禁也。

天地之气和六十甲子排的时间有出入。立春节令到了，你看春气来了吗？天体已经运转到了，气还未到，就是不及；反之，就是太过。节候到了，气如期而至，叫平。天命令你肝气旺，则脾土被克；若肝气不及，则肺金克之。

帝曰：有不袭乎？

这是指气的不当令。

岐伯曰：苍天之气，不得无常也。气之不袭，是谓非常，非常则变矣。

帝曰：非常而变，奈何？

岐伯曰：变至则病。所胜则微，所不胜则甚，因而重感于邪则死矣。故非其时则微，当其时则甚也。

气太过，各种气叠加太过，则死。

帝曰：善！余闻气合而有形，因变以正名。天地之运，阴阳之化，其于万物，孰少孰多，可得闻乎？

岐伯曰：悉乎哉问也！天至广，不可度；地至大，不可量。大神灵问，请陈其方。草生五色，五色之变，不可胜视；草生五味，五味之美，不可胜极。嗜欲不同，各有所通。天食人以五气，地食人以五味。五气入鼻，藏于心肺，上使五色修明，音声能彰；五味入口，藏于肠胃。味有所藏，以养五气，气和而生，津液相成，神乃自生。

人通过呼吸和天交流。天命令你，也养着你。五气直接命令五脏。气有三种层次。星象引力场对我们的影响，我们可以将其理解为神。某个星到位了，就是神到了，比如六丁六甲。月亮对地球的的引力比太阳对地球的引力大，因为月球离地球较太阳近。大家要体会引力场的变化。

人通过饮食与地交流。五味与水谷之海气化交流，通过脾送到心肺，运转全身，再转化成精气，还精补神。精不足补之以味，形不足温之以气。

帝曰：藏象何如？

岐伯曰：心者，生之本，神之处也；其华在面，其充在血脉，为阳中之太阳，通于夏气。

肺者，气之本，魄之处也；其华在毛，其充在皮，为阳中之太阴，通于秋气。

肾者，主蛰，封藏之本，精之处也；其华在发，其充在骨，为阴中之少阴，通于冬气。

夏气生出心。四神藏与四时相应。心肺为阳，肝肾为阴。

肝者，罢极之本，魂之居也；其华在爪，其充在筋，以生血气，其味酸，其色苍，此为阳中之少阳，通于春气。

脾、胃、大肠、小肠、三焦、膀胱者，仓廪之本，营之居也。名曰器，能化糟粕，转味而入出者也。其华在唇四白，其充在肌，其味甘，其色黄。此至阴之类，通于土气。凡十一脏，取决于胆也。

肝主血气，藏魂。胆是少阳，主气。这十一脏的功能都受制于少阳胆气。胆主决断，是枢纽。

故人迎一盛病在少阳，二盛病在太阳，三盛病在阳明，四盛已上为格阳。

寸口一盛病在厥阴，二盛病在少阴，三盛病在太阴，四盛已上为关阴。

人迎与寸口俱盛四倍已上为关格。关格之脉赢，不能极于天地之精气，则死矣。

人迎脉属阳明胃经，为少阳相火做功，通过其可以摸出三阳经的问题。寸口是太阴肺经，通过其可以看到三阴经的问题。一般以平为期。这里面有个比较，医家自己首先要了解平脉，然后对比阴阳。有的医家直接用左右手脉进行比较，这也可以，然后按照气血盛衰来进行补泻。

大家按日记练功，根据春夏秋冬以及月亮的上弦、下弦、晦朔，时辰的子午卯酉来体会五脏和气血的运行，体会天地的气场。这样一来，命功就入门了，否则自己逆天而行也不知道。

五脏生成篇第十

　　心之合，脉也；其荣，色也，其主肾也。

　　肺之合，皮也；其荣，毛也，其主心也。

　　肝之合，筋也；其荣，爪也，其主肺也。

　　脾之合，肉也；其荣，唇也，其主肝也。

　　肾之合，骨也；其荣，发也，其主脾也。

　　是故多食咸，则脉凝泣而变色；多食苦，则皮槁而毛拔；多食辛，则筋急而爪枯；多食酸，则肉胝胎而唇揭；多食甘，则骨痛而发落。此五味之所伤也。故心欲苦，肺欲辛，肝欲酸，脾欲甘，肾欲咸，此五味之所合五脏之气也。

　　咸属水，克心，心主脉，所以吃得过咸，血浓度会很高；苦味属火，克金，金主皮毛；辛味属肺，克肝，肝主筋爪；酸味属肝，克脾，脾主肉唇；甘味属土，克肾，肾主骨发。这是地之五味的生克。五脏与五味之所合，属于地的层面。

　　故色见青如草兹者死，黄如枳实者死，黑如炲者死，赤如衃血者死，白如枯骨者死。此五色之见死也。青如翠羽者生，赤如鸡冠者生，黄如蟹腹者生，白如豕膏者生，黑如乌羽者生。此五色之见生也。生于心，如以缟裹朱；生于肺，如以缟裹红；生于肝，如以缟裹绀；生于脾，如以缟裹栝楼实；生于肾，如以缟裹紫。此五脏所生之外荣也。

这是从天的层面讲五脏之气。五色没有光泽，反映无气。关键是有没有真气，有真气一定有光。脉也是有真气才柔和。人通过呼吸与天交流，通过真气与天地交流，反映在五色。色青如翠羽，或赤如鸡冠，或黄如蟹腹，或白如猪膏，或黑如乌羽，这说明五脏还有真气，还能透出光；色青如草兹，或赤如衃血，或黄如枳实，或白如枯骨，或黑如煤烟，这是死色。缟是素色的绢。缟裹朱砂，朱砂为活泼的大红色，反映心之生气。缟裹红是白里透红，反映肺之生气。缟裹绀，绀是青色，反映肝之生气。缟裹栝楼实，黄色，反映脾之生气。缟裹紫，紫是黑里透红，反映肾之生气。这是五气朝元反映出来的面色。五运六气转动时，激活你的脏气，反映在脸上。比如夏天，荣光展现在面部，会现出红色。所以大家要有"三才"思维，要结合天地运转来看。

色味当五脏。白当肺辛，赤当心苦，青当肝酸，黄当脾甘，黑当肾咸。故白当皮，赤当脉，青当筋，黄当肉，黑当骨。

这是天地色味合讲。

诸脉者，皆属于目；诸髓者，皆属于脑；诸筋者，皆属于节；诸血者，皆属于心；诸气者，皆属于肺。此四肢八溪之朝夕也。故人卧血归于肝，肝受血而能视，足受血而能步，掌受血而能握，指受血而能摄。卧出而风吹之，血凝于肤者为痹，凝于脉者为泣，凝于足者为厥。此三者，血行而不得反其空，故为痹厥也。人有大谷十二分，小溪三百五十四名，少十二俞，此皆卫气之所留止，邪气之所客也，针石缘而去之。

这里讲通过眼睛看神。脑为髓海。关节的灵活性是筋的作用。天地对大海产生潮汐；天地和人交流，我们的气血像海水一样跑到四肢末梢，如潮汐一样。气血运动状态和我们的行住坐卧有关。起用时气血往四肢走，休息时回到肝部。心主血，血里面藏神。修行高的人，血里面神的信息量很高，一滴血滴下来，能量可大了！我们打坐脚麻，是血过不来，神达不到。我见过一位修行人，她毅力强，常年打坐，后来踝关节不能还原了。这是血养不了脚踝，血脉凝泣了，闭关出来之后去做手术了。我问她为什么会这样。她说自己修法肯定有问题，像佛教密宗噶举派的密勒日巴祖师天天打坐脚也不坏。所以是因为里面气脉不通，硬坐下去会坏掉地脉。罗汉不盘坐，在那里晃来晃去通脉；菩萨盘坐。这是境界不同。形修不过关，气脉不通，硬要双盘是不行的。形修时，我们还是不主张盘坐，可以站桩。人有十二经络三百六十穴位，还有五脏六腑的腧穴。这些穴位里卫气运行，邪气也会聚在这些地方。用针石可以把邪气引出来。

诊病之始，五决为纪，欲知其始，先建其母。所谓五决者，五脉也。

这是讲用五行诊病。

是以头痛巅疾，下虚上实，过在足少阴、巨阳，甚则入肾。徇蒙招尤，目冥耳聋，下实上虚，过在足少阳、厥阴，甚则入肝。腹满䐜胀，支膈胠胁，下厥上冒，过在足太阴、阳明。咳嗽上气，厥在胸中，过在手阳明、太阴。心烦头痛，病在膈中，过在手巨阳、少阴。

这是讲六经辨证，用六经定位。巅顶痛是太阳、少阴的问题，膀胱经邪气实，肾气虚了。耳目不清，病在足少阳和足厥阴经，严重时则入肝。腹胀，足冷，阳气上冲，病在足太阴和足阳明经。咳嗽气逆，胸中气机升降不利，病在手阳明和手太阴经。心烦头痛，病在手太阳和手少阴。

夫脉之小、大、滑、涩、浮、沉，可以指别；五脏之象，可以类推；五脏相音，可以意识；五色微诊，可以目察。能合脉色，可以万全。

脉之虚实、寒热、表里、阴阳，要弄清楚。看病时望闻问切，手段足够多才行，要是能达到天人合一就更好了，可以万全。

赤脉之至也，喘而坚，诊曰：有积气在中，时害于食，名曰心痹，得之外疾，思虑而心虚，故邪从之。

我们思维活动太多，脑部气血消耗过大，心气耗散，饮食又不节，胃消化不了食物，积气在心中，叫心痹，摸到的脉像一个人在喘，心脉坚硬。这时需要打坐空灵，使血养胃。

白脉之至也，喘而浮，上虚下实，惊，有积气在胸中，喘而虚，名曰肺痹。寒热，得之醉而使内也。

醉时酒入肝，酒后同房，肝火上冲克金，肺气虚，又使肾精耗泻。金生水，子使母虚，肺没真气，累了，不受风寒，以发寒热，是故肺痹。

青脉之至也，长而左右弹，有积气在心下，支胠，名曰肝痹。得之寒湿，与疝同法，腰痛，足清，头痛。

肝脉弦紧，积气在心下。寒湿闭阻肝经，肝经无法上达，又通督脉，其支脉通尾闾，所以导致疝气、腰痛、头通。

黄脉之至也，大而虚，有积气在腹中，有厥气，名曰厥疝。女子同法。得之疾使四肢，汗出当风。

脾脉大而虚，积气在腹中，导致四肢冷。汗出吹风，风进入空窍。

黑脉之至也，上坚而大。有积气在小腹与阴，名曰肾痹。得之沐浴，清水而卧。

肾脉坚硬又大，跳动得太过，积气滞留在小腹与阴部，这叫肾痹。这是因为沐浴用冷水，水气进入身体导致的。

凡相五色，面黄目青，面黄目赤，面黄目白，面黄目黑者，皆不死也；面青目赤，面赤目白，面青目黑，面黑目白，面赤目青，皆死也。

面黄说明还有土气，死不了；土气没了，面部真色即见，则死。

天生地长——天有五方、五运、五气，地有五味，气味相和，生成五脏。五脏分天地人三个层面，天食人以气，地食人以五味，相互之间有相生相克。心合脉，肺合皮，肝合筋，脾合肉，肾合骨，这是体。展现在外的情况是，色反映心，毛反映肺，爪反映肝，唇反映脾，发反映肾。主要是克制，太过了就要有克制、有主宰。比如心病，是肾出问题了，肾脏的力量不够，心火太过不得克制。所以大家要了解我们的五脏有天地人三个层次，这种"三才"思维大家要有。比如，心从天来讲是南方火气，从地来讲是苦味，从人来讲是肝之余气，这是心的生成。以此类推。

五脏别论篇第十一

黄帝问曰：余闻方士，或以脑髓为脏，或以肠胃为脏，或以为腑。敢问更相反，皆自谓是，不知其道，愿闻其说。

方士指医家和术士。我们说老寿星以脑为脏，把头上练出个包来。

岐伯对曰：脑、髓、骨、脉、胆、女子胞，此六者，地气之所生也，皆藏于阴而象于地，故藏而不泻，名曰奇恒之腑。

这六个地方藏而不泻，是地气所生之处。

夫胃、大肠、小肠、三焦、膀胱，此五者，天气之所生也，其气象天，故泻而不藏，此受五脏浊气，名曰传化之腑，此不能久留，输泻者也。魄门亦为脏使，水谷不得久藏。

所谓五脏者，藏精气而不泻也，故满而不能实。六腑者，传化物而不藏，故实而不能满也。所以然者，水谷入口则胃实而肠虚，食下则肠实而胃虚，故曰实而不满满而不实也。

脏腑应天地。天动地静，腑应天，主传化；脏应地，藏而不泻。

帝曰：气口何以独为五脏主？
岐伯曰：胃者，水谷之海，六腑之大源也。五味入口，藏于胃以养五脏气。气口亦太阴也，是以五脏六腑之气味皆出于胃，变见于气口。故五气入鼻，藏于心肺；心肺有病，而鼻为之不利也。

天食人以气。鼻吸气入肺，肺属于太阴脉。地食人以味。水谷之海是后天之本，所以摸气口脉可以知道天地人三才的交流情况。

凡治病必察其上下，适其脉候，观其志意，与其病能。

治病时要看当下时令，看天时的五运六气，要了解天部。在给他人摸脉时，是看他的人部，再看他的生活地域和生活习惯，这是地部。"望"看天，"切脉"看地，"问"看人。

拘于鬼神者，不可与言至德；恶于针石者，不可与言至巧。病不许治者，病必不治，治之无功矣。

迷信鬼神，害怕针石，"治之无功"。

异法方宜论篇第十二

黄帝问曰：医之治病也，一病而治各不同，皆愈，何也？

古人讲开方。什么是方？方就是方位、时间，里面包含时空信息，因此开方也是"开时空"。黄帝问岐伯，同一种病治法不同，为什么都能治愈？

岐伯对曰：地势使然也。故东方之域，天地之所始生也。鱼盐之地，海滨傍水，其民食鱼而嗜咸，皆安其处，美其食。鱼者使人热中，盐者胜血，故其民皆黑色疏理，其病皆为痈疡，其治宜砭石。故砭石者，亦从东方来。

先讲方位。古人对八卦甲子系统很了解。东方是震卦，是天地之所生，太阳升起的地方。中国地势西北高，为天门；东南低，为地户。水的源头在西北，流向东南。我们中国处于北回归线以北，南方阳光充足，这是天地使然，"负阴抱阳，冲气以为和"。东南沿海的人吃咸鱼，可以用砭石放血疗法治他们的疾病。

西方者，金玉之域，沙石之处，天地之所收引也。其民陵居而多风，水土刚强。其民不衣而褐荐，其民华食而脂肥，故邪不能伤其形体，其病生于内，其治宜毒药。故毒药者，亦从西方来。

西方兑卦，为收降之地，海拔高，气温低，人们吃牛羊肉和青稞，尤其爱吃牦牛肉，脂肪含量高。西藏的活佛们长得胖胖的，能量收藏得好，但是来汉地后就怕热，先找空调。他们外邪伤不了，却容易得内病，治疗需要用毒药，比如藏药就很猛，单是那个藏香的香气就很猛。

北方者，天地所闭藏之域也。其地高陵居，风寒冰冽。其民乐野处而乳食，脏寒生满病。其治宜灸焫，故灸焫者，亦从北方来。

北方坎卦，天地闭藏，地势高，土地厚，风寒冰冷。人们住在蒙古包里，吃肉喝酒，饮羊奶，容易得内病，可以用灸法的热量驱寒进行治疗。

南方者，天地之所长养，阳之所盛处也。其地下，水土弱，雾露之所聚也。其民嗜酸而食胕，故其民皆致理而赤色，其病挛痹。其治宜微针，故九针者，亦从南方来。

南方阳气旺，地势低，山不高，水土薄。低洼之地容易产生湿热，人喜欢吃酸和腌制品。南方人筋脉不舒，用九针治疗。

中央者，其地平以湿，天地所以生万物也众。其民食杂而不劳，故其病多痿厥寒热。其治宜导引按跷，故导引按跷者，亦从中央出也。

中央地区的人饮食丰富，生活安逸，宜导引练功，比如易筋经、太极拳。现代人生活很便利，中土、四方的食物和水都可以获得，物流也很发达。所以导引按摩普遍适合现代人。

故圣人杂合以治，各得其所宜，故治所以异而病皆愈者，得病之情，知治之大体也。

圣人的治病方法很灵活，他们了解病人的实际情况。

移精变气论篇第十三

黄帝问曰：余闻古之治病，惟其移精变气，可祝由而已。今世治病，毒药治其内，针石治其外，或愈或不愈，何也？

这一章讲的是古中医。《黄帝内经》是道书，讲的是真真正正的上古医学。什么是祝由？用现在的话讲，就是持咒。可以自己念，也可以请别人帮你念。持咒必须先"两神相合""两气相合"，然后祷告，再然后"移精变气"，导引你的精气做运动，把病治好。古人修行功夫高，有很多真人。自己也可以静下来，返观内视自己精气运行，对自己五脏六腑持咒祷告，也可以移精变气。这里有音频震动，可以震开经络。持咒时配合呼吸；甚至闭气不呼吸，口鼻呼吸一停，处于非常态，里面的真气就容易动起来。现代人病得严重，气脉堵得厉害，心不专一，也不诚心，祝由起来很费劲。现代人治病，比如西医用抗生素，那个毒性最强了，消炎杀菌，还伤你的真气。毒药味厚，偏性大；如果是中和之气的药就可以经常吃。而用了偏性大的药，还用了针石，病也不见好，为什么？

岐伯对曰：往古人居禽兽之间，动作以避寒，阴居以避暑，内无眷慕之累，外无伸宦之形。此恬憺之世，邪不能深入也，故毒药不能治其内，针石不能治其外，故可移精，祝由而已。

古人和动物在一起群居，大家都住在山上，通过运动驱寒。山洞冬暖夏凉，可以避寒避暑，人们不去互相攀比，情志单纯，没有精神上的苦闷，没有严重的病，不需要吃偏性大的毒药，也不需要针石，通过祝由就能治疗疾病。

当今之世不然。忧患缘其内，苦形伤其外，又失四时之从，逆寒暑之宜。贼风数至，虚邪朝夕，内至五脏骨髓，外伤空窍肌肤，所以小病必甚，大病必死，故祝由不能已也。

黄帝那时候就不行了，而张仲景那个年代就已经在用毒药了。现代人永远在攀比，不知足，精神不畅，别说毒药了，还做手术，静脉注射打到血液里，病还是或愈或不愈。行为作息不按天地规律来，比如晚上加班，夜间上班，一整晚不睡觉，这需要十天才能补回来。一个礼拜三个晚上上夜班，一辈子也修复不了。现代人不怕风，吹空调厉害，病至五脏骨髓，病得很严重。现代人患癌症的很多，祝由治不了。

帝曰：善。余欲临病人，观死生，决嫌疑，欲知其要，如日月光，可得闻乎？

这里讲望诊和切诊。

岐伯曰：色脉者，上帝之所贵也，先师之所传也。上古使僦贷季，理色脉而通神明，合之金木水火土，四时、八风、六合，不离其常，变化相移，以观其妙，以知其要。欲知其要，则色脉是矣。

这是讲用五运六气看病，关键是看气色和脉。

色以应日，脉以应月，常求其要，则其要也。夫色之变化，以应四时之脉，此上帝之所贵，以合于神明也。所以远死而近生，生道以长，命曰圣王。

气色和太阳有关，因为真气是有光的。脉应月，根据四时变化，看人是否天人合一。天人合一就没有病，所以养生修道的要妙是天人合一，以达长生，这是命功。

中古之治病，至而治之。汤液十日，以去八风五痹之病；十日不已，治以草苏草荄之枝。本末为助，标本已得，邪气乃服。

中古治病，借助汤液调和五味，通过饮食疗法就可以治疗疾病，根本不需要使用毒药。这是养生！不要动不动就去输液，一般的病吃点草药就能痊愈。

暮世之治病也，则不然。治不本四时，不知日月，不审逆从。病形已成，乃欲微针治其外，汤液治其内。粗工凶凶，以为可攻。故病未已，新病复起。

现在治病不法四时变化，里面用毒药，外面用针石，以为可以治疗，这是粗工。什么人来都是这个治法，先打抗生素——"虎狼之药"！原来的病还没好，又治出新病。

帝曰：愿闻要道。

岐伯曰：治之要极，无失色脉，用之不惑，治之大则。逆从倒行，标本不得，亡神失国。去故就新，乃得真人。

治法要点是不要用毒辣的手段，而是要按照色脉诊断清楚，用天人合一的方式调理，用导引祝由的方式或调整饮食的方式治病。这是去故就新。

帝曰：余闻其要于夫子矣。夫子言不离色脉，此余之所知也。

岐伯曰：治之极于一。

帝曰：何谓一？

岐伯曰：一者，因得之。

帝曰：奈何？

岐伯曰：闭户塞牖，系之病者，数问其情，以从其意。得神者昌，失神者亡。

帝曰：善。

这里讲要和病人交流，谈谈心，看看他为什么不能天人合一，从而帮助病人调神。如果不调神，即使病暂时治好了，回去发发脾气，吹吹冷风，喝喝酒乱搞，病根子还是好不了！所以医疗市场很大，人满为患，病多而复杂。治疗的关键是天人合一，恬淡虚无，真气从之，注意养生，追求长生和健康。我们现代人崇尚成功精神，从小就被培养要励志斗争，处处攀比，争得第一，这和古中医追求的恰恰相反。路数不同，大家看看自己适合哪条路。道家也经历了很多历史阶段，也曾出现过炼外丹，用金石毒药，结果修炼的人死得很惨。吕洞宾这些道教修行人则实践《黄帝内经》，修行很成功，很伟大。现代人喜欢用毒药，以为治病速度快。

汤液醪醴论篇第十四

黄帝问曰：为五谷汤液及醪醴奈何？

岐伯对曰：必以稻米，炊之稻薪。稻米者完，稻薪者坚。

帝曰：何以然？

岐伯曰：此得天地之和，高下之宜，故能至完，伐取得时，故能至坚也。

帝曰：上古圣人作汤液醪醴，为而不用，何也？

岐伯曰：自古圣人之作汤液醪醴者，以为备耳！夫上古作汤液，故为而弗服也。

黄帝先是问，为五谷汤液及醪醴奈何？我们之前讲过上古、中古、下古之人的不同治病理念。现代人外用针石，内用毒药；而对于真正的修真之人来讲，药是味越薄越好。味厚为荤，味薄为斋，所以五味很厚会伤到身体。现代人吃很刺激的东西，那是因为身体已经堵得太厉害，运转失常，而我们不敏感，只能靠一些刺激让身体运转起来。养生功夫修得越好的人，往往口味越清淡。佛家说葱花、韭菜味很厚，味厚为荤，也是这个道理。古人说五谷是最正的食品，接下来是汤液，这味已经很重了；接着是酿酒，醪醴指的是酒。岐伯说："必以稻米，炊之稻薪。"稻薪指的是稻草，拿它来烧，做烧酒。以前没有现在的蒸馏技术好，以前做出来的是米酒，这些酒可以拿来治病。"酒"字与"醫"字相关。古代的"医"字下面是一个"酉"，它是指酒瓶。有时候我们身体的气血运转与天地的度数不一致，可以用酒来调整；如果加一些药进去浸泡，效果更好。但是古人做这些东西平时是不用的。这是为什么呢？上文先说怎么做酒，要得"天地之和"。做酒是将五谷之精华萃取后放在一起，溶在汤液里。制成后，为何不用呢？"自古圣人之作汤液醪醴者，以为备耳！"先储藏着，身体不舒服的时候用来行行气血，这样就不用服毒药了。"夫上古作汤液，故为而弗服也。"

中古之世，道德稍衰，邪气时至，服之万全。

帝曰：今之世不必已，何也？

岐伯曰：当今之世，必齐毒药攻其中，镵石针艾治其外也。

帝曰：形弊血尽而功不立者何？

中古的时候，道德耗散，邪气时至，人的气血消耗，行为与天道相悖，因此岐伯说，当今之世，"必齐毒药攻其中，镵石针艾治其外也"。药石在黄帝那个时候是下品，我们现代的药品更是下下品。那个时候毒药用来攻其中，药石艾灸治其外。单纯的汤液，一般的酒，不能治病。为什么不可以？因为道德衰败。何为道德？德为双人旁，包括十天干、四象、太极和心。心、行为、想法与天地不同步。我们的欲望太多，想法太多，行为逆天，这导致了德衰！你是不是按照十天干、四象、太极来行动的？天地被道所推动，所以是道的展现。因此，有没有道德就是看有没有"执天之行，观天之道"。现在道德衰败，世风日下，是"金钱道"。只管搞钱，不管怎么做，逆天而行也照做，所以道德败坏。当然，我们还破坏自然，吃不符合自然的食品。我们把大自然破坏得一塌糊涂，到处开发，已经把天地给人类的好东西破坏了。当然，生病的时候，"必齐毒药攻其中，镵石针艾治其外也"，用到什么程度呢？"形弊血尽"，里面用毒药，外面用针石放血，耗散气血，这样病更加好不了。为什么呢？

岐伯曰：神不使也。

岐伯曰，神不使也。问题在于你的神——这边帮你治病，你自己却逆天而行。这边刚刚帮你调了一下针石，那边你生气，晚上不睡觉，还纵欲无度，这怎么治得好病呢？你的神根本不想治好病。神不回归，你的思想终日不停，睡不着。

帝曰：何谓神不使？

岐伯曰：针石，道也。精神不进，志意不治，故病不可愈。今精坏神去，荣卫不可复收。何者？嗜欲无穷，而忧患不止，精气弛坏，营泣卫除，故神去之而病不愈也。

何谓神不使也？岐伯说，针石，道也。针石治疗和诊断完全是按照规律进行的。还是治不好病，为什么？因为精神不治，你根本不按道的方向去走，怎么劝也没用。你的意志根本不想治好病，故"病不可愈"。现代人天天东想西想，整晚不睡，荣卫不固。而我们的身体是由精气神组成的，你耗它，那么病再怎么治都治不好。所以嗜欲无穷，忧患不止。下也漏，上也漏，中也漏，上、中、下三丹田耗尽。下面是贪欲；中间嗔心不断，这里生气那里生气，生气把气耗掉；上面脑子痴痴迷迷。贪嗔痴三毒把你三丹田的精气神耗尽。精坏神去，神不守舍，精不内守，这个时候身体还能行吗？还能控制吗？不可能的！营泣卫除，营指的是血，卫是卫气。营卫耗尽了，没有保卫能量。所以黄赌毒三毒，沾上一个就完了。赌是嗔心，中丹田耗得厉害，吸毒耗上丹田能量，好色消耗下丹田能量。轻的贪嗔痴，重的黄赌毒，不停地搞，精气弛坏，营泣卫除，故神去之而病不愈也。精气不能养身体，反而耗散生命，再厉害的医生也治不好这种病！吸毒的人身体都干掉了，你说治疗能补充他的精气吗？很难治。如果不明白修真，那就不懂生命的根本；先懂得修真，才懂得养生；懂得养生，才懂得治病。如果根本不懂得原理，那怎么会懂得治病？懂得原理才会诊断，一看就知道精气神的状态，治疗还要从生活起居入手。所以我们诊断的时候就要给病人做心理调整；不调整，病难治。所以现在医院里求医难啊！全是病人。问题是治标不治本。本是什么？文化。文化是国家的灵魂！所以大家有幸学习《黄帝内经》，懂得学习文化。那么你既然学习这个东西，就要学以致用，知行合一。知行不能合一，怎么性命双修？所以懂了以后要去做，不能懂了不做，结果还是徒劳。所以黄帝和岐伯苦口婆心说给我们听，从那个年代起就开始讲这个东西，一直到今天，情况越来越明显。

帝曰：夫病之始生也，极微极精，必先入结于皮肤。今良工皆称曰，病成名曰逆，则针石不能治，良药不能及也。今良工皆得其法，守其数，亲戚兄弟远近，音声日闻于耳，五色日见于目，而病不愈者，亦何谓不早乎？

岐伯曰：病为本，工为标；标本不得，邪气不服。此之谓也。

如果能把这些都看得清清楚楚，怎么会治不好病呢？黄帝问岐伯，一个人突然间病了，而且是很浅的病，并未病得很久，为什么就是治不好呢？岐伯说："病为本，工为标；标本不得，邪气不服。此之谓也。"人是本，医生治人的手段是标，那标本不相得，怎么治病呢？你的生活逆天乱搞，精神耗尽，表面上没病，一生病，再好的医生都治不了。本篇一直不停地讲这个东西，苦口婆心。黄帝问得很细致。

帝曰：其有不从毫毛而生，五脏阳以竭也。津液充郭，其魄独居，精孤于内，气耗于外，形不可与衣相保，此四极急而动中。是气拒于内而形施于外，治之奈何？

帝曰，"其有不从毫毛而生"，有的人的病不从毫毛生。"五脏阳以竭也，津液充郭。"水、津液充满全身，阳气衰竭。"其魄独居"，魄指的是阴的部分。"精孤于内，气耗于外，形不可与衣相保"，全身浮肿，五脏没有阳气，水充满全身，阳不能治水，水分布在内。"此四极急而动中。是气拒于内而形施于外，治之奈何？"阳气无法支撑肉体，神气衰，形独大，怎么治疗？这个症状相当于现在的水肿。水肿的根源是五脏阳气衰竭。

岐伯曰：平治于权衡。去菀陈莝，微动四极，温衣，缪刺其处，以复其形。开鬼门，洁净府，精以时服。五阳已布，疏涤五脏，故精自生，形自盛，骨肉相保，巨气乃平。

帝曰：善。

这里讲要性命双修。这一篇上下分开讲解，很多人对《黄帝内经》上下分开的做法不以为然。我们认为《黄帝内经》的观点完全切合实际。问题在哪里呢？在我们的解读。现代人多数有水肿瘀堵的地方，瘀血要"平治于权衡，去菀陈莝"。先搞清楚权衡，先搞清楚身体状况。权是肾，衡是肺。秋天肺脉毛，冬天肾脉沉。先把症状搞清楚，把瘀堵的地方打开，刺络脉疏通瘀堵，可以从表泻水气。温衣是说衣服要穿得够暖。一般医家认为开鬼门是开毛窍，洁净府是利尿，"精以时服""五阳已布"。如果我们内用毒药，外用针石，这个病更不能好。我理解的"开鬼门，洁净府"，不是这个意思，这里不仅是开毛窍利膀胱，还有修真的方法。前面讲神和气已耗散，这些方法并不能让精气恢复，不会这么简单。通过全篇上下文的关系来解释，"开鬼门"是让我们恬淡虚无，不能心怀鬼胎，东想西想，是让我们去掉这些思虑，让自己处在恬淡虚无的状态下，让自己空掉，和天地的场相合，才能"精以时服"。《黄帝阴符经》讲："食其时，百骸理；动其机，万化安。"要根据当时的时间去调整自己的身心，反观内视，恬淡虚无，真气从之，五阳已布。所以大家如果练功，只要进入空性状态，莫名其妙地就会阳气自动。"人机不动，天机自动；人机一动，天机自灭。"东想西想心乱动，就不能体会天地对你的作用。你只要一空，不动"鬼胎"，不动思想，则"时乃道之华"。老子说，不能动一念，念头不能动，一动就离道。府为灵台，在这个状态下，"精以时服"，补阳也，洗涤、补充五脏，形自生，骨肉相保，巨气乃平，所以黄帝曰善。

我们一贯都使用神，所以神不在了，才治不了。神不调，怎么治得了病？呼吸精气，独立守神，肌肉若一，寿无终时。处在一种提携天地，把握阴阳，独立守神的状态，所以呼吸精气是指通过天地能量来呼吸。这就是根据时辰开穴，这是天地法则！提携天地把握阴阳，你的神还要专注，心不能乱动，不能东想西想，你才能体会到天地的精气，吃到天之气。大家修行时可以细细体会。吕洞宾写了一篇《百字碑》，上来就说："养炁忘言守，降心为无为。动静知宗主，无事更寻谁？真常需应物，应物要不迷。不迷性自住，性住气自回。"炁指的是精气，要忘掉言语和意守。言语是我们的思想，"开鬼门，洁净府"。不是因为你不思考，而是因为你有思想，杂念太多，所以感觉不灵敏。不思考，杂念少，"动静知宗主"。宗是道，是本体，主气，是天地与人体的感应中枢。春天什么脉，夏天什么脉，这就是在讲气。更深层次地讲，就是讲本心，讲如来。"性住气自回"，气自然就来了，不需要你搞什么，"五阳自然布"，精自然足。伤得那么惨，阳气不足，你以为发一下汗就行了？毒药攻其内，针石攻其外，如果这样都能好，前面就不用讲那些东西了。主要是要调神。岐伯给出药方，给出调节神的方法。这就是"开鬼门，洁净府"。

玉版论要篇第十五

黄帝问曰：余闻揆度、奇恒，所指不同，用之奈何？

岐伯对曰：揆度者，度病之浅深也；奇恒者，言奇病也。请言道之至数。五色脉变，揆度奇恒，道在于一。神转不回，回则不转，乃失其机。至数之要，迫近以微，著之玉版，命曰合《玉机》。

这篇文字不多，一般人读完后不知道在说什么，但是很重要，所以将它刻在玉版上。这篇的核心内容是什么？揆度是看病的深浅，奇恒是说病的奇怪。"请言道之至数。五色脉变，揆度奇恒，道在于一"，这就是核心。一般人很难读出这个奥妙，"道在于一"，这就是真正的至要，要把它刻在玉版上。不管你用揆度也好、奇恒也好、望色也好、辨脉也好，其实关键是"道在于一"。这是天机——天人合一。所以我不断地和大家讲什么叫病——天人合一就不会有病，天人不合一就会生病。比方说，夏天如果是沉脉就不是天人合一。气色不是夏天对应的气色，变成了黑色，你说是不是没有天人合一？不管说什么，五色也好，脉也好，度数不对，没有天人合一，就是病，所以关键要看是不是天人合一。

"神转不回，回则不转，乃失其机。至数之要，迫近以微。"这是在讲，天人合一的状态是很精微的。比如，本来现在是芒种到夏至的时节，这也是一个精微的数，天地间的气处在火旺的状态。如果你的身体从春天开始就不动了——春为弦脉，夏为洪脉——天气从春到夏，神一直在转，不会逆行；如果你的身体不转，就有问题了——你已经和天地不同步了，甚至你的身体还处在冬天的状态，这样的话你就完了，这叫作"神转不回"。"回则不转，乃失其机"。这个时候失去了机，你肯定做了不符合天地之道的事。你的身体乱吃东西，你的情志整天痴痴迷迷，卡在那里，与天地不相通，所以身体气机不转，不转则失其机。这个时机很精妙，所以要将本篇"著之玉版，命曰合《玉机》"，因为它非常重要。

容色见上下左右，各在其要。其色见浅者，汤液主治，十日已。其见深者，必齐主治，二十一日已。其见大深者，醪酒主治，百日已。色夭面脱不治，百日尽已。脉短气绝，死；病温虚甚，死。

"容色见上下左右，各在其要。"我们看气色也好，摸脉也好，关键在于是不是与天地的场相一致。"其色见浅者，汤液主治，十日已。"色浅时，你失去了那个机，用汤液治。"其见深者，必齐主治，二十一日已。"其见大深者，色深，机不转，这个时候用醪酒主治，因为酒行气血快。但是如果病得很深，就难治了，"百日已"。"色夭面脱不治"，面色没有光泽，真气不足，整个面部没肉了，干枯的样子，"百日尽已"。讲完色开始讲脉了。"脉短气绝，死"，什么叫脉短呢？现代人摸脉不懂得看脉的基本长短。脉跳的方位很宽泛，一般人找半天也找不到脉的长短。寸、关、尺每个位子都很短，藏起来了，因为真气不足。这取决于身体的气息！脉短，气息浅，甚至绝了。"病温虚甚，死。"你一摸尺脉，尺脉的皮肤是温的，跟平时不一样，又很虚。这是为什么呢？是温热把血给烧了。

色见上下左右，各在其要。上为逆，下为从。女子右为逆，左为从；男子左为逆，右为从。易，重阳死，重阴死。阴阳反作，治在权衡相夺，奇恒事也，揆度事也。

这是在说生病时的颜色变化。变的色越往上走，病得越重。"上为逆，下为从"就是这个意思。是顺还是逆，主要看病往哪里走。病往上走叫逆，往下走叫从。女子右为逆，左为从；男子左为逆，右为从。男女气血运行方向不同，男左女右，关键要看变化，易就是变化。"重阳死，重阴死。"男为阳，从右往左为阳，这叫重阳；女为阴，从左往右为阴，这叫重阴。"阴阳反作，治在权衡相夺"，这是讲看病要摸脉观察，是补还是泻，是治左还是治右。

搏脉痹躄，寒热之交。脉孤为消气，虚泄为夺血。孤为逆，虚为从。行奇恒之法，以太阴始。行所不胜曰逆，逆则死；行所胜曰从，从则活。八风四时之胜，终而复始，逆行一过，不复可数。论要毕矣。

两种脉打架，又"数"又"弦"，"搏脉痹躄，寒热之交"，摸下去不柔和。气不柔和的脉叫脉孤，就是一种邪气形成的脉，"为消气，虚泄为夺血。孤为逆，虚为从"。像真脏脉就是孤脉。"行奇恒之法，以太阴始。"这是讲治疗。奇恒包含了天人合一的状态。恒是四季的正常状态；本来是夏天，跑出一个冬天的气，这叫奇。四季轮转，根据奇恒之法的原则，关键要看是"行所不胜"，还是"行所胜"，根据五行和相应脉象来判断，"行所不胜曰逆，逆则死；行所胜曰从，从则活。八风四时之胜，终而复始，逆行一过，不复可数。论要毕矣"。这已经讲得很透彻了。本来应该是从春天的脉到夏天的脉，你这儿一下子从春天的脉跑到冬天的脉，这是逆！你一生病就逆行一次，不可复数；再逆一次，老天就收你了！这是道家天人合一思想非常高级的体现，所以讲病的同时要知道修真。病人如果达不到天人合一，你就帮他调整到天人合一。练功要根据天人合一的法则，根据天地运转修法，所以春天有春天的练法，夏天有夏天的练法，一天有一天的练法，子时有子时的练法……这些东西都是实实在在的。吕洞宾这些人很厉害，他们就按照这个修行，"壶中配坎离，阴阳生反复"。这样做是为了达到天人合一，与天地的春夏秋冬相应。春天怎么修，会出现什么颜色；秋天怎么修，会出现什么颜色，练哪个脏器……他们就是这么练，五气就能朝元，精气神就能散发聚顶。所以有时候我们和真人在一起也不知道，因为我们是俗人。所以佛的很多弟子看佛是众生，因为他们自己就是众生，看不懂；佛看众生都是佛，看见每个人都有佛性。道理就是这样。天人合一的思想很重要。我认为性和命这两个东西都很重要——命始于天地，天地对人的命起命令作用。

诊要经终论篇第十六

黄帝问曰：诊要何如？岐伯对曰：正月、二月，天气始方，地气始发，人气在肝；三月、四月，天气正方，地气定发，人气在脾；五月、六月，天气盛，地气高，人气在头；七月、八月，阴气始杀，人气在肺；九月、十月，阴气始冰，地气始闭，人气在心；十一月、十二月冰复，地气合，人气在肾。

这一章深入谈论天人合一的思想。事实上，这一章和前两章一气呵成，开始讲一年十二月，受天地之命令，天地之气指挥着人体之气进行运动。一月、二月天地之气开始发动，人气在肝；那么三月、四月天气正方，地气定发，人气在脾；五月、六月天气盛，地气高，人气在头；七月、八月阴气始杀，开始降下来，这个时候人气在肺；九月、十月阴气始冰，地气始闭，人气在心；十一月、十二月冰复，地气合，人气在肾，开始潜藏。

故春刺散俞，及与分理，血出而止，甚者传气，间者环也。夏刺络俞，见血而止，尽气闭环，痛病必下。秋刺皮肤循理，上下同法，神变而止。冬刺俞窍于分理，甚者直下，间者散下。春夏秋冬，各有所刺，法其所在。

这一段的意思是，刺经络的主要作用是放血。经脉瘀堵，则静脉曲张。古时候针比较粗，不像我们现在的毫针这么细。以前那个针是用石头做的，刺进去非常猛。汉朝出土的针砭前面磨得细细的，后面很粗，是石头做的，非常重。

散俞，即络脉的腧穴，在肌肉腠理之间，春天指血脉。络俞，孙络的腧穴，在皮肤之间，夏天则在皮肤表面。刺俞，就是它堵了以后你刺它，让它流动起来。秋天时刺俞应该由皮肤循至肉理，不能伤害神机。冬天刺至筋骨之间，易于深刺。刺法的要领是"春夏秋冬，各有所刺，法其所在"。这指的是气之所在。因为流动的气不一样，所以方位深浅不一样。我们说冬主骨头，春主筋，脾主肌肉，秋主皮毛，夏主血脉。天地运转，人气旺在哪个地方，哪个地方值日，我们就利用它治病。这个时候你不能乱治！如果人气流动方位不在那个地方，你还刺那里的话就很容易耗气。这一章讲的就是这个道理。它在讲天人合一的思想，你要用这个思想去看《黄帝内经》，不然你看不懂。

春刺夏分，脉乱气微，入淫骨髓，病不能愈，令人不嗜食，又且少气。春刺秋分，筋挛逆气，环为咳嗽，病不愈，令人时惊，又且哭。春刺冬分，邪气著藏，令人胀，病不愈，又且欲言语。

你要站在天人合一的高度来看五运六气，领会人体与天地同步的道理，例如"天食人以气，地食人以味"。虽然这些文字洋洋洒洒，显得有些不着边际，但它讲的全是这个道理，关键在于修真。所以说，春天人气在肝，你去刺它的夏分，气肯定往那里跑，这样就乱了。春刺夏分伤心，扰乱生气，血气外泄，肝气被耗，反而使邪气不得出而入于肾，甚至入于骨髓。春刺秋分也一样，肺气逆，克伐肝气。这都是五行的道理。春刺冬分伤肾，引邪入里。我们讲了那么多，都是在讲"五贼在心，施行于天，宇宙在乎手，万化生乎身"等五行的道理。

夏刺春分，病不愈，令人解墮。夏刺秋分，病不愈，令人心中欲无言，惕惕如人将捕之。夏刺冬分，病不愈，令人少气，时欲怒。

夏天浮表，气往外走，你还往内刺，刺春分肝出问题，刺秋分肺出问题，刺冬分伤肾。秋天也一样，一定要按照气的状态来进行针刺，刺到哪里，哪里流通。要根据补泻原则进行针刺。

秋刺春分，病不已，令人惕然欲有所为，起而忘之。秋刺夏分，病不已，令人益嗜卧，又且善梦。秋刺冬分，病不已，令人洒洒时寒。

秋天刺春分，血气上逆伤肝，容易健忘。秋刺夏分，气往外散，耗掉了，所以睡不好，收不了心神，老想睡又睡不着，总是做梦，就是这个道理。秋刺冬分，不能藏气，令人寒冷。

冬刺春分，病不已，令人欲卧不能眠，眠而有见。冬刺夏分，病不愈，令人气上，发为诸痹。冬刺秋分，病不已，令人善渴。

冬天本来是要潜藏的，你去刺春分就泄气，人就兴奋，怎么睡得着呢？睡下去看见这样那样的景象，漏气，不能藏精。冬刺夏分就更惨了，气泄于外，闭塞不通。冬刺秋分，伤津液，伤肺，让人口干。这里讲天人合一的道理，讲得很细。

接下来讲到五脏，它本来藏着东西，你却去刺它的藏精所在。夏天一来，天地命令你的气这样走，如果我们不懂得这个道理，去针刺，刺到骨头，用冬天的针刺方法刺伤身体。所以现在的人都不懂得四时的影响如此严重。身体气机全部浮在表层，针刺会伤到肾气。现在生病的人不懂，天天去拔火罐、艾灸、针灸，这就好像吃毒药一样，以为蛮好。我们冬天本就不藏精，夏天热得阴虚火旺，不是牙齿痛就是眼睛痛，然后自己肾气不足、精气不足，还去艾灸，结果就惨了。你们来学习《黄帝内经》就会懂得怎么练功，以后应该去调节身体，让你的身体与天地同步，不要乱搞。不可以乱用药，毒药就更不用说了。

凡刺胸腹者，必避五脏。中心者环死；刺中肝，五日死；中脾者，五日死；中肾者，七日死；中肺者，五日死。中膈者，皆为伤中，其病虽愈，不过一岁必死。刺避五脏者，知逆从也。所谓从者，膈与脾肾之处，不知者反之。刺胸腹者，必以布㡩著之，乃从单布上刺，刺之不愈复刺。刺针必肃，刺肿摇针，经刺勿摇。此刺之道也。

"凡刺胸腹者，必避五脏。"现在五脏那里长东西，我们就切它，这个比针刺还可怕。"中心者环死"，就像春夏秋冬，环一圈人就死了；如果从血液方面来讲，营气环一周人就死了。刺中肝者五日死，中脾者五日死，中肾者七日死，中肺者五日死。所以古人下针禁忌很多。你把肺刺得穿孔了，你说人死不死！古人用针砭，较粗，没有现代的毫针细。如果刺胸腹，必拿布缠绕之，刺在布上；现在基本上是直接刺。刺时要静，不能嘻嘻哈哈。刺肿摇针，用泻法放瘀血。刺经勿摇，要用心，不能乱摇。此刺之道也。

帝曰：愿闻十二经脉之终奈何？

岐伯曰：太阳之脉，其终也，戴眼，反折瘛疭，其色白，绝汗乃出，出则死矣。少阳终者，耳聋，百节皆纵，目𢾱绝系。绝系一日半死。其死也，色先青白，乃死矣。阳明终者，口目动作，善惊，妄言，色黄，其上下经盛，不仁则终矣。少阴终者，面黑，齿长而垢，腹胀闭，上下不通而终矣。太阴终者，腹胀闭，不得息，善噫善呕，呕则逆，逆则面赤，不逆则上下不通，不通则面黑，皮毛焦而终矣。厥阴终者，中热嗌干，善溺，心烦，甚则舌卷，卵上缩而终矣。此十二经之所败也。

"太阳之脉，其终也，戴眼"，讲的是太阳经从眼睛开始，然后回来，从头部下去，走身体后面的膀胱经，出现戴眼，指翻白眼。反折瘛疭，整个人眩晕，晃荡，津液血气外脱。少阳终者，耳聋。少阳胆经连着耳朵，至目锐眦，然后耳聋，目睘绝系。绝系一日半死。其死也，色先青白，乃死矣。少阳有木气。阳明终者，土气外现，胃气无柔和之气。少阴终者，水气上乘。肾主牙齿，主二窍，大小便不通，腹胀闭，上下不通而终矣。太阴终者，气机升降失常，土气克水。厥阴终者，厥阴肝经表过生殖器，症状主要通过这里表现出来。此十二经之所败也，经脉所过之处有反应，就会有症状出来。

这里讲的天人合一思想大家要体悟。我们的气是不是和天地同步？你现在为什么出现种种症状，出现症状的原因是什么？你自己内心要清楚。例如，人的气在头的时候，头部就有很多症状反映出来，原因是你不能和天地同步；人的气在心的时候、在肝的时候、在肾的时候，你的哪些地方已经和天地不同步了？你要去摸脉，去体会。为什么现在这么多人阴虚火旺？因为你前面的东西收藏不够，现在全部"开花"——"根部"精气不够，开花精气不足。"树根"和"树干"不够，"开花"的时候你能开得好吗？整个大脑像一朵花一样打开，然后一条杆下来是水，一朵莲花藏在水里。你看看你的津液够吗？水够吗？上面阳光灿烂的时候，会把水通过十二条中空的杆子传上去，所以你的花才会开得很茂盛，我们的大脑才会像一朵花一样打开。现在呢？下面水不够，上面的阳光如此地充足，你只会被烤干，上来就变成了火，你的叶开始焦枯，枝叶不能得到水的滋润。不外乎就是这个道理。事实上我们人体也是这么一回事。从结构上讲，我们的冲脉就像那中空的杆，我们的肾、我们的下丹田就像藕扎在水中，我们的脑就像那朵莲花。冬天的时候要藏精，春天的时候肾水升上去，夏天开花，秋天又降下来，冬天又要藏精……事实上这是生命的一个循环过程。你必须懂得呼吸精气，要懂得独立守神。守哪个神？天地！要跟着天地的场来跑，不能自己搞一套。天地藏的时候，要跟着它藏；它开花的时候，跟着开花，这样就美丽了。所以说，我们为什么要跟着人气跑呢？其实是跟着天地跑。修行修什么，就是修这个天地的循环，叫大周天。春夏秋冬转一圈叫大周天，一天转一圈叫小周天。你能不能小周天、大周天都跟着天地同步转动？你同步了，生命就旺盛了，这就叫得道。《黄帝内经》里说"得道"，那你和道同步，有德又有道，失德就生病。你不得到这个东西，"吃不到"时间，而且你还消耗，人家藏精你就泻，人家开花你堵住，不给它开。所以我们很多东西都是春夏秋冬颠倒着来。人家要开花，你天天吹冷空调堵住它；你原来储存的垃圾又不排出去；到了该藏精的时候，你又不藏，反而去漏。这样你不就颠倒了吗？所以你一定要与天地循环体系同步。有多少精气神，生命就有多旺盛；你耗得太多，剩下的就只有尸体了。所以看起来很强壮，一病起来就治不了。《黄帝内经》说本来很好，听也听得见，五音很清楚；看也看得见，五色很正常。一生病，一个感冒就死了。这是怎么回事？治不了，耗完了，里面已经没精气神了，对不对？

脉要精微论篇第十七

黄帝问曰：诊法何如？

岐伯对曰：诊法常以平旦，阴气未动，阳气未散，饮食未进，经脉未盛，络脉调匀，气血未乱，故乃可诊有过之脉。切脉动静而视精明，察五色，观五脏有余、不足，六腑强弱，形之盛衰，以此参伍，决死生之分。

这篇挺长的，是关于诊断的。这些诊断的内容连着要讲五篇。关于诊断，这里放了很多内容，就是为了让你有自知之明——你自己要知道自己的情况。你可以每天早上起来照照镜子，摸摸脉，看看自己是否天人合一，修真修到了什么程度，你的心性是怎么调节的。所以这些内容讲得很多，而且越讲越细。现在我们学《黄帝内经》的人总是想着帮人治病。你不如先帮自己调调！你如果把自己看得清楚了，那么别人你也能看得很清楚。所以现在我们学医的人啊，治得了别人却治不了自己，这说明什么？说明你自己的内省功夫不够。所以我们学《黄帝内经》，要以这个心态去学。你不要急着帮别人治病。你要先看看自己，先给自己诊断诊断。然后每一天都要内省，这样你就可以慢慢体会到自己的身体状况是否天人合一。怎么来看呢？通过望闻问切——你可以自己内听、内观、反闻，自己做什么自己知道，那是最清楚的了。所以我劝大家，学习《黄帝内经》时首先要内省，这是主要方法。你这就是在修真——修真就是要天人合一！所以你只要能达到天人合一，自己就开始觉悟了，觉悟到自己的身体需要调整。如果能够不断地调整的话，就不需要用什么毒药，也不用什么针石，很快你就能与道相合。这很重要！

这一章叫《脉要精微论》。脉，就是摸脉；精微，就是我们身体里面精气神的状态。所以，望闻问切就是自诊，可以看出自己身体里的情况。所以本章开篇黄帝就问，诊法何如？岐伯说，在一天里，晚上睡觉时阳气潜藏，早上起床阳气还没散，阴气也没有发动，这时能比较客观地反映你的身体状况；同时，饮食未进，少阳刚刚起来，这个时候经脉是调匀的，气血没有乱，所以此时诊脉也是最准的。所以我们说，早上起来给自己诊断一下是很好的，不管是摸脉，还是看气色。精明，指的是眼睛；视精明，看你的眼睛；察五色，看你的气色；此外，还要看形体，头是不是有点㑋，背是不是有点驼，腰是不是动不了……这都能反映五脏的有余或不足，以及"六腑强弱，形之盛衰"。

夫脉者，血之府也。长则气治，短则气病，数则烦心，大则病进。上盛则气高，下盛则气胀。代则气衰，细则气少，涩则心痛。浑浑革革，至如涌泉，病进而危；弊弊绰绰其去如弦绝者死。

首先讲脉。夫脉者，血之府也。就是说，血是藏在脉里的。我们摸那个脉啊，其实就是摸我们的血管；里面装着血的叫血之府。那么，摸下去长则气治，短则气病。就是我们上次讲过的，摸下去那个地方跳的宽度很宽，或者跳的宽度很短。短则说明气血不足，长则说明气血相当充足，所以他说长则气治，短则气病，数则心烦。数就是快，你必须知道正常的脉是什么状态，这样你才能知道是"数呢"还是"迟呢"。那么，什么样的脉是正常的脉呢？这个速度一般我们是用呼吸来定的。我们一呼一吸的时间脉大概跳五下，这是正常的；超过五下叫"数"，低于五下就有点迟缓了。那这个五下是怎么来的呢？它的原理你要慢慢体会。事实上，我们人体吸一口气的时间，气就跑到肝和肾里面，脉就跳两下，肝一下、肾一下；然后它会停一停，那个时候气就进入脾，再一呼，气进入心肺，脉又跳两下；还有刚才那个停一下的时间。大概是这五下。你们自己去体会，通过练功来体会，就是这个道理。所以呢，吸是肝肾，呼是心肺。呼气呼不出去是心肺有问题，吸气吸不进来是肝肾有问题，胎息则是另外的问题。脾那个地方很旺盛，它如果潜藏了，气不出来，停住了，那是功夫练得好，那么你摸脉的时候注意体会它的速度。数就是心烦，它快，大则病进，它来得太猛了，不正常。上盛则气高，就是说你摸脉的时候，寸、关、尺三个地方，寸脉在上，尺脉在下，上面很旺，下面很弱，气全部往上走，这时候你身体里面的气一般是往上走的，这叫气高；下盛呢，反过来，就是上面很弱，下面很旺，这就叫下盛，气是胀的。代则气衰，什么叫代呢？就是跳跳停停，就像一个人跑步累了，停一下，喘一喘气再跑，太累了，这叫代。这说明你的气已经衰了。细则气少，这是说，你摸那个脉，发现血流量细了，说明气很少。涩则心痛，涩就是用刀去刮竹子的那种感觉。用蛮快的刀在那里刮，它又很卡、不流畅的这种感觉；心痛，这说明它是堵着的。反过来呢，涩的反面呢，浑浑革革至如涌泉，像涌泉一样，这说明病来得太猛；刚才那个是不及，对不对？一个是流量不够，一个是流量太多。太多也有问题，这种情况往往是血气过猛，都不正常。这个"弊弊绰绰其去如弦绝"，其实就是摸不到脉，软绵绵的，摸摸摸，摸不到，像弦断了一样，不见了，那个就是弦绝。这种呢，就是气血已经枯了，就是死脉。

夫五色者，气之华也。赤欲如帛裹朱，不欲如赭；白欲如鹅羽，不欲如盐；青欲如苍璧之泽，不欲如蓝；黄欲如罗裹雄黄，不欲如黄土；黑欲如重漆色，不欲如地苍。五色精微象见矣，其寿不久也。夫精明者，所以视万物，别白黑，审短长。

以长为短，以白为黑，如是则精衰矣。

夫五色者，气之华也。刚讲完脉，现在开始讲精明与五色——就是我们的眼睛，眼睛是我们五脏的精华，气色也是五脏的精华。我们的眼睛是怎么样的，为什么能够看见东西呢？它是五脏之精所显示的。在眼睛的构造中，白的那一块对应肺；那个眼泡，眼睛的那一块肉对应脾；中间的瞳孔对应肾；肾旁边的那条经对应肝。所以，五脏在眼中的对应区域大致为，肾在中间，然后是肝，肝旁边出来是肺，肺再出来是脾；里面的白色区域和它们之间有血丝相连，其中特别是内壁这个部分是心。所以你看，如果眼内发红了，就是心火旺；如果眼睛里血丝布满，那说明心火很旺。这是五脏的精华在我们眼中的显示。你可以通过眼睛看你的精，比如你早上起来一看，眼睛黑白不分明，眼白有点黄，说明有问题，对吧？所以这些东西颜色不对了，或者哪个地方肿，早上一起床，眼睛泡泡的，说明脾湿！所以这些东西都显示在你眼前，就是看精明。那么如果看东西都不清楚了，说明什么？长短黑白都分不清楚，眼花了是吧，那说明五脏里的精有点衰！所以我们人老了，为什么会老花眼？因为五脏衰了，一般是43、44岁"假斗士"，就开始有点看不清楚了；48、49岁开始花眼；50岁以后没有老花眼的人比较少。那是因为五脏被消耗了，所以精就不够了；五脏的精不够，自然看东西就不清楚。这是必然的，对不对？所以生命是有规律的，由不得你不信！它就是这么回事。其实中医很厉害，它是很科学的！这实证了几千年，我们的老祖宗就是这么活过来的，怎么不科学呢?！刚才说了看眼睛，那么再看五色呢？五色是看脸的颜色，特别是印堂，人家说印堂发黑，黑得没有光泽，那是有问题啊！所以这说明什么？对吧！所以还要懂得看五色。

那么这个"气之华也"是说，你的那个精的真气展现出来了。五脏呢，是藏精气的；这个精呢，化成气呈现出来。五脏藏五色，那么这里告诉你怎么看五色。因为五色是气之华也，赤欲如帛裹朱——它是红的，像朱砂，拿那个白色的布裹着的时候那个颜色很漂亮，也就是说有光泽。这里讲得很复杂，其实没有那么复杂，就是有光泽。但是不要像那个赭色，赭是中药的颜色，雾雾的感觉；红是红，但是显得雾雾的，没有光泽，我们把这种色泽叫作代赭石。这里说，不要像赭色那样没有光泽，要像朱砂那种；要像鹅毛鹅羽，不要像盐巴一样没有光泽——白是白了，那盐巴也是白的对吧，但没光泽；青要像玉一样，我们现在那种假和田玉也挺有光泽的，就是什么俄罗斯玉是吧，带一点青色的，但是它有光泽，那是真的！这里说这个青呢，不要像蓝靛一样，蓝是什么东西啊？你们可能不熟，我们以前在农村看到过——那个蓝靛的染铺，染出来那个蚊帐黑黑的，带一点蓝，它是没有光泽的，就是这个味道。黄呢，要像雄黄有光泽，不要像黄土，黄土没什么光泽，好的土还是有光泽的，像我们做紫砂壶的土就蛮好的，关键是有没有光泽。这是真气。如果没有光泽，说明没有真气；透出来哪个色泽，就能看出哪个脏器有问题。黑犹如漆，那个油漆的光泽，黑漆，不要像地苍。这个所谓的地苍是什么东西？估计就是活性炭，或者是煤。地苍其实就是看起来雾雾的那种煤，那种没有光泽的煤，提炼过有光泽的那种不是。

五色精微象见矣！这个精微，它又要怎么样呢？它必须含而不露。你看它的时候，它有光泽，但是有一种藏着的感觉，不能把那个光露出来。如果光露出来，而且很明显的话，比如刚刚我们说看那个眼睛，哎哟，两眼发光，那是不对的！如果眼睛已经露光了，比如练武功练多了，两眼发凶光，那是不行的——那说明身体要出问题了，所以要藏着。我们中国传统文化的奥秘就在这里——它虽然有光泽，但它是藏着的。有东西隐而不显，能看见，但又不是很显露。所以你在看脸色看光泽的时候，如果全部露出来了——哎哟，这个人气色不错是吧，那是有问题的！这是五色精微之象全部露出来了，这反而说明寿不久也——不能长寿了！因为他的真气已经泄漏了——虽然很光亮，但是太过了，这就要望而自知。刚才说辨别五色，看眼睛、看脸的气色，是很讲究的！所以呢，有智慧的人不会太露。他不会很张扬——太张扬就耗了；有料但是不显，藏着才是功夫。这是中国传统文化的特色。所以，"夫精明者，所以视万物，别黑白，审短长"，一个人如果以长为短、以白为黑，"如是则精衰矣"。所以呢，眼睛是五脏之精的显示；脸上的气色呢，是我们真气的显示。精气神这三者是我们身体的三宝，你一看过去就清楚。所以，每天早上起床第一件事，先给自己看看，照照镜子，看一下自己修行修得怎么样。这是骗不了自己的——相随心生，你修得怎么样，可以自己验证，别人说的不算数！别人吹捧你，说你修得不错；你只要一看自己的脸色、自己的眼睛就清楚了。自己再摸一下脉，错得了吗？你都没办法天人合一，还说自己功夫高，那是假的！这是没有命功——命功都没有了，性功也好不了。你的性和你的命是相互依存的，是一个东西的两面！因为天地是你的命——你和天地同步的时候，你的命肯定很好；你的心妄作了，才会导致与天地不和，你的心妄动了以后你的身体才会乱动；乱动了说明你的情绪激动得很厉害，这才形成了天人不合一；既然天人不合一，你的身体就会出问题，你自己就可以诊断出来。情绪激动得这么厉害，你还怎么与道相合呢？你不能与道相合，还说自己修得好，那是不可能的！所以呢，老子在《道德经》里面，释迦牟尼在《金刚经》里面，庄子在《南华真经》里面，描述的都是无为法！这个无为，就是"人机不动，天机自动"，天人合一乃修真！你天天"人心妄动"，搞来搞去，折腾来折腾去；你只是从理论上认识到有个本心不生不灭，那是理上的，没有知行合一，知道的东西和行动没有合一，不能使你的本来、你的命与天地同步！人家修真修到什么程度呢？"长而不宰是为玄德。"即使能够改变，他也不去动，修到这种程度，叫作玄德，这是老子说的。他已经天人合一到这种程度，能量很大；

即使这样，他的心都不敢妄动，都不敢动私情，为一己之私的事，他都不敢做，这才是道。修真修道就是要这样；除非你说不修了，走人道，爱怎么玩怎么玩，天生是个凡人。所以我们能看到，不管是古代还是现代，都有很多流派，像是儒家，就是讲怎么做人——所以他一定要动人心，还要格物致知，还要弃恶从善，对善恶分别得很厉害，还称自己大慈大悲，要救度众生。我们今天讲《黄帝内经》、讲养生，是以道家思想为主，以黄老这个思想体系为主；我们现在不是讲儒家那套东西，不是讲这个弃恶从善——那个叫良能，也是可以的，那是心学。现在我们讲的是道家的修真，讲怎么养生，怎么合道。

五脏者，中之守也。中盛脏满，气胜伤恐者，声如从室中言，是中气之湿也。言而微，终日乃复言者，此夺气也。衣被不敛，言语善恶，不避亲疏者，此神明之乱也。仓廪不藏者，是门户不要也。水泉不止者，是膀胱不藏也。得守者生，失守者死。

刚刚我们讲怎么看五脏。"五脏者，中之守也"，你要体会你的五脏到底有没有问题，每天都要观察，比如你每天早上醒来，可以发个声。如果你发现那个声音有点不一样，好像在一个小房间里面很震动的样子，如"室中言"，嗡嗡响，这说明你脾实！有脾实的人，他的声音听起来很浑厚，从里面出来，脾这个地方不能守中了。肺这个地方呢，虚了！也就是说中气不足了，说话声音有点气不从心，而且言语很微弱。"言而微"，这说明你的肺气虚了。脱光衣服就往外跑，不避亲疏，不讲礼仪，不管人家想什么，神乱了，这叫"心不守，神明之乱也"。这两个"仓廪不藏""门户不要"，往往是肝不守，木克土容易导致喷射状的泄泻。膀胱这个"门户不要，水泉不止"，小便控制不了，一天来很多次，"膀胱不藏也"，这是肾不守。所以五脏有"五不守"，自己可以知道。你每天睡觉起来五六趟小便，肾肯定不守，有问题了。

夫五脏者，身之强也。头者，精明之府，头倾视深，精神将夺矣。背者，胸中之府，背曲肩随，府将坏矣。腰者，肾之府，转摇不能，肾将惫矣。膝者，筋之府，屈伸不能，行则偻附，筋将惫矣。骨者，髓之府，不能久立，行则振掉，骨将惫矣。得强则生，失强则死。

刚说完这个内在的五脏，现在看外形。他说"头者，精明之府，头倾视深，精神将夺矣"，就是说，人啊，头伛了，眼睛看上去没有光泽。失神是看不见，这个时候"神明之府"也就是上丹田基本上是不行了。驼背，直不起来，这说明心肺有问题。阳气不足！心肺之气、中气不足。就是说，早上一起床，你的腰左右转不动了，那么肯定是肾有问题了。所以，根据你的形、你的状态、你的气色、你的脉象，每天早上起床后可以对自己作一个诊断。如果你的膝盖，"筋之府，屈伸不能，行则偻附"，就是说膝盖弯曲不灵活了，说明你的筋出问题了。骨者，髓之府，站着刷个牙都不能久立；行则振掉，说明你的骨头里骨髓空掉了。比如纵欲过度、漏得太厉害，发冷汗，刷个牙、走走路都觉得不稳，髓空。所以"得强则生，失强则死"。这是通过自己观察自己的形态可以得知的。每天早上起来先做这件事！不要以为你修行功夫不错，上面几种状况随便出现一样就说明你的五脏有问题——你的膝盖出问题说明你的筋不行，筋不行说明肝有问题，骨髓不行说明肾有问题，随便一样不行就说明你有问题。头一伛就更惨了，这是神明出问题。这些都可以归到五行。所以"得强则生，失强则死"，颈椎已经撑不起来了，伛了，下面大小便失禁，这意味着什么？意味着前面说的那几样都不行了！

岐伯曰：反四时者，有余为精，不足为消。应太过，不足为精；应不足，有余为消。阴阳不相应，病名曰关格。

这里又在讲天人合一。在春夏秋冬四时，我们会有"不足"或"有余"的现象。你可以自己看自己的身体，自己摸脉。比方说，冬天的脉应该是沉的，这个时候你的脉不沉，反而洪大，就说明你"过了"；本来夏天的脉应该是洪大的，你的脉反而很细，跳不起来，这就是"不足"。这就叫"反四时"——太过或不及。这也叫"阴阳不相应"，病名曰关格。就是说，你不能天人合一。上面这些都是不能天人合一的表现。

帝曰：脉其四时动奈何？知病之所在奈何？知病之所变奈何？知病乍在内奈何？知病乍在外奈何？请问此五者，可得闻乎？

岐伯曰：请言其与天运转大也。万物之外，六合之内，天地之变，阴阳之应。彼春之暖，为夏之暑；彼秋之忿，为冬之怒。四变之动，脉与之上下。以春应中规，夏应中矩，秋应中衡，冬应中权。是故冬至四十五日，阳气微上，阴气微下；夏至四十五日，阴气微上，阳气微下。阴阳有时，与脉为期；期而相失，知脉所分；分之有期，故知死时。微妙在脉，不可不察；察之有纪，从阴阳始；始之有经，从五行生；生之有度，四时为宜。补泻勿失，与天地如一。得一之情，以知死生。是故声合五音，色合五行，脉合阴阳。

岐伯答得更细，"请言其与天运转大也"——我们的命是被天地掌控的。命就是命令，根本由不得你！"万物之外，六合之内，天地之变，阴阳之应"，我们立在天地之间，是被天地所命的。八字就是天地的状态，看天命就是看天怎么命你的。天地是最大的阴阳！这里展现的阴阳关键在于春夏秋冬四时——春之暖，夏之暑，秋之忿，冬之怒，这些是从相对的角度说的。从暖的状态升上去，一直到暑，这是阳的一面，从春到夏，从秋到冬，是从"忿"到"怒"的状态——忿是肃杀，寒冬是怒，冬之怒。脉跟着四季变化，"春应中规"，春天的时候脉象犹如合着圆规的路径；"夏应中矩"，夏天的脉就"规规矩矩"，开始洪大，并且有棱角。春天，一阳初生，脉往上升。这时候天气是温暖的，所以脉也没有那么激烈。秋天脉就降下来，像秤的杆，叫作"衡"。冬天应权，就像秤砣。所以要"权衡"，脉要像"规矩权衡"——权是冬脉，规是春脉，矩是夏脉。这可以细化到具体的某一天。"是故冬至四十五日，阳气微上，阴气微下"，反过来，"夏至四十五日，阴气微上，阳气微下"，"阴阳有时，与脉为期；期而相失，知脉所分；分之有期，故知死时"。就像前面刻在玉版上的经文，那就是"一"；这里说"神转"，不转的话就要死。就是说，春天的脉到了夏天就会退掉，如果夏天还是春脉，这就是"不转"；到了秋天，如果还是春天的脉，说明脉"转不动"，病就重了！这是很重要的思维，"天人合一""执其一，万事毕"的思维方式。春天病在肝，出现弦脉，真气没有到，庚辛日必死。通过察看，精气不在，则必死！断生死之气，就用脉加上时间来推算。"期而相失，知脉所分；分之有期，故知死时。微妙在脉，不可不察；察之有纪，从阴阳始"，就是刚才说的春夏秋冬四时，"始之有经，从五行生"，细致到具体的日子，比如刚才说的甲乙日、丙丁日、庚辛日、戊己日，肝病庚辛日死。用五行来判断，相克的真脏脉出现了，一碰到那个地方立即察觉到没气了，就知道什么时候死。真脏脉就是没有真气，没有一点柔和的气象。真气的展现是非常柔和的，只要是粗糙的都不是真气，都是一些表面的东西；真气是有光的，这个要慢慢体会。如果你不修真，那么体会《黄帝内经》就有难度。"补泻勿失，与天地如一"，就是说，自己对自己诊断以后，如果没有达到天人合一的状态，就要自己调节到天人合一。太过，你就泻；不及，你就补。"补泻勿失，与天地如一。得一之情，以知死生。是故声合五音，色合五行，脉合阴阳。"

是知，阴盛，则梦涉大水，恐惧；阳盛，则梦大火燔灼；阴阳俱盛，则梦相杀毁伤。上盛则梦飞，下盛则梦堕，甚饱则梦予，甚饥则梦取。肝气盛则梦怒，肺气盛则梦哭。短虫多则梦聚众，长虫多则梦相击毁伤。

这里开始讲梦。你可以从各方面了解你自己的生命，也可以通过做梦知道自己的情况。阴太旺的时候，你做梦时会看到大水而恐惧。"阴阳俱盛，则梦相杀毁伤"，此乃持脉之大法也。"上盛则梦飞，下盛则梦堕，甚饱则梦予"，吃得太饱了，在梦里会看见自己得到东西；"甚饥则梦取"，肚子饿时做梦会看见自己拿东西；"短虫多则梦聚众，长虫多则梦相击毁伤"，吃的东西里，如果短虫多了，就会梦见聚众，长虫多了则梦见相互攻击毁伤。

是故持脉有道，虚静为保。春日浮，如鱼之游在波；夏日在肤，泛泛乎万物有余；秋日下肤，蛰虫将去；冬日在骨，蛰虫周密，君子居室。故曰：知内者按而纪之，知外者终而始之。此六者，持脉之大法。

"是故持脉有道，虚静为保。"摸脉一定要有道！这个道呢，就是"虚静为保"，就是要修真。练功要能恬淡虚无，真气从之，必须能够静下来。自己不修真，连自己的身体都体会不了，怎么去帮别人呢？你都看不清楚自己，怎么看得清别人呢？人贵有自知之明，所以你必须善于修真。每天早上起来，你要先反省自己——自己出了什么问题、得了什么病，是什么原因造成的——这些自己都要调整。这就是"吾日三省"。要不然，你怎么修都是空话。知行不合一，比不懂还可怕。光会说别人，自己搞不了，因此很多医生治不了自己的病。所以必须先把自己搞好，同时能够看清楚别人。"春日浮，如鱼之游在波"，这里又开始讲春夏秋冬。就是说，春天阳气开始升腾，鱼在水里游着，看到这个情景，你摸脉的时候要体会那种状态。"夏日在肤，泛泛乎万物有余"，万物都开花了，脉里的气透出表来了，轻轻一摸就能摸到。到处生机绽放，气都是有余的。秋日开始潜藏了，气在皮肤下面，"蛰虫将去"。"冬日在骨，蛰虫周密，君子居室"，冬天人躲在房间里面，就像北方人躲在屋里避寒，这里是指万物潜藏。"故曰：知内者按而纪之，知外者终而始之。"知外者，指的是要懂得天地的终始。"此六者，持脉之大法"，摸脉就是要遵循天人合一的原则，春夏秋冬、知内知外。

心脉搏坚而长，当病，舌卷不能言；其耎而散者，当消渴自已。

肺脉搏坚而长，当病唾血；其耎而散者，当病灌汗，至令不复散发也。

肝脉搏坚而长，色不青，当病坠若搏，因血在胁下，令人喘逆；其耎而散色泽者，当病溢饮。溢饮者，渴暴多饮，而易入肌皮肠胃之外也。

胃脉搏坚而长，其色赤，当病折髀；其耎而散者，当病食痹。

脾脉搏坚而长，其色黄，当病少气；其耎而散色不泽者，当病足胻肿，若水状也。

肾脉搏坚而长，其色黄而赤者，当病折腰；其耎而散者，当病少血，至令不复也。

这里又开始具体、细化地阐释。"心脉搏坚而长"，这是在说摸心脉。心脉在左寸，"搏坚而长"是太过了，已经很硬了。搏就是斗争的状态，脉很坚硬而且很大，摸下去感觉到不短，这说明他的心脉太过了。这时候，他的舌头卷曲而不能讲话。"其耎（同软）而散者，当消渴自已。"这里的脉大致软了一些，摸下去很软，然后很快就散掉了，这说明他的脉不紧，心脉不齐。如果齐的话到了夏天脉会自己恢复。所以，不怕脉软，就怕脉太软！因病情来得猛，如果脉绵绵不跳了，人就死掉了。我们在这里做个伏笔。刚刚我们说脉是柔和的，真气都是靠我们的神在里面推动的。古人对胃这块儿呢，是说我们吃东西后真气就会做功，消化食物，然后将营养输送到心脏，通过血液供给到全身。所以脉柔和与否即意味着有真气与否。脉柔和与否，在古人看来是有没有胃气的标志。脉如果柔和，说明开始有真气了。死的特征是硬，生命的特征是柔和，这是老子说的。老人身体变硬了，骨头也跟着变脆了，这就是真气耗尽的象征。所以"柔弱胜刚强"是很重要的思想——人很张狂的时候即是他的真气耗得很厉害的时候。因此，摸到"搏坚细而长"，是脉比较刚，病得很厉害；"耎而散"暂时也是一种虚，是一种不及，其严重程度不及"搏而坚"。"耎而散"的时候还有一种自我修复的方式，通过滋补身体、调养心态，还能够恢复。

"肺脉搏坚而长，当病唾血"，就是咳出来的痰里面有血。"其耎而散者，当病灌汗，至令不复散发也。"肺脉软而散的时候，人往往会出虚汗，全身莫名其妙地冒虚汗，但这个时候人往往也会自我修补，"至令不复"。

"肝脉搏坚而长，色不青，当病坠若搏"，就是类似于摔跤或者打架这种坠倒。以前人打猎，摔倒了血就会瘀在那里，"因血在胁下，令人喘逆"。肝气瘀堵就会"逆"，"逆"了之后就会反过来伤害肺。"其耎而散色泽者"，这是肝脉很弱，又反过来显得脸很光亮——那个光亮其实是水肿，水肿之后人脸部的皮肤看起来很光滑的样子，这种病叫作"溢饮"。因为肝气不足就化不了水饮，吃那么多东西下去，根本化不了里面的水饮，这种水饮就会呈现在他的脸色上。"而易入肌皮肠胃之外也"，有点浮肿，所以脸就显得很亮，比如年纪大有皱纹的人突然看不到皱纹了。但如果细看，这个人是有点浮肿，再摸他的脉，是"奕而散"的，说明他的肝有问题了。这里在教你怎么诊断。

"胃脉搏坚而长，其色赤，当病折髀。"这是在说，胃的脉本来很柔和，现在变得搏坚而长，而且这个人的脸色很红，别人以为他气色很好，事实上这个人的血压肯定偏高。血压偏高，胃脉逆走，堵得太厉害，这时候气会冲及胃经。胃经有个地方经过腹股沟，人就会感觉到痛，这叫"折髀"。"其奕而散者"，就是胃气不足，"当病食痹"，东西吃下去消化不了，堵了。

"脾脉搏坚而长，其色黄，当病少气；其软而散色不泽者，当病足胻肿。"脾主肌肉，脾脉是足太阴经，往往在经过的三阴交那一带瘀堵，脚就会肿。脾经的湿气如果过重，身体就润泽不了，会出现水状，这就是"土不治水"。

"肾脉搏坚而长，其色黄而赤者。"黄是土色，土克水；赤是红色，心肾不交。"当病折腰"，折腰就是腰痛；"其奕而散者，当病少血，至令不复也"，肾脉软而散，到了那个节气，人体就不会自我修复了。

　　帝曰：诊得心脉而急，此为何病，病形何如？
　　岐伯曰：病名心疝，少腹当有形也。
　　帝曰：何以言之？
　　岐伯曰：心为牡脏，小肠为之使，故曰少腹当有形也。
　　帝曰：诊得胃脉，病形何如？
　　岐伯曰：胃脉实则胀，虚则泄。

"帝曰：诊得心脉而急，此为何病，病形何如？"急就是很猛、很快，这样的脉往往是不柔和的，这时候的病叫作"心疝"。诊断病人的形态，其小腹有状态。小腹就是小肠，小肠和心是相表里的。

"心为牡脏，小肠为之使"，这就是阴阳，"故曰少腹当有形也"。"诊得胃脉，病形何如？"胃脉实则胀、虚则陷——太过就会胀，不及就会拉肚子。这是胃脉。

帝曰：病成而变，何谓？

岐伯曰：风成为寒热，瘅成为消中，厥成为巅疾，久风为飧泄，脉风成为疠。病之变化，不可胜数。

有时候，一个病因就可以衍生出很多种疾病。岐伯说，"风成为寒热，瘅成为消中，厥成为巅疾"。风往上走，就变成癫疾；如果在中间，则可以"消中"，因为风在中间可以变热，吃什么就可以消化什么，这样一来风就不见了，这叫"消中"。"久风为飧泄"，木克土，风在里面久了会拉肚子，吃什么拉什么。"脉风成为疠"，风传到血脉，藏在里面，会变成"疠"。疠最厉害的一种就是麻风病，是一种传染病，也就是现在说的病毒。所以说，所谓的病毒其实是一种风。在中医看来，风会导致我们的皮肤病，比如白癜风，等等，都是一种风。它藏在血脉里面，会变化。病之变化，一种风可以导致那么多种病，比如跑到胃里变成消，跑到头上变癫疾，跑到脉里就变成疠，不可胜数。

帝曰：诸痈肿筋挛骨痛，此皆安生？

岐伯曰：此寒气之肿，八风之变也。

帝曰：治之奈何？

岐伯曰：此四时之病，以其胜治之愈也。

一个风可以衍生出那么多种病来，一个寒也可以衍生出很多种病。"帝曰：治之奈何？""岐伯曰：此四时之病，以其胜治之愈也。"所以我们治病，不能等到已经是"逆天而行"了。有时候，病刚好会在天地旺盛之期发作，这时往往是治不了的。你要等到病机衰弱了再治疗。所以，有时候病人来找某个医生治疗，他的病正是最鼎盛的时候，这种情况治疗很久都治不好。然后病人去找另一个医生，正好是病机衰弱的时候，那个医生很轻松就治好了。所以，好的医生有时候看到病人的病机十分旺盛，就暂且先不治疗，等病机衰弱了再医治。因为在病机旺盛的时候，只能给病人缓解缓解。

帝曰：有故病，五脏发动，因伤脉色，各何以知其久暴至之病乎？

岐伯曰：悉乎哉问也！征其脉小，色不夺者，新病也；征其脉不夺，其色夺者，此久病也；征其脉与五色俱夺者，此久病也；征其脉与五色俱不夺者，新病也。肝与肾脉并至，其色苍赤，当病毁伤不见血，已见血，湿若中水也。

"帝曰：有故病，五脏发动，因伤脉色，各何以知其久暴至之病乎？"这里又开始深入地讲五脏的疾病。"岐伯曰：悉乎哉问也！"这个可以回答。"征其脉小，色不夺者，新病也"，脉不是很重，气色也不是很差，是新病。其实，是新病还是老病，关键在于看气色！气色没光泽，肯定是老病。"征其脉不夺，其色夺者，此久病也。"脉好，但是气色不行、没有光泽，肯定是老病。"征其脉与五色俱夺者，此久病也。"脉和气色都不行，病就更加严重了。"征其脉与五色俱不夺者，新病也。"脉和色都没有太大的问题，肯定是新病。用这种方法来判断是久病还是新病，关键在于看气色。"色已夺"往往是老病，因为真气耗掉了；如果是新病，人的真气还在。所以看真气很重要。

"肝与肾脉并至，其色苍赤。"肝脉玄，肾脉沉实，脉压下去出现又玄又沉的手感，气色看起来苍赤，"当病毁伤不见血，已见血，湿若中水也。"不管能不能看见，只要有血，都是有水。看色与摸脉一对应，基本上就可以下结论了。

尺内两旁，则季胁也；尺外以候肾，尺里以候腹。中附上，左外以候肝，内以候膈；右外以候胃，内以候脾。上附上，右外以候肺，内以候胸中；左外以候心，内以候膻中。前以候前，后以候后。上竟上者，胸喉中事也；下竟下者，少腹腰股膝胫足中事也。

接着开始讲脉的位置。寸、关、尺，左手依次为心、肝、肾，右手依次为肺、脾、命门，加上内外——大拇指那边叫外，小指这边叫内。摸脉的的时候，往小指这边偏一点。比方说，左寸的脉候心、候膻中，右寸内呢？候胸中。这里有两说，除了寸关尺，还有上下。脉摸到上面，对应喉咙头；摸到下面，对应脚腿。用现代的话说，就是全息。全息放大，放到这个关尺，一直到肤，这个叫"肤尺"。一摸尺脉，就很热，这就是温病。这是关于脉的情况。

粗大者，阴不足，阳有余，为热中也。来疾去徐，上实下虚，为厥巅疾。来徐去疾，上虚下实，为恶风也。故中恶风者，阳气受也。有脉俱沉细数者，少阴厥也；沉细数散者，寒热也；浮而散者为眴仆。诸浮不躁者，皆在阳，则为热；其有躁者在手，诸细而沉者，皆在阴，则为骨痛；其有静者在足。数动一代者，病在阳之脉也，泄及便脓血。诸过者切之，涩者阳气有余也，滑者阴气有余也；阳气有余为身热无汗，阴气有余为多汗身寒，阴阳有余则无汗而寒。

推而外之，内而不外，有心腹积也。推而内之，外而不内，身有热也。推而上之，上而不下，腰足清也。推而下之，下而不上，头项痛也。按之至骨，脉气少者，腰脊痛而身有痹也。

"粗大者，阴不足，阳有余，为热中也。"一摸脉，又粗又大。

阴不足，阳有余，就是里面热，所以发烧。"来疾去徐，上实下虚"，摸的时候脉跳上来很猛，说明上实下虚，意味着癫疾，就是头出问题。反过来，"来徐去疾，上虚下实，为恶风也。故中恶风者，阳气受也。"风和阳邪从头中来。避风的时候，风池穴很重要，因为风很容易从后枕来。所以现在我们穿衣服要有一个衣领。现在的人都喜欢露肤，所以容易受风，阳先受，直接从脚上来，阳邪从上面来。"有脉俱沉细数者，少阴厥也"，说明少阴已经厥逆了，上不来气，血已经虚了。"沉细数散者，寒热也；浮而散者为眴仆。"脉轻按下去能感觉到，但是重按下去却感觉不到，叫作"浮"；脉摸起来，上面有下面没有，这叫"沉"。哪里摸起来不正常，就说明邪气在哪里与人体正气斗争。所以，"浮"的斗争在表；沉下去有，浮上来没有，斗争就在里面。"浮"是三阳，"沉"就是三阴。"诸浮不躁者，皆在阳，则为热；其有躁者在手"，"在手"是手三阳。"诸细而沉者，皆在阴，则为骨痛"，阴也是有手三阴和足三阴，沉肯定在阴。"其有静者在足。数动一代者，病在阳之脉也。"脉跳动很多下，然后就动不了了，这是发生了堵，身体肯定出问题了，时间久了排便就会有脓血、有腐败之象。"诸过者切之，涩者阳气有余也"，就是气流动不顺畅，事实上是血不足。"滑者阴气有余也"，滑就是流得很快，这时候人往往湿气很重。"阳气有余为身热无汗"，血不足、火旺，肯定热。"阴气有余为多汗身寒"，冒冷汗，湿气重。湿气重的人手脚经常出汗。"阴阳有余则无汗而寒"，湿包住了那个火，变成外寒内热，所以汗出不来，"无汗而寒"。"推而外之，内而不外，有心腹积也。"按脉的时候，从浮到沉，从沉到浮，从内到外，从里面慢慢沉下去再往外，这时候你会发现浮脉没有而沉脉有。"推而内之，外而不内"，这是浮脉，身有热也。"推而上之，上而不下"，寸上尺是下，先按哪里就要先注意哪个地方。从下往上推，叫作"推而上之"，从尺脉摸到寸脉，"腰足清也"，说明病在腰。"推而下之，上而不下，头项痛也"，寸关尺轻摸重按，"按之至骨"，硬按时脉会沉下去。"脉气少者"，下面气很弱，"腰脊痛而身有痹也"。

　　上述内容是在讲摸脉。这是理论，自己要不断地摸、不断地体会。患重病的人来了，一摸他的脉就能知晓。不要拿健康的人来做实验，这样对自己帮助不大。看病态的人的气色，摸他的脉，以此做实验是可以的。这一章比较长，总结起来就是看真气、看阴阳。

平人气象论篇第十八

黄帝问曰：平人何如？

岐伯对曰：人一呼，脉再动；一吸，脉亦再动；呼吸定息，脉五动。闰以太息，命曰平人。平人者，不病也。

前面一章讲了关于诊脉的内容，现在我们讲"平人气象"。"平人"就是正常的人、健康的人。那么平人是什么样子的呢？如果我们不知道他是什么样子的，我们就不能辨别他是生病了还是没生病。岐伯曰："人一呼，脉再动；一吸，脉亦再动。"再动，就是跳两次，动了又动。所以一呼，脉跳两下；一吸，脉也跳两下；再加上一个定息，它中间有一个停顿，一呼一吸之间有一个息，那么加起来就是"五动"了——一呼一吸，再加上中间一个停顿，就是五下。他说的"闰以太息，命曰平人"，就是一呼一吸大概五下。我们说，一呼心肺，一吸肝肾，定息那一下大概在脾脏。事实上，在一呼一吸之间，五脏走了一圈，所以一呼一吸就是一个阴阳，也是一个天地，也是一个春夏秋冬。春夏阳、秋冬阴，然后四季交接的地方为脾土，就是和那一个停顿的道理一样，这叫"闰以太息"，就是相互之间的过渡。所以懂得了这个道理以后，摸脉的时候就要注意，自己静心听一下。摸脉的时候要注意自己的呼吸，看看是不是这样。按现在西医的算法，大概算下来，一分钟慢的 60 下，快的 90 下。以前没有分钟秒钟来衡量，是用呼吸来代替，比较简单。小孩儿的脉一般跳得快一点。所以呢，"平人者，不病也"。刚才我们解释了什么是

"平人"，就是没有生病的人。"常以不病调病人"，你知道什么是
"不病"，才能比较什么人是生病的。有的解释是说，医生首先要不
病，才能去调病人，这没有道理。有的医生也有病，但同样也能治
疗病人。医生不用必须没病。所以这里不是指医生不病，而是指用
这种方法来检测病人是否生病，或者检测一下医生自己是否生病。
自己摸一下脉，一呼一吸之间是否为五下。

> 常以不病调病人，医不病，故为病人平息以调之为法。
> 人一呼脉一动，一吸脉一动，曰少气。

"常以不病调病人，医不病，故为病人平息以调之为法。人一呼
脉一动，一吸脉一动，曰少气"，就是太慢了，相当于一呼一吸之间
脉才跳了两到三下，那就是少了。少了意味着什么呢？意味着你气
少。跳得太慢了，我们叫作"迟脉"，"迟缓"的"迟"。人一呼三
动，一吸三动，一呼一吸就是七动甚至八动，这个时候叫"躁"，这
叫"脉躁"，躁动，或者叫"数"，这是不正常的脉。刚才那个是少
气，现在这个是什么病呢？下面开始详细解释。

> 人一呼脉三动，一吸脉三动而躁，尺热曰病温，尺不热脉
> 滑曰病风，脉涩曰痹。
> 人一呼脉四动以上曰死，脉绝不至曰死，乍疏乍数曰死。

"尺热曰病温"，什么是"尺热"呢？大家要注意了，这里说的
"尺热"是指皮肤，尺的皮肤很热，脉又很数，就是刚才说的达到了
一呼一吸之间脉跳了七八下，那是温病，这里称之为"病温"。如果
"尺不热"呢？摸下去不热，但是呢，它跳得很快，一呼一吸跳了七
八下，跳得很躁动。这个时候呢，尺不热，脉很滑，那就说明有风。
那么，如果是涩呢？就叫"痹"。什么是滑，什么是涩呢？这是一种
感觉，就像我们拿一个刀片去刮木板，这种感觉就叫涩；摸过去的

时候感觉像涂了油一样，滑滑的，就叫滑。涩和滑，一个摸过去很不流畅，一个很流畅，两种感觉。涩就叫"痹"，痹是什么意思呢？我们一般说，里面有寒有湿，堵住了，就是他气血流动不畅，因为寒湿的瘀堵封闭。这种"痹"的人往往出现萎缩的症状，某些地方慢慢封闭住了，因为"血液不养"啊！那么"滑"呢？就是有风，流动得很快。这是刚才说的跳得很"数"的情况下出现的状况。如果人一呼脉四动以上，就是一呼一吸之间脉跳了八九下或更多，就是"死脉"。《黄帝内经》直接告诉你，"人一呼脉四动以上曰死"。那么反过来呢？"绝不至"，脉摸不到了，也是死！所以太过与不及都有问题——跳得太快了，身体肯定出问题；如果连跳都不跳了，那肯定是"死"。后面还有一句，"乍疏乍数"，也是死。脉一下子快、一下子慢，没有节律了，而且呢，快是很快、慢又很慢，也是属于没有节律的状态，也是死脉，那也是很严重的。大家要有个印象，自己要懂得什么是"平人"、什么是病人，病人是什么样子的。

平人之常气禀于胃。胃者，平人之常气也。人无胃气曰逆，逆者死。

接下来开始讲春夏秋冬天人合一的道理，因为我们的身体离不开天地的影响。"平人之常气禀于胃。胃者，平人之常气也。人无胃气曰逆，逆者死。"什么是胃？什么是"禀于胃"？前面我们已经讲过，胃是一个很柔和的有节律的所在。按照我们刚才说的，一呼一吸之间脉跳五下，是很柔和的、有节律的、有力度的跳动，这叫有胃气。如果不柔和了，胃气就少了。事实上，我们摸脉摸的是什么呢？是真气。这里说的胃气，实际上就是真气。摸脉摸的是真气含量的多少。因为胃的功能是通过我们身体里的神在起作用，调动真气去消化水谷，然后运转输送到全身。按照我们现在的说法，是输送到心脏，然后泵出来。事实上呢，根据现代解剖学将人体解剖开来一看，这个脉其实是心脏的搏动。我们中医认为，这个作用关键来自胃，来自胃经里的一个大络的跳动。为什么呢？因为当人的心脏跳动不正常的时候，我们用调胃的方式可以把它调好。这说明中医的理论是正确的，中药的方子用上去灵啊。我们中医认为，是宗气在推动。这就厉害了，对不对？这个宗气在哪里？上次我们讲了，在中丹田。中丹田的气很厉害，它首先是上焦的心肺和下焦的脾胃，肺肝脾肾的经络经过这个地方；又有下丹田的真气往上送；再加上心肺的搏动泵出来，走宗气；还有肺的呼吸也是靠宗气的推动。在《黄帝内经》里，直接把它叫作胃气。胃气为什么那么重要？在张仲景的《伤寒论》里，少阴和阳明如果没了胃气，那个人必死；少阴和阳明如果有胃气，但没有肾气，他还能活。这是很严重的一件事，这说明胃气太重要了。有胃气的话，还可能化出真气来，补充到肾里，所以人就有可能活。如果没有胃气了，五脏里就不能再生出经脉之气，人必死无疑。所以判断一个人生死与否，是以胃气为主的。这就是我们中医的高明之处。刚才我们讲了胃气的特征，这也是为什么我们道家崇尚胃气的柔和，"柔弱胜刚强"。硬的东西都是死的，死以硬为特征。所以婴儿柔和，老人硬，对不对？往往柔和是生命旺盛的体征，所以说，"专气致柔，能如婴儿乎"，这是老子的思想。所以道家的东西，抓住要害，就是柔和，这是真气的特点。我们练功的时候很有体会！当你的气场很柔和的时候，你会很舒服。如果到了一个地方，那个气场硬邦邦的，热也好、冷也好，那个气场就搞你，人就生病了。所以我们到了一个地方，如果感到不舒服，那个地方充满了戾气、杀气，让人感到不爽，人就很容易生病，所以你要善于体会这种气场。胃气在流动的时候，它的节律就是这个样子，受春夏秋冬天地气机流动的影响。根据天人合一的原理，春夏秋冬这股气机会直接影响人的身体，人的脉动就会发生变化，所以春夏秋冬四季的脉象都是不一样的，这是因为天地的阴阳在影响我们的生命，脉会发生波动，它的振动频率就会产生变化。变化是有规律的，我们把它叫作"天命"，就是天在命令你，影响你的气血，使之产生变化。你顶得住吗？有点难！所以我们要"躲起来"。夏天太热，要开空调，事实上那个时候脉还是搏动得很快的，你躲起来也没用。它有个场力，还是在那里。所以我们看《黄帝内经》的说法，先说没有胃气就是"逆"，就是死脉。那个脉，你一摸下去不柔和了，硬邦邦的，就是死脉，人必死无疑。

春胃微弦曰平，弦多胃少曰肝病，但弦无胃曰死。胃而有毛曰秋病，毛甚曰今病。脏真散于肝，肝藏筋膜之气也。

春天的脉是什么情况呢？"胃微弦"，就是说那个胃气本来是柔和的、有节律的，春天一来就带点弦，就是微弦。"春胃微弦曰平"，这是正常情况。春天拨动胃气的转动，导致脉微微有点弦。什么是"弦"呢？本来我们的真气流动得很好，从冬天过渡到春天。冬天的脉本来是沉的、阴的；春天，一股阳气升上来，这种时候就形成一种"弦"的状态——阴阳有点交争，万物破土而出有点斗争的气象。阳是什么呢？是指万物慢慢开始有点旺盛。阴是什么呢？是指之前封闭的状态慢慢被破掉，大地的冰要融化，万物开始复苏，我们身体里的气机开始升腾。这个时候的脉象有点弦，是正常的。你不要摸到弦脉就以为是生病了。这是以胃为主体的，以柔和的景象为根本。那么如果弦过多了，柔和的少了，就叫"弦多胃少曰肝病"，这时候肝肯定有点问题了。所以你看，天地和我们的身体是相应的。春天的弦，它就应在肝脏——春之气以肝脏为主体。这是我们生命的架构，很有特色，这在西方文化里很难被发现。我们天人合一的思想、整体的思想就是不一样。如果完全"弦"了，没有胃气了，那就是死症。"弦"得连一点柔和的节律都没有了，就像一张弓的弦很难拉开，硬邦邦的状态，一点都不柔和，这种弦脉就叫作"无胃"，没有胃气了。"弦无胃曰死"，你可以判断病人的肝脏已经没有真气了，这种人肯定因肝病而死。有真气的话脉肯定柔和，否则，脉要不全部空虚，要不全部硬化，没东西了。真气不柔和的脉就属于死脉。

这个时候呢，如果有胃气，但是有点"毛"。"毛脉"是什么感觉呢？有点轻飘飘的、收不住的感觉。这个"毛"，就是我们原来说的"衡"，权衡的"衡"，秋天的气息出现时的一种象。因为天地的气息开始往下降了，由原来升腾的状态变成下降的状态。这个时候也是有一点交争。这种交争呢，有一点空的感觉。刚刚开始时，一阴生，有点阴气，脉象上能摸到一点东西，大部分天地的气息还没有降下来，所以它就有一种毛的感觉，是气息导致的，说明已经有病了。春天摸到毛脉，说明金气已经藏在里面了，有金克木之象，所以到了秋天肯定会生病，所以《黄帝内经》说"胃而有毛曰秋病"。秋天的时候毛就更重了，他肯定生病。如果"毛"得很明显，"毛甚"的话现在就生病，因为已经金克木了，而且是很严重的克，"毛甚曰今病"。"脏真散于肝"，肝藏金木之气，就是刚才说的真气。春天的时候，真气是散在肝脏里面的，它整体的神、它的真气都藏在肝里。这时候，整个金木之气都在肝中作为主体。下面从春天讲到夏天，夏天的道理也是一样的。

夏胃微钩曰平，钩多胃少曰心病，但钩无胃曰死，胃而有石曰冬病，石甚曰今病。脏真通于心，心藏血脉之气也。

"夏胃微钩曰平"，夏天胃气微微有点"钩"。"曰平"，是正常的，夏天是钩脉，但总是钩也不行啊，胃气一点都没有了是不行的。"钩多胃少曰心病"，"钩"太多了，胃气少了，就是心有病。"但钩无胃曰死"，只有"钩"，胃气没有了，柔和之气没有了，就是死脉，又叫"真脏脉"，整个心脏的特征展现出来，已经没有柔和之气了。"胃而有石曰冬病"，这和刚才那个道理一样，有心脏的问题。"石曰冬病"，摸下去像石头一样硬邦邦的，如果夏天摸到这种脉，到了冬天就会生病。反过来，如果石已经很明显了——"甚"，脉摸下去又硬又沉，那么现在就会生病。夏天的脉应该是洪大的，如果变成像"沉石"一样，肯定现在就会生病。"脏真通于心"，夏天的时候以心为主体，真气集中在心这个地方。心脏呢，蕴藏的是血脉之气。我们要注意这些词，刚才是散于肝，现在是通于心。

> 长夏胃微耎弱曰平，弱多胃少曰脾病，但代无胃曰死，耎弱有石曰冬病，弱甚曰今病。脏真濡于脾，脾藏肌肉之气也。

"长夏胃微耎弱曰平"，首先呢，有胃气，但是带有软弱的气息，就是土的气息。"弱多胃少曰脾病"，太弱了就是脾有病。"但代无胃曰死"，"代"是脉跳跳停停。如果"代"得很厉害，脉就不柔和了，胃气没有了，就是死脉。"耎弱有石曰冬病"，就是又软弱又有冬天的气息在里面，这时候是"水侮土"，土很弱了，水反过来克土。到了冬天，那种石脉就更强了，人直接就生病了。"弱甚曰今病"，这里应该是"石甚"而不是"弱甚"，从上文到下文，次序应该是一样的，所以这里应该是"石甚"。水太旺了，直接展现出来的就是"水侮土"，人当下就病了，等不到冬天。经文里排错一两个字是很正常的，属于错版。"脏真濡于脾"，濡是滋润的意思；刚才那个是"通"，前面那个是"散"，现在是"濡"，所以说脾是孤脏，可以润于四肢，可以交通四季。所以我们的脾如果不行了，四肢就会无力。"脾藏肌肉之气也"，它可以滋润全身的肌肉。

> 秋胃微毛曰平，毛多胃少曰肺病，但毛无胃曰死，毛而有弦曰春病，弦甚曰今病。脏真高于肺，以行荣卫阴阳也。

接下来讲秋季。"秋胃微毛曰平"，微微有点毛叫"平"。"毛多胃少曰肺病"，就是有肺病。"但毛无胃曰死"，没有一点柔和的节律感，没有胃气，全是"毛"，轻飘飘的没有一点根，就是死。"毛而有弦曰春病。"刚才我们讲春天的时候有"毛"，现在讲秋天的时候有"弦"，这些都是相对的，叫作纵与横。打个比方，木干扰金叫"横"，横过来的"横"；金干扰木叫"纵"，就是"我克"，克的时候、被侮的时候叫"纵"，这叫"一纵一横"。"弦甚曰今病"，弦太过现在就生病了，这是因为肺被肝所侮。"脏真高于肺"，肺在高处，有宣发、滋润的现象，"以行荣卫阴阳也"，它起到推动气血的作用。所以呼吸很重要，有推动气血运行的功用。我们在练功的时候，有时候想让气血运行得快一点，就调呼吸，有时候闭气，有时候深呼吸，有时候来一个短促的振动，比如念咒。这些都是用来调息的，调息可以调整气血的运动速度。这是因为肺在高处，可以宣发，控制着气的宣降。这就是为什么我们一旦跑得快了就开始喘，因为呼吸要加快，血液循环也要加快。这就是行荣卫阴阳。

冬胃微石曰平，石多胃少曰肾病，但石无胃曰死，石而有钩曰夏病，钩甚曰今病。脏真下于肾，肾藏骨髓之气也。

讲完秋天，再讲冬天。"冬胃微石曰平"，就是有点沉硬；"石"，像石头、像秤砣一样，过去叫权，现在叫石。"石多胃少曰肾病，但石无胃曰死"，只要没有了这种柔和节律的气息，就是石脉，没真气了。"石而有钩曰夏病"，"钩"是什么？火侮水！本来应该是水克火，是"纵"，现在这种叫"横"。"有钩曰夏病，钩甚曰今病。脏真下于肾"，刚才说的肺在高处，现在是在下面。这个下呢，可以往上走；那个高呢，可以往下走。所以脏真能下于肾，肾是藏骨髓之气的，"肾藏骨髓之气也"，在骨头里面。

胃之大络，名曰虚里，贯膈络肺，出于左乳下，其动应衣，脉宗气也。

我们现在讲到胃。这里指的是什么？指的是我们心间跳动的地方，也就是西医解剖学说的心脏，位置在左乳下。中医给它取了个名字，叫"虚里"。"其动应衣，脉宗气也"，它动时，衣服随着动，它的脉来自宗气。我们中医里有宗气、有真气、有营气、有卫气，现在西医解剖学所说的心脏跳动其实来自宗气，这是我们古人的认识。

盛喘数绝者，则病在中，结而横有积矣。绝不至曰死，乳之下其动应衣，宗气泄也。

这就很厉害了，这里说"盛喘数绝者，则病在中"。喘是什么意思啊？喘数，就是呼吸很急促；绝，就是停了。比如有时候我们会心悸，心脏快速跳一阵儿，然后忽然停了，像被猫抓了一下，也属于这种症状。"病在中"是什么呢？是里面的宗气出了问题，"结而横有积矣"。"结"是有东西堵住了，横在那里，有积。这方面的病，西医遇到的蛮多的，像血管阻塞之类的，太多了！为了打通血管，还放支架。这肯定是有积啊！通过支架把积撑开，让血流通过。这个积，我们中医可以用中药化掉，与西医的思路不一样。"绝不至曰死"，就是心脏不跳了。心脏不跳，人肯定死了，没有胃气了。所以中医认为，那是"胃之大络"，没有说是心啊！中医的心不是指心脏，这里再次体现了这一点，我们不能搞错。"肉团心"在中医里是"胃之大络"，叫作"虚里"。刚才说心不跳了就是死了，而"乳之下其动应衣，宗气泄也"，如果一个人穿着衣服时能被直接看到心跳，就是"宗气泄漏"。严重的话，这个人躺在床上，床都会震动。我们来看看中医是怎么调节心跳的，这很有意思。张仲景非常厉害，用了炙甘草汤调脉结代。君药是炙甘草，同时一定还要有姜枣草调脾胃，从脾胃入手调结代脉。调宗气可以解决三个问题，宗气不足会导致气血双虚。肺主呼吸，土生金克补肺。心跳不正常，本身就与宗气的大络有关，可以直接调整。在炙甘草汤里，用量最大的是生地。生地有一个作用，是通骨髓，也就是走肾。它是把肾的精气通过桂枝和酒直接带到心肺。炙甘草汤还用了很多补阴的药，如大枣、麦门冬之类。我以前跟你们说过，中丹田的气是由下丹田的精化成气后输送而来。以炙甘草汤为例，如果没有生地，下丹田的气就无法输送上去，这样的话，气就断了。

欲知寸口太过与不及，寸口之脉中手短者，曰头痛；寸口脉中手长者，曰足胫痛；寸口脉中手促上击者，曰肩背痛；寸口脉沉而坚者，曰病在中；寸口脉浮而盛者，曰病在外；寸口脉沉而弱，曰寒热及疝瘕、少腹痛；寸口脉沉而横，曰胁下有积，腹中有横积痛；寸口脉沉而喘，曰寒热。

下面具体讲脉法。摸脉需要一个宏观的思维。我们之前说过，摸脉从寸到尺、从尺到寸，从上到下，从浮到沉、从沉到浮，要有一个全息的观点，要有一个升降出入的动态观念。人体左手主血，右手主气。左手从下往上升，尺、关、寸，从肾阴升到肝，从肝升到心。刚才我们说的地黄就是补肾阴的，通过桂枝，从肝升到心；用人参辅助运转，从肺下到胃，人参有补胃阴的作用。右手是气，从肺往下降到肾，再降到肾阳，是金生水，补进肾里含藏起来。这是气从春天到夏天，再到秋天，最后到冬天潜藏起来，走了一圈。我们要用这种动态的思维去观察，然后对应春夏秋冬。浮的时候在表，沉的时候在里。我们摸脉的时候，要看气是升不上去，还是降不下来，是堵在哪个地方。比如我上次摸到一个老人肺脉很大，下面的脉没有了。我就问他："你是不是大便排不出来？"他说，是的。这个脉象就是肺、胃不能降；肺、胃不降，大便自然排不出来。我们用厚朴的方子，枳实降气，宽胸，通大便。如果大便硬了，我们可以加大黄。我们先要明白，脉相是全息的，天人合一的，与春夏秋冬相应的，是讲究升降出入的。我们明白这些道理以后，再来讲具体的脉象。寸口脉对应上焦心肺。"欲知寸口太过与不及，寸口之脉中手短者，曰头痛"，说的是寸口脉短，说明气不降，产生头痛。"寸口脉中手长者"，寸口脉长，说明气能降下去，但如果它是不正常的，是不柔软的，没有胃气的，就说明气降下去以后升不上来，"曰足胫痛"，就产生足胫痛。"寸口脉中手促上击者，曰肩背痛"，寸口脉升不上去，就会引起肩背痛。"寸口脉沉而坚者，曰病在中"，沉是不正常的；沉而且坚硬，病就在里面。"寸口脉浮而盛者，曰病在外"，病在外和病在表是一样的。我们有八纲辨证——表里、虚实、寒热、阴阳，首要先懂得方位和运动的方式，再用八纲辨证，知道病在哪里，然后我们再看它的脉象和脉搏动的方式，基本上就能知道哪里出问题了。我们一摸上去，肺脉堵了，气降不下来，这样的话肯定会出问题。我们要有动态的思维。有些人很厉害，还能摸出身体里石头有多大。其实如果用心摸，摸久了就会知道，一点也不神奇。我们也不需要搞清楚石头有多大，现在拍个片子就知道了；但是至少要知道病人的升降出入哪里出问题了，才可以用药，"知犯何逆，随证治之"。"寸口脉沉而弱，曰寒热及疝瘕、少腹痛。"心和小肠相表里，肺和大肠相表里，当心肺有问题的时候，会影响大肠和小肠，所以腹部也会有问题，有积堵在那里。"寸口脉沉而横，曰胁下有积"，这和我们前面说的心脏一样，腹中有横积痛。寸口脉沉而横，胁下聚集邪气。寸口脉沉而喘，喘——脉跳得很快，"曰寒热"。沉就是寒，喘就是热。

脉盛滑坚者，曰病在外；脉小实而坚者，曰病在内。

滑是有风，坚是一种病态。脉如果滑而坚，说明病往外走，"病在外"；"小实而坚"，是气往下降，病往里走，又实又堵。

脉小弱以涩，谓之久病；脉滑浮而疾者，谓之新病。

"脉小弱以涩，谓之久病"，气血双虚，肯定病得久了；"脉滑浮而疾者，谓之新病"，这是邪气来得很快的表现。

脉急者，曰疝瘕、少腹痛。脉滑曰风，脉涩曰痹，缓而滑曰热中，盛而紧曰胀。

"脉急者，曰疝瘕、少腹痛"，这里的"急"有点类似于"紧"的意思，就是有寒气，这时小腹会有反应，因为寸口脉与心、小肠以及肺、大肠有关。"脉滑曰风"，这里讲的就不是寸口脉了，而是泛指脉，主要指的是关脉。刚才我们说了寸口脉，关脉相当于一个过渡；能不能升上去主要看左关脉，能否降下来则看右关脉。"脉涩曰痹，缓而滑曰热中，盛而紧曰胀。"涩刚才讲过了，是由于脉被寒湿堵住了，就是"痹"。缓和紧是相反的，加上有滑，往往是有风热在里面。坚也是一种寒象，寒湿往往会形成寒胀。

脉从阴阳，病易已；脉逆阴阳，病难已。脉得四时之顺，曰病无他；脉反四时及不间脏，曰难已。

"脉从阴阳，病易已"，与天地阴阳同步，病容易好。什么叫"间脏"？比如气从肝出来以后，运转到的第一个脏是心，"木生火"；然后下来到土，"火生土"，从木到土就是"间脏"，形成相克的关系。相比于"不间脏"，"间脏"时病容易好；"不间脏"则形成了脏腑之间被克的关系。这是按照阴阳五行的思路来讲的。

臂多青脉，曰脱血；尺脉缓涩，谓之解㑊；安卧尺热脉盛，谓之脱血；尺涩脉滑，谓之多汗；尺寒脉细，谓之后泄；脉尺粗常热者，谓之热中。

讲完寸脉后，现在开始讲尺脉。"臂多青脉，曰脱血"，"臂"，刚才我们说过了，就是尺肤。如果这个地方有很多青筋突出来，称作"青脉"，这代表脱血。"尺脉缓涩，谓之解㑊；安卧尺热脉盛，谓之脱血"，是指尺肤这个地方的皮肤和肌肉松弛，人想睡觉，脉又大，这也代表脱血。"尺涩脉滑，谓之多汗"，皮肤很涩、很粗糙，脉是滑的，这个人肯定汗多。"尺寒脉细，谓之后泄"，脉摸下去是寒的，但是很细；迟脉应肾，肾阳虚会导致拉肚子。"脉尺粗常热者，谓之热中"，尺脉这个地方皮肤很粗、很热，谓之"热中"。

> 肝见庚辛死，心见壬癸死，脾见甲乙死，肺见丙丁死，肾见戊己死，是谓真脏见，皆死。

这是什么意思呢？假如你摸到真脏脉，比如一点胃气都没有，全是弦，这是肝的真脏脉，这样的病人什么时候死呢？庚辛日必死！中医就是这么厉害。因为庚辛日金太旺，金克木，本来病人的木之真气就很弱，再逢天地的力量去克它，那么肯定就死了。这很简单，就是五行相克的原理。只要见了真脏脉，自己本身就没气，又碰到与它相克的日子，那么肯定就死了。这就叫"气数已尽"！老天什么时候收他啊？一查就知道了，就在相克的时候。这就是"是谓真脏见，皆死"。天地的力量是很大的，这也是我们的命。如果谁能超越这个命，就是"至人"！"至人"是什么人啊？"至人无己，神人无功，圣人无名"，这是庄子说的。

> 颈脉动喘疾咳，曰水；目裹微肿如卧蚕起之状，曰水。

我们再往下看。"颈脉动喘疾咳，曰水；目裹微肿如卧蚕起之状，曰水。"颈脉动是正常的，但如果是"动喘"，动得很急促，还咳，说明有水气。"目裹"就是眼睛周围的肉，眼袋像卧蚕眼一样，微微肿了。有时候我们起床后发现眼睛肿肿的，就是有水气，湿气重。

溺黄赤安卧者，黄疸。已食如饥者，胃疸。

"溺黄赤安卧者，黄疸。"尿很黄，这个人一般有黄疸。"已食如饥者，胃疸。"刚吃完饭，很快又饿了，就是有胃疸，胃里太热了。

面肿曰风，足胫肿曰水，目黄者曰黄疸。

"面肿曰风。"脸肿一般是有风，但不一定有湿，因为风邪是往上走的，湿邪是往下走的，所以"足胫肿曰水"。阴邪从下起，阳邪从上生，所以热从头上来，寒从脚上起。"目黄者曰黄疸"，眼睛全部黄了，是有黄疸。

妇人手少阴脉动甚者，妊子也。

手少阴脉在哪里呢？不是寸口脉啊，是在神门穴那里。那个地方一般有脉跳，但是不明显，妇女怀孕的时候动得很厉害，"动甚"。如果你想看她是不是快生了，就摸她的中指两侧，如果动得很厉害，就是要生了。

脉有逆从四时，未有脏形。春夏而脉沉涩，秋冬而脉浮大，命曰逆四时也。

这是指脉象与四时相逆。春夏的脉应该是肥大的，它却是瘦的；秋冬的脉应该是毛石的，它却是浮大的，就叫作"逆四时"。

风热而脉静，泄而脱血脉实，病在中脉虚，病在外脉涩坚者，皆难治，命曰反四时也。

风热的脉应该是动的，泄而脱血的脉应该是虚的，但是它反过来了，表里不一，这个病就难治了，这是"反四时"。

人以水谷为本，故人绝水谷则死，脉无胃气亦死。所谓无胃气者，但得真脏脉，不得胃气也。所谓脉不得胃气者，肝不弦，肾不石也。

"脉无胃气亦死"，脉里没有柔和的气，人也会死。"所谓无胃气者，但得真脏脉，不得胃气也。"没有胃气，只有真脏脉。"所谓脉不得胃气者，肝不弦，肾不石也。"什么是肝不弦、肾不石呢？就是没有胃气。那么什么是"弦"呢？我们之前说过，"胃多弦少谓之弦"，这里的"不弦"，就是没有胃气。

太阳脉至，洪大以长；少阳脉至，乍数乍疏，乍短乍长；阳明脉至，浮大而短。

讲完胃气以后，现在开始讲太阳、少阳、阳明、三阳脉和三阴脉。我现在给你们铺垫地讲一下六气的脉，前面讲的都是五脏。"乍数乍疏"是死，这里的文字是不对的，是《黄帝内经》成书时多出来的，可以不要，就是"乍短乍长"。这是要求与天地节律同步来摸脉。

夫平心脉来，累累如连珠，如循琅玕，曰心平。夏以胃气为本。病心脉来，喘喘连属，其中微曲，曰心病。死心脉来，前曲后居，如操带钩，曰心死。

接下来重复讲五脏的脉，换用一种诗一般的语言来描述。前面讲沉啊、石啊、毛啊，大家弄不清楚，这里换了一种美丽的语言来讲述。"夫平心脉来，累累如连珠，如循琅玕，曰心平。""平心脉"是什么呢？"胃微钩曰平，为心。"为了解释这个"平心脉"，此处的经文用"累累如连珠"来表达。琅玕是玉石，很滑、很圆润，这是在表达，脉有胃气的同时，还有一股很连续均匀的气，这就叫"心平"。"夏以胃气为本。病心脉来，喘喘连属，其中微曲，曰心病。"脉不再是滑的、圆润的状态，而是微曲，就是有棱角，这就有点病了。接下来，"死心脉来，前曲后居，如操带钩，曰心死。""居"是什么？就是直了。这里描述了脉从圆润到有棱角，从曲到直，也就是"居"的心脉过渡的历程。

平肺脉来，厌厌聂聂，如落榆荚，曰肺平。秋以胃气为本。病肺脉来，不上不下，如循鸡羽，曰肺病。死肺脉来，如物之浮，如风吹毛，曰肺死。

我们再看肺脉，"厌厌聂聂"，如被风吹，在摇摆。"落"不是指榆树荚被风吹后飘下来了，变成没有根的，成为死脉；而是指像榆荚挂在树上，秋天之象是有根的，只是慢慢往下沉。"秋以胃气为本"，还是以柔和的胃气为本。"病肺脉来，不上不下，如循鸡羽，曰肺病"，就像鸡毛被风吹，却飘不动的样子，不上不下的。"死肺脉来，如物之浮，如风吹毛，曰肺死。"死肺脉来的时候，如毛被风吹后飘起来了，完全没有根。

平肝脉来，耎弱招招，如揭长竿末梢，曰肝平。春以胃气为本。病肝脉来，盈实而滑，如循长竿，曰肝病。死肝脉来，急益劲，如新张弓弦，曰肝死。

钓鱼的那个鱼竿，末梢部位是柔软的。鱼上钩时，用力拉扯会弯，但是不会断。这里用来形容脉里的胃气是柔和的，不是那种硬邦邦的。"春以胃气为本。病肝脉来，盈实而滑，如循长竿，曰肝病。"如循长竿，像长杆一样，有点硬了，不是那种柔软的末梢了。"死肝脉来，急益劲，如新张弓弦，曰肝死。"我觉得这里应该把"弦"字放在"急"字前面，变成"弦急益劲，如新张弓"。弦很急，益劲，越来越硬，像新的弓箭，要拉却拉不动的样子，这种情况意味着肝死了。这是很形象的表达，实际内容和前面讲的一样，只是重复说了一遍。

平脾脉来，和柔相离，如鸡践地，曰脾平。长夏以胃气为本。病脾脉来，实而盈数，如鸡举足，曰脾病。死脾脉来，锐坚，如乌之喙，如鸟之距，如屋之漏，如水之流，曰脾死。

"如鸡践地"，鸡走路的时候是什么样子呢？是左右均匀地跑，就是又柔和、又相离，左右相离，有一种柔和的韵味；这里千万不要理解成鸡走路后留下的爪印，这叫"脾平"。"长夏以胃气为本。病脾脉来，实而盈数，如鸡举足，曰脾病。"鸡快速地把爪子举起来。"死脾脉来，锐坚，如乌之喙，如鸟之距，如屋之漏，如水之流，曰脾死。"像鸟啄树的时候，咚咚响，摸脉的时候有一种被叮啄的尖锐感。鸟之距有两种可能，一种是硬的，一种是软的；"如屋之漏"，是脉散了，"如水之流"。太过与不及都是死脉。

平肾脉来，喘喘累累，如钩，按之而坚，曰肾平。冬以胃气为本。病肾脉来，如引葛，按之益坚，曰肾病。死肾脉来，发如夺索，辟辟如弹石，曰肾死。

这里的"如钩"二字是不对的！"如钩"是病脉，在杨太素那里是"如旬"。"喘喘累累"是有力且有胃气的意思，冬以胃气为本。"病肾脉来，如引葛"，像藤条之类，"按之益坚，曰肾病。死肾脉来，发如夺索，辟辟如弹石"，像石头，"曰肾死"，已经没有真气了。

这一章教大家如何摸脉，依据的还是天人合一的思想。大家慢慢体会。

玉机真脏论篇第十九

　　黄帝问曰：春脉如弦，何如而弦？

　　岐伯对曰：春脉者，肝也，东方木也，万物之所以始生也，故其气来，耎弱轻虚而滑，端直以长，故曰弦，反此者病。

　　帝曰：何如而反？

　　岐伯曰：其气来实而强，此谓太过，病在外；其气来不实而微，此谓不及，病在中。

　　帝曰：春脉太过与不及，其病皆何如？

　　岐伯曰：太过则令人善怒，忽忽眩冒而巅疾；其不及，则令人胸痛引背，下则两胁胠满。

　　帝曰：善。

　　这一篇和前面几篇都在讲五脏，都在讲春弦、夏钩、秋毛、冬石。这一篇叫《玉机真脏论》，和前面说的"玉版"的意思是一样的。每天早上起床后要读一下本篇，非常重要！事实上这一篇的核心是五行五脏、春夏秋冬、金木水火土的太过与不及。前面一篇讲了平人脉法，现在讲太过与不及。"黄帝问曰：春脉如弦，何如而弦？"黄帝事先就知道春脉是弦脉，那么什么叫弦？为什么会弦？弦脉是什么状况？事实上，这里在讲天人合一。首先，"春脉者，肝也，东方木也，万物之所以始生也"，在人是肝脏，气机刚开始生长，所以"其气来，耎弱轻虚而滑"，正在和冬天那股阴沉的气息作斗争，是一种破土而出的状态，像芽，很嫩。之前我们讲的弦脉是什么状态呢？首先是有胃气。胃气就是柔和，有节律，有一定的力量，真气很足的状态。因为两种气息在交争，所以有一点弦脉，就是"胃多弦少"。前面我们讲过胃气的内容，这里是春天的肝的气息，其实在讲《平人气象论》的时候讲过，这里事实上在重复。"端直以长"，指的是竹子上尖尖的、最柔软的部分，看起来很细，但是很柔和，不是硬的那一部分，所以合起来就是"软弱轻虚而滑，端直以长"。如果不是很柔和，来得比较猛，而且有一定的硬度，则是"实而强，此谓太过，病在外"。那么，如果"其气来不实而微"，就是软得太过，一点弦脉都见不到。微，"此谓不及，病在中"，不实而微，不交争，说明气升上来的力量不够；相比之下，那个交争是气太厉害的状态。一个太过，一个不及。如果交争得太厉害了，那么人的肝气就会有一股很冲的力量，会生气、善怒、善忘，而且"忽忽眩冒而巅疾"，巅顶会痛，人有些"眩冒"，晕忽忽的。反过来，如果不及，则会令人胸痛。一个人的肝气如果升不上去，就会"横走"，"横走"就会侮肺，这个时候就会引发背痛、胸痛，我们将此称作"横"——肝气横逆。"下则两胁胠满"，肝气虚，升不上去，堵在下面，就会出现这种症状，这就是不及。从五运六气的角度来讲，如果某一年"木气不及"，则容易出现"胸痛引背，两胁胠满"的症状，这是"天人合一"导致的。如果摸脉时发现"不及"，那么肯定会有这个现象。天地间有不及的话，我们就要看我们的脉是不是也出现了这个气象，比如有没有肝脉不及的现象。这是教你用五运六气来格解症状。

夏脉如钩，何如而钩？

岐伯曰：夏脉者心也，南方火也，万物之所以盛长也。故其气来盛去衰，故曰钩，反此者病。

帝曰：何如而反？

岐伯曰：其气来盛去亦盛，此谓太过，病在外；其气来不盛去反盛，此谓不及，病在中。

帝曰：夏脉太过与不及，其病皆何如？

岐伯曰：太过则令人身热而肤痛，为浸淫；其不及则令人烦心，上见咳唾，下为气泄。

帝曰：善。

黄帝又问到夏脉，"夏脉如钩，何如而钩？"我们前面讲了"矩"。"规矩"，"规"就是春脉，"矩"就是夏脉，或者叫洪脉或钩脉。但是呢，这里有一个特点，"夏脉者心也，南方火也，万物之所以盛长也，故其气来盛去衰"。阳气达到鼎盛，根据天人合一的思想，我们身体里的气息自然就会出现这种"来盛去衰"的现象——来得很猛，但是达到极点的时候就开始往下降，气不肯再往上走了。夏秋之交的时候就是"来盛去衰"的状态，这叫"钩"。这个"钩"有一定的棱角，是说气往上冲的时候很猛，而退去的时候有衰的感觉。"钩"就是这个意思，它不是完全往上顶，而是来了以后还要去；去的时候比较弱。因此，与之相关的病就有两种——太过和不及。"其气来盛去亦盛，此谓太过，病在外；其气来不盛去反盛，此谓不及，病在中。"夏脉的太过与不及，其症状是什么？"太过则令人身热而肤痛，为浸淫。"上半年的时候，很多人的身体都出现这样的状况，身热、皮肤痛、浸淫结痂。今年刚好几个火叠加在一起，所以很多人平时不发作的疮都发作了，就是因为火太猛，头上容易长疮。平时头上什么也没有，这时候却莫名其妙地长东西，抓破以后还不停地流脓。皮肤的很多部位特别容易起湿疹，这个症状很厉害，"身热而肤痛"，严重时就生疮。这是因为心气不及，火不够，"花打不开"闷在里面；同时，闷在里面还会伤肺，心火会传导至相克的地方，所以人就会咳嗽，咳血，唾液里带血。"下为气泄"，如果火不能升腾、不能养脾，脾就会虚；脾虚就消化不了食物，下面经常有气堵住，因此会"气泄"。脾的功能下降，其实是火不及引起的。火不能生脾土，同时那边又克肺金，人就虚了。

秋脉如浮，何如而浮？

岐伯曰：秋脉者肺也，西方金也，万物之所以收成也，故其气来，轻虚以浮，来急去散，故曰浮，反此者病。

帝曰：何如而反？

岐伯曰：其气来，毛而中央坚，两傍虚，此谓太过，病在外；其气来，毛而微，此谓不及，病在中。

帝曰：秋脉太过与不及，其病皆何如？

岐伯曰：太过则令人逆气而背痛，愠愠然；其不及则令人喘，呼吸少气而咳，上气见血，下闻病音。

帝曰：善。

接下来讲秋脉。这股气要收藏，它来的时候是轻浮的，去的时候是急散的，所以有一种收的感觉。因为它不是很实在，而是有点轻飘的，所以叫"浮"，这时候气开始往下走。前文中形容其像榆荚轻飘飘地飘荡着落下来的感觉，经文中用不同的语言来表达。"故曰浮，反此者病。"下面又说到"毛而微"，就是一点收的意思都没有了，很弱；前面是那股阳气在收藏，收得太过。"帝曰：秋脉太过与不及，其病皆何如？岐伯曰：太过则令人逆气而背痛。"收得太过就会令气闷在里面，会让肝气受克，有点金木交战的味道。这个时候身心会有一种说不出来的味道，叫作"愠愠然"，这是很难受的。因为肝气那股升的力量被收得太过的力量给抑制住了，气升不上来，胸口这一块儿的气闷在里面，背也痛，非常不舒服。反过来，"其不及则令人喘，呼吸少气而咳，上气见血，下闻病音"。这时候肺气虚弱，所以会喘——呼吸的中气不足了，人就会喘。气虚的时候，很容易出现藏不住火的现象——"上气见火"。原来那团心火降不下来，下气又不足，很容易听到喘，甚至听到病音，这是呼吸系统疾病。

冬脉如营，何如而营？

岐伯曰：冬脉者，肾也，北方水也，万物之所以合藏也。故其气来，沉以搏，故曰营，反此者病。

帝曰：何如而反？

岐伯曰：其气来如弹石者，此谓太过，病在外；其去如数者，此谓不及，病在中。

帝曰：冬脉太过与不及，其病皆何如？

岐伯曰：太过则令人解㑊，脊脉痛，而少气，不欲言；其不及则令人心悬如病饥，眇中清，脊中痛，少腹满，小便变赤黄。

帝曰：善。

"岐伯曰：冬脉者，肾也，北方水也，万物之所以合藏也。"万物开始潜藏，"故其气来，沉以搏"。阳气在蠕动，往里潜藏。"故曰营，反此者病。"我们前面讲的是"胃多石少"，就是气柔和有力，但是有一点石脉的味道，这是正常的脉。"帝曰：何如而反？岐伯曰：其气来如弹石者。"气完全潜藏在里面，像弹石一样，这是"胃少石多"，是病脉，"此谓太过，病在外；其去如数者，此谓不及，病在中"。脉已经不是"如弹石"了，而是"数"。"帝曰：冬脉太过与不及，其病皆何如？岐伯曰：太过则令人解㑊，脊脉痛，而少气，不欲言。"这是因为气沉得太过，阳气没法起用，整个人就想睡觉。这也是张仲景说的"但欲寐"，白天都想睡觉。"少气，不欲言"，阳气潜藏，收住了，人很虚，这是太过的表现；反过来，"其不及则令人心悬如病饥"，这个人的阳气根本潜藏不了，意味着心这个地方"悬如病饥"，好像饿了一样，心里面有些空空的感觉。"眇中清"，眇相当于肾的两侧；"脊中痛，少腹满，小便变赤黄"，脉里有数、有热，脊中痛，少腹满，小便变黄，膀胱里有热。所以，不管是收得太过，还是收得不及、收不住，人都会有症状。从一年四季来看，春天升得太过人会生病，升得不及也会生病；夏天"开花"开不了人会生病，开得太过也会生病；秋天往下收，收得太过人会生病，降不下来也会生病；冬天藏下去，藏得太过会生病，藏不下去也会生病。与我们前一篇讲的平人脉象相比较，这里讲的是太过和不及，会出现相应的症状。

> 帝曰：四时之序，逆从之变异也，然脾脉独何主？
> 岐伯曰：脾脉者，土也，孤脏以灌四傍者也。
> 帝曰：然则，脾善恶，可得见之乎？
> 岐伯曰：善者不可得见，恶者可见。

这里，黄帝问："四时之序，逆从之变异也，然脾脉独何主？"岐伯曰："脾脉者，土也，孤脏以灌四傍者也。"在春夏秋冬四季末相交之处的各 18 天，即十二地支里的辰、戌、丑、未，五脏都容易出现问题，所以脾胃这个"中土"非常重要。前面讲的胃气，那股柔和的真气，表示的是脉的气象。"帝曰：然则，脾善恶，可得见之乎？"黄帝继续问，能够知道脾的善恶吗？"岐伯曰：善者不可得见。"我们平时摸脉，有胃气的就是善。其实脾之气属于那种柔和的气息，所以我们道门崇尚柔和，有节律、柔和、有力度的状态。我们一呼一吸之间，舞动着有节律的柔和的状态，就是善。这种状态平时都在，只是"不可得见"。它没有什么特别之处，但时时刻刻都在那里，贯穿在五脏里。这是正常状态；如果不正常了，这种气息就"可见"了，所以说"恶者可见"。

> 帝曰：恶者何如可见？

岐伯曰：其来如水之流者，此谓太过，病在外；如鸟之喙者，此谓不及，病在中。

摸到那个脉，像水在流，说明太过了；反过来，"鸟之喙"，就是说像鸟在啄，有种很硬的、停顿的、不流畅的感觉，带有一种刚性的、不柔和的力量，这是不及。

帝曰：夫子言脾为孤脏，中央土以灌四傍，其太过与不及，其病皆何如？

岐伯曰：太过则令人四肢不举；其不及则令人九窍不通，名曰重强。

刚才我们说了，太过像流水一样，意味着什么呢？湿气太重！脾主湿，胃主燥，湿燥互相调和，在脾胃"中土"里转动。脉摸起来像水一样流动，说明滑得很厉害。所以湿太过"则令人四肢不举"，反过来，"其不及则令人九窍不通"。不及意味着滋润不够，就会像鸟儿啄木一样，五脏根本得不到滋润，这时候胃气就会过燥、过刚，"名曰重强"，九窍就会不通。你想想看，五脏得不到滋润，胃气又逆着变得很燥；刚才是湿太过，现在是燥太过，这就是"重强"了。"强"是一种不通的状态，大小便都排泄不出，上面都是火，下面又不通，人体整个得不到滋润，这就是不及。所以脾主管五脏的运化。"脾主化升"，木和火的转化过程都要靠它——火到金靠它，金到水靠它，水到木靠它，靠它来转化、运化，所以脾在中间。我们的四肢呢，相当于四季；脾不运化，四肢就运行不起来。所以，脾之气太过了，四肢运行不起来；不及，则九窍不通。这一节把脾讲得很清晰。

帝瞿然而起，再拜稽首曰：善。吾得脉之大要，天下至数。《五色》《脉变》《揆度》《奇恒》，道在于一。神转不回，回则不转，乃失其机。至数之要，迫近以微，著之玉版，藏之于府，每旦读之，名曰《玉机》。

上节说完，黄帝听后觉得很重要，于是给岐伯行礼。黄帝领会了脉之大要在于天人合一——如果天在转，而人的身体不转，那么就不是天人合一了，这叫作"神转不回"。木转到火的时候，木就开始衰弱，火就开始旺盛；火转到金的时候，火就开始衰弱，金就开始旺盛；金转到水的时候，金就开始衰弱，水就开始旺。五行之气按照木、火、土、金、水的次序在转动，就是"神转不回"的道理。如果回转不动，就是"回则不转，乃失其机"，即气停在那里，甚至逆走，或者走的方向不对，天人就不能合一，人就会生病，因为"失其机"，没有与天道同步。"至数之要，迫近以微，著之于府，每旦读之"一句是说这些内容很重要，需要我们每天早上体会一下。早晨的时候，脉的气机还没有乱，你摸摸脉，体会一下天人合一的状态，也就是说看看脉跳得对不对，就可以知道自己是不是"神转不回"，有没有达到天人合一的状态。如果"不转"，就有问题了。以上是本篇的第一部分。

五脏受气于其所生，传之于其所胜；气舍于其所生，死于其所不胜。病之且死，必先传行，至其所不胜，病乃死。此言气之逆行也，故死。肝受气于心，传之于脾，气舍于肾，至肺而死。心受气于脾，传之于肺，气舍于肝，至肾而死。脾受气于肺，传之于肾，气舍于心，至肝而死。肺受气于肾，传之于肝，气舍于脾，至心而死。肾受气于肝，传之于心，气舍于肺，至脾而死。此皆逆死也。一日一夜五分之，此所以占死者之早暮也。

接下来讲本篇的第二部分。其实这一段没有那么复杂，还是在讲五脏五行，其运转的次序就是按照木、火、土、金、水的方向在动。这里有一个"所生"，有一个"传之于其所胜"，我们需要注意。"五脏受气于其所生"，每一个脏都有一个"所生"，这是正常的状态；而"传之于其所胜"，有问题的时候就会传到它"所胜"的方向，这是病态。

"气舍于其所生"，是正常状态；"死于其所不胜"，是异常状态。这里藏着两层意思，"病之且死，必先传行，至其所不胜，病乃死"，传到某个地方，导致相克，就会死。"其所不胜"，就是它胜不了克它的那个东西，就会死。之后岐伯就开始举例子了。这里本来是很简单的，却让人弄复杂了。"此言气之逆行也，故死。肝受气于心，传之于脾。"这里的"受"是"授"的意思，相当于正常的木生火的状态，然后"传之于脾"。接下来又说"气舍于肾"，就是说肝的气是从肾传过来的，"至肺而死"，到了肺这个地方，肝的气就没了，因为肺金克肝木……就是这么一个简单的传递过程，现在很多人解释得很复杂。其实没那么复杂，就是按照一个顺序，"神转不回，回则不转"。说完肝之后，开始说脾。"心受气于脾，传之于肺，气舍于肝，至肾而死。脾受气于肺，传之于肾，气舍于心，至肝而死。肺受气于肾，传之于肝，气舍于脾，至心而死。肾受气于肝，传之于心，气舍于肺，至脾而死。"如果把"受"理解成"授"，经文的意思就会很顺畅。"此皆逆死也"，会死在克它的那个脏、那个时间上。比如肝病肯定在庚辛日死。肺旺的时候，肝就被克了。所以说肝"死之于肺"。同样，脾肯定是"死之于肝"，肺"死之于心"，肾"死之于脾"，都是在克它的地方死，所以说是"逆死也"。"一日一夜五分之"，就是说，日夜按照五行来运转。"此所以占死者之早暮也"，一天、一年、一季都是按照五行在运转。一天叫作"小周天"，一年叫作"大周天"，都是按照这个顺序。

黄帝曰：五脏相通，移皆有次奈何。岐伯曰：五脏有病，则各传其所胜。不治，法三月若六月，若三日若六日。传五脏而当死，是顺传所胜之次。故曰：别于阳者，知病从来；别于阴者，知死生之期。言知至其所困而死。

"黄帝曰：五脏相通，移皆有次奈何。"这个刚刚讲了，按照五行次序的移动是"移皆有次"。那么，这种移动的原因是什么呢？是因为天地在移动，所以导致我们的五脏也在跟着移动。不可能有另一种移动方法，因为老天就是这样移动的，人怎么可能有另外一套移动方法呢？一年之中，天地这么转，你的五脏也就跟着这么转。春一旺，肝气就转；夏一旺，传到心；到了秋天，肝气就弱了，因为春气已经收了，不见了。所以肝气如果死，就死在肺气旺的时候。"五脏有病，则各传其所胜。"注意，这里反过来了。"五脏有病"，有太过与不及。太过，肯定往它克的方向跑；不及，肯定被人家克。所以，"五脏有病，各传其所胜"，不是人家胜它，就是它胜人家。病一定会按照五行相克的顺序传到它所胜的方位。前面讲五脏之气正常的移动，后面讲病是怎么传导的，比如肝病传脾。所以张仲景在《金匮要略》里说："见肝之病，知肝传脾，当先实脾。"肝病要先实脾，让脾充实起来，不让肝病传过去。张仲景很清楚《黄帝内经》里说的天人合一的思想。"法三月若六月，若三日若六日。传五脏而当死，是顺传所胜之次。故曰：别于阳者，知病从来；别于阴者，知死生之期。言至其所困而死。"就是说，懂得这个道理后，你就知道病往哪里传，死在什么时间，懂得了"死生之期"。"别于阳者"，指三阳，一般是指病初起时，由体表进来；"别于阴者"，指三阴，是说病往五脏里去了。所以说要懂得"死生之期"。

是故风者，百病之长也。今风寒客于人，使人毫毛毕直，皮肤闭而为热。当是之时，可汗而发也；或痹不仁肿痛，当是之时，可汤熨及火灸刺而去之。弗治，病入舍于肺，名曰肺痹，发咳上气。弗治，肺即传而行之肝，病名曰肝痹，一名曰厥，胁痛出食。当是之时，可按若刺耳。弗治，肝传之脾，病名曰脾风，发瘅，腹中热，烦心出黄。当此之时，可按、可药、可浴。弗治，脾传之肾，病名曰疝瘕，少腹冤热而痛，出白，一名曰蛊。当此之时，可按、可药。弗治，肾传之心，病筋脉相引而急，病名曰瘛。当此之时，可灸、可药。弗治，满十日，法当死。肾因传之心，心即复反传而行之肺，发寒热，法当三岁死，此病之次也。

然其卒发者，不必治于传，或其传化有不以次。不以次入者，忧恐悲喜怒，令不得以其次，故令人有大病矣。因而喜大虚则肾气乘矣，怒则肝气乘矣，悲则肺气乘矣，恐则脾气乘矣，忧则心气乘矣。此其道也。故病有五，五五二十五变及其传化。传，乘之名也。

为了防止读者不明白，《黄帝内经》在这里又开始举例子。

"是故风者，百病之长也。今风寒客于人，使人毫毛毕直，皮肤闭而为热。"这是什么病啊？太阳病！病从阳来，进入皮肤；皮肤打不开，闭而发热。这个时候，"可汗而发也"，可以通过发汗把病邪排出来，病就会好。

"或痹不仁肿痛"，再进一步就会出现麻木不仁、肿痛的现象。"当是之时，可汤熨及火灸刺而去之。"如果还治不好，可以用汤熨和火灸从表皮慢慢深入到肌肤，再到血脉，直到里面。

再治不好，病就传到肺了。"弗治，病入舍于肺，名曰肺痹。"这个时候就会"发咳上气"。这是从表入里。

如果还治不好，病就继续下传，传到它"所胜"的方位。例如，"弗治，肺即传行之肝"，病传到了肝，所以"病名曰肝痹"。有什么特征呢？"一名曰厥，胁痛出食。当是之时，可按若刺耳"，还是可以针刺的。这时病从肺入到肝了，就会逆走、会痛、呕吐，吃下去的东西会吐出来，挟胃气上行。

这个时候如果再不治，病就从肝传到脾，"病名曰脾风，发瘅，腹中热，烦心出黄"，就会有黄疸的味道了。当此之时，还是可以治的，"可按、可药、可浴"，内治、外治都可以。

如果还不治，病就从脾传到肾，病名叫疝瘕，"少腹冤热而痛，出白，一名曰蛊"。这个时候就很严重了，病已经传到了肾，如果再不治，病会越传越深，最后传到刚开始生病时的那个相克的脏腑，人就死了。

如果病在肾的时候还没治好，就从肾传到心。心是火，这时候"病筋脉相引而急，病名曰瘛。当此之时，可灸、可药。弗治，满十日，法当死。"到了这个程度，一般人会死，死在"其所不胜"。那么有的人还不一定死，病到了心还没死，又传到肺，"肾因传之心，心即复反传而行之肺，发寒热，法当三岁死，此病之次也"，这是给大家举的一个案例。病是按照我们刚刚讲的五行顺序来传导的。你可以通过摸自己的脉体会一下，如果生病的时候没有治疗，看看它会不会按照这个顺序传到下一个脏腑。

上面说的是一般的、正常的情况，就是我们前面讲的"恒"；还有"奇"，即非正常的情况。"然其卒发者，不必治于传。"有的病是突然来的，不按照五行顺序传导。"或其传化有不以次"，不按照那个顺序传导。"不以次入者，忧恐悲喜怒，令不得以其次，故令人有大病矣。"这是由喜怒哀乐导致的，所以病不按照那个五行顺序传导了，但还是有规律的。"因而喜大虚则肾气乘矣。"反过来呢？"怒则肝气乘矣，悲则肺气乘矣，恐则脾气乘矣，忧则心气乘矣"，如果不及，克它的东西就来搞它。正常情况下，是往相生的方向传；病往相克的方向传。大家要记住这一点，这是我们本篇所讲的重点。以后学习五运六气时，你就能够根据天地的状况判断人会生什么病。不及，是一种病；因为不及，人生病以后，太过的气就来"乘它"。反过来，如果它强了，太过的气也会去搞不及的地方。关键在于是不是"相得相和"——就是看有没有东西补偿。所以五运六气就是这样看的，一般人生病也是按照这个方式来的。所以说，《黄帝内经》讲天人合一——道在一！如果人不遵守天地之道，往往就会人为地伤害自己。

　　大骨枯槁，大肉陷下，胸中气满，喘息不便，其气动形，期六月死。真脏脉见，乃予之期日。

　　大骨枯槁，大肉陷下，胸中气满，喘息不便，内痛引肩颈，期一月死。真脏见，乃予之期日。

　　大骨枯槁，大肉陷下，胸中气满，喘息不便，内痛引肩项，身热，脱肉破䐃。真脏见，十日之内死。

　　大骨枯槁，大肉陷下，肩髓内消，动作益衰。真脏未见，期一岁死；见其真脏，乃予之期日。

　　大骨枯槁，大肉陷下，胸中气满，腹内痛，心中不便，肩项身热，破䐃脱肉，目眶陷。真脏见，目不见人，立死；其见人者，至其所不胜之时则死。急虚身中卒至，五脏绝闭，脉道不通，气不往来，譬如堕溺，不可为期。其脉绝不来，若人一息五六至，其形肉不脱，真脏虽不见，犹死也。

　　前面讲的是脉诊，这里讲的是望诊。"大骨枯槁"是精气不足，阴精开始衰弱的症状。"大肉陷下"是后天脾土，也就是脾胃的营养传送不到。"喘息不便"，收缩了，中气衰弱了。如果一个人精和气都不行了，那就离死期不远了，我们也称其为"脱形"。这种情况大约六个月人就死了。

　　如果真脏脉现了，那就按照真脏脉对应的日子来推算死期。比方说，如果摸到肝的真脏脉，就可判断病人会在庚辛日死。

　　之后的病情越来越严重。"大骨枯槁，大肉陷下，胸中气满，喘息不便，内痛引肩项，身热、脱肉破䐃"，前面还是那样，但是现在更严重，多了"内痛引肩项，身热，脱肉破䐃"。内痛就是五脏痛，五脏至少有一脏痛；还会"引肩项"，主要的表现在肺。如果肺已经不行了，人死得更快。这就是按照真脏脉预测死期。"真脏见，十日之内死。"骨肉都不行了，阴阳分离，又有发热，人十日就不行了，这是"阳脱"。

接下来，又是"大骨枯槁，大肉陷下。肩髓内消"，是"大骨枯槁"更严重的形式，精气不得循环；"动作益衰"是"大肉陷下"更严重的形式。"真脏未见，期一岁死"，这种情况还能活得长一点，一岁死，前面那种情况六个月就死了。这里也有"见其真脏，乃予之期日"。

最后，还是"大骨枯槁，大肉陷下，胸中气满，腹内痛，心中不便，肩项身热，破䐃脱肉，目眶陷。真脏见，目不见人，立死"。这里的"目不见人"意味着神脱，因此"立死"，马上死。前面的阳脱还能等十日，现在神脱就是立刻死——神气离身谓之死。

"其见人者，至其所不胜之时则死。急虚身中卒至，五脏绝闭，脉道不通，气不往来，譬如堕溺，不可为期。"这是说什么呢？病有时候不一定按照五行顺序传导的那一套，有时候人会猝死，这"不可为期"，没有办法刻意遇见。"其脉绝不来"，脉不来就是死；"若人一息五六至"，反过来呢，一呼一吸之间脉跳了三五一十五下，那也是要死的。"其形肉不脱，真脏虽不见，犹死也"，虽然不见真脏脉，也不见"形脱"，但是摸不到脉，也会死。这是从脉象上观察人的死期，如果有真脏脉，则更容易看出来。

真肝脉至，中外急，如循刀刃责责然，如按琴瑟弦，色青白不泽，毛折，乃死。真心脉至，坚而搏，如循薏苡子累累然，色赤黑不泽，毛折，乃死。真肺脉至，大而虚，如以毛羽中人肤，色白赤不泽，毛折，乃死。真肾脉至，搏而绝，如指弹石，辟辟然，色黑黄不泽，毛折，乃死。真脾脉至，弱而乍数乍疏，色黄青不泽，毛折，乃死。诸真脏脉见者，皆死，不治也。

现在又讲一遍，"真肝脉至，中外急，如循刀刃责责然，如按琴瑟弦，色青白不泽，毛折，乃死"。肝的真脏脉就像弓箭的弓一样，有硬拉拉不开的感觉。真肝脉如琴瑟弦，脸上没光泽，色青白，精气不足，"毛折，乃死"。"真心脉至，坚而博，如循薏苡子累累然，色赤黑不泽，毛折，乃死。"首先，真心脉是不柔和的，没有胃气，没神，没有真气，没有柔和迹象。这是第一个特征。这也是夏天的脉，称为洪脉，很猛很大，来也急、去也急。这种洪大的现象一点也不柔和，我们将它称为没有胃气。因此，摸脉时首先要看有没有胃气，有没有柔和的气息。如果没有柔和的气息，那么一定是真脏脉。然后再看它是弦、是洪还是矩。如果它有棱有角，来得很猛很洪大，就是真心脉；同时，病人的气色没有光泽，说明没真气了。脉不柔和，说明真精已经耗尽，脏器的真精耗尽脉就不柔和。再看他的气色，如果是像猪肝一样的红色，没光泽，"毛折，乃死"。接下来再说真肺脉，"大而虚"，很虚，事实上也是脉不柔和，然后又毛，没有力度，没有节律，皮肤色白，没光泽。真肾脉至也是脉不柔和，诊脉时如石头般硬硬的感觉，颜色黑得像土，没有光泽，"乃死"。"真脾脉至"，弱得几乎摸不到了。其实脾脉是反映我们心脏的，如果在摸心脏脉的状态下摸不到它，或者摸到它乱跳，人自然就死了。炙甘草汤可以调理这种症状。这讲的都是死脉。接下来讲述胃气。

黄帝曰：见真脏曰死，何也？

岐伯曰：五脏者，皆禀气于胃，胃者五脏之本也。脏气者，不能自致于手太阴，必因于胃气，乃至于手太阴也。故五脏各以其时，自为而至于手太阴也。故邪气胜者，精气衰也。故病甚者，胃气不能与之俱至于手太阴，故真脏之气独见。独见者，病胜脏也，故曰死。

帝曰：善。

这里解释了一下真脏脉是什么原因导致的。岐伯说，胃气没有了，五脏的真精没有了，五脏藏的精气已衰，这个时候就运化不了胃气，气进入不了脏器。事实上，五脏的真脏脉就是五脏的死脉——如果这个脏要死，它已经没生机、没精气了——我们把每个脏器看成一个独立的生命体，每个脏都有它自己所藏的真精；有真精的时候一定是柔和的，如果没了，它的脉就硬了、不柔和了，这个时候就会出现真脏脉。《黄帝内经》认为这是因为胃气——在我们心尖跳动的地方，叫作"虚里"，属于胃的大络，事实上它是我们心脏的"泵"，泵出精气到我们的五脏里去，所以我们称其为胃气。事实上，胃气泵的时候会运转到五脏；如果我们的五脏里精气衰了，这个脏器就会被邪气所占据，其脉就不柔和，就会变硬。

黄帝曰：凡治病，察其形气色泽，脉之盛衰，病之新故，乃治之，无后其时。形气相得，谓之可治；色泽以浮，谓之易已；脉从四时，谓之可治；脉弱以滑，是有胃气，命曰易治，取之以时。

我们现在讲一下什么样的病难治，什么样的病容易治。有四种情况病容易治：一是形和气相得；一是颜色和脉是同步的，"色泽以浮，谓之易已"；脉与四季相合，"脉从四时"，可治；最后，"脉弱以滑"，说明有胃气，五脏真精还挺充足，"滑"、柔和，这些都可以治。第一要看是否天人合一，神还在转吗？神转不回，容易治；回而不转，天人合一不在了，难治。再看气色，看脉的真气还在不在。经常修行的人可以体会到，五脏气是否柔和、是否有光，可以内视五脏的精气情况如何；如果五脏的精气有光，那么自己内视，看看那个光如何、你的精如何。修行不够的人不能内视，但也可以看外表，是越发强壮，还是枯朽。这些都可以体现出来，颜色滋润就是其中很好的体现。这在讲形气，"形气相失，谓之难治；色夭不泽，谓之难已"。这意味着真气已衰,"脉实以坚",说明真精已经衰竭了。通过颜色可以观真气,通过脉的柔和与否可以看真精充否;剩下就是看有神无神,观察是马上死,还是再等一段时间。如果无神,就会马上死。说来说去,就是精气神。接下来,《黄帝内经》又开始讨论天人合一与否,不合一就难治,合一就好治。

脉逆四时,为不可治,必察四难而明告之。所谓逆四时者,春得肺脉,夏得肾脉,秋得心脉,冬得脾脉,其至皆悬绝沉涩者,命曰逆。四时未有脏形,于春夏而脉沉涩,秋冬而脉浮大,名曰逆四时也。

本来春夏时脉应该是浮大的,现在却沉涩;秋冬本应沉涩,现在反而浮大。此为逆四时,就不好治了。

病热脉静,泄而脉大,脱血而脉实,病在中脉实坚,病在外脉不实坚者,皆难治。

这些都是与正常的天人合一的情况反过来的脉象,都难治。本来脉泄、脱血等时候应该很虚,现在都实了。

黄帝曰:余闻虚实以决死生,愿闻其情。
岐伯曰:五实死,五虚死。

这里讲脉的虚实。此处的"五"实际就是五行、五脏。

脉盛、皮热、腹胀、前后不通、闷瞀,此谓五实。

脉主心,皮热主肺,腹胀主脾,前后不通主肾,闷瞀主肝。这五种症状反映了五脏的实。反过来,"脉细、皮寒、气少、泄利前后、饮食不入,此谓五虚",此为五脏虚的表征。看症状就可以知道哪个脏虚了。这些都是相应的。

帝曰：其时有生者，何也？

岐伯曰：浆粥入胃，泄注止，则虚者活；身汗得后利，则实者活。此其候也。

这里是说，有两种情况病人是可以活过来的：一种是给虚者吃粥，让他止泻。本来是吃什么排泄什么，现在止泻了，说明补进去了，胃气能够恢复。"身汗得后利，则实者活。"实则邪气胜，虚则正气虚，正气得到补充，食物吃进去不排泄出来，说明可以活。而如果可以排泄，或者可以通过发汗将病邪排出来，"后利"，大小便通畅，也可以活。在治病过程中，病人能否调得过来，就看这些现象。我这里有个真实病例，有个人长期低烧，吃什么排什么，用什么西药都没用，打营养液也是上吐下泻，整个人虚得不行，在床上不能动，"虚不受补"，而且全身不是这里痛就是那里肿。西医也不知道病因，就天天抽血化验，越抽越虚。其实这不是一个病，就是一个虚。好！这个时候我们给他补了一点气，他的烧马上就退了。直接退烧！好，就这么一下，第一关就过了。然后开始给他喂粥，喝点下去。他不排泄，泻止住，他就活了。我们继续慢慢给他喂粥，粥里再放点补精气的药，喂给他喝。一个礼拜后，这个人可以站起来了，半个月以后可以走了！所以病人的主要病因就是虚。这是我亲手治疗的一个病例，是很典型的。因此，应该是虚则补之；反过来，实则泄之！你能不能泄掉他的实，像《黄帝内经》前文里讲的一个案例——那个实其实是"开鬼门，洁净府"，是很厉害的，可以让实症者得活。邪实的时候正气肯定虚，没有正气，所以这个时候首先要调正气，必须让他把自己的心空掉；然后还得要他观想，你帮他观想，他自己也要观想。可以观想一道光从头上照下来，再经过身体出去，类似这样一个道理。先让他清净无为，然后观想。这个时候可以排泄，然后再出汗，利小便，否则的话很难治疗，因为他没有一点自己的真气在启动，你一定要想办法给他补一点真气，然后再用方子，该泻的泻，该补的补，病人就有可能活过来。这就是"补虚补实，可以判断"。

这一篇主要讲的是"四难四易，五虚五实"。上半部分讲如何判断人的死亡，比如什么情况下会死，病是怎么传递的，正常情况下气是怎么相生的。讲得很细，这些内容肯定要刻在玉版上，每天早上起来读一遍。事实上这也是让大家每天早上起来检查一下自己，所以"道在于一"。

三部九候论篇第二十

黄帝问曰：余闻《九针》于夫子，众多博大，不可胜数。余愿闻要道，以属子孙，传之后世，著之骨髓，藏之肝肺，歃血而受，不敢妄泄，令合天道，必有终始。上应天光星辰历纪，下副四时五行。贵贱更立，冬阴夏阳，以人应之奈何？愿闻其方。

岐伯对曰：妙乎哉问也！此天地之至数。

帝曰：愿闻天地之至数，合于人形血气，通决死生，为之奈何？

岐伯曰：天地之至数始于一，终于九焉。一者天，二者地，三者人，因而三之，三三者九，以应九野。故人有三部，部有三候，以决死生，以处百病，以调虚实，而除邪疾。

帝曰：何谓三部？

岐伯曰：有下部，有中部，有上部，部各有三候；三候者，有天、有地、有人也，必指而导之，乃以为质。

"三部九候"指上中下三部，以及天地人、上中下三丹田。天有三，地有三，人有三。形三修，气三修，神三修。三三归元，最终羽化。这是肉身成圣的功夫。此处从脉的角度来了解生命的架构。

上部天，两额之动脉；上部地，两颊之动脉；上部人，耳前之动脉。中部天，手太阴也；中部地，手阳明也；中部人，手少阴也。下部天，足厥阴也；下部地，足少阴也；下部人，足太阴也。故下部之天以候肝，地以候肾，人以候脾胃之气。

我曾跟一个茅山道士学医，看见他诊病时，先摸人迎、寸口、脚踝，再按指甲，看血液回流；然后左手点肾腧，右手点心腧，根据病人的麻感来判断经络是否流通。这是很全面、很正的大法，对病人上中下全方位了解。上部是上丹田，应天；两眉以上是天，两额头角是天。这里有神光，五气朝元，七彩展现，也就是星光。地部是人迎，人部是耳前动脉。中部中丹田是肺，能摸到寸口脉。地部是手阳明，我个人认为应该是手厥阴。人部是手少阴。下部下丹田是足厥阴肝，地部是足少阴肾，人部是足太阴脾。这些与中部同气相求。肝、脾、肾包着下丹田、肺心和心包。五神脏和四大海，合起来是九藏。

帝曰：中部之候奈何？

岐伯曰：亦有天，亦有地，亦有人。天以候肺，地以候胸中之气，人以候心。

帝曰：上部以何候之？

岐伯曰：亦有天，亦有地，亦有人。天以候头角之气，地以候口齿之气，人以候耳目之气。

这里讲生命的气息朝向。五神脏和三丹田都汇聚到头部，头部的眼睛、耳朵、鼻子代表声、光、音，口代表胃，眼、耳、鼻、舌、身、意，这里主要的是意。前额叶是脑门，像"荧光屏"。百会收发信息，后脑勺像雷达，脑中间的松果体接受光。

三部者，各有天，各有地，各有人。三而成天，三而成地，三而成人。三而三之，合则为九，九分为九野，九野为九脏。故神脏五，形脏四，合为九脏。五脏已败，其色必夭，天必死矣。

心藏神，肝藏魂，肺藏魄，脾藏意，肾藏志，这是"五神脏"。"四大海"是：脑为髓海，膻中气海，胃为水谷之海，胞胎为血海，由冲脉贯穿。诸脉之海，诸血之海，从胞胎发出，沿肚脐两侧分为两根，还有一根在肚脐后面、脊柱前面。三根脉往上走至额头；还有两根分支脉沿肾经下行，至脚内踝，经过公孙。庄子讲，至人呼吸至踵，就是用冲脉来呼吸。"形脏四"就是四大海，这个对修真来讲很重要。"五神脏"败，"四形脏"精气绝，色夭必死。

帝曰：以候奈何？

岐伯曰：必先度其形之肥瘦，以调其气之虚实，实则泻之，虚则补之。必先去其血脉，而后调之，无问其病，以平为期。

先看病人外形的胖瘦，以调正邪之虚实。疏通瘀堵，以平为期。

帝曰：决死生奈何？

岐伯曰：形盛脉细，少气不足以息者危。形瘦脉大，胸中多气者死。形气相得者生，参伍不调者病。三部九候皆相失者死。上下左右之脉相应如参舂者病甚。上下左右相失不可数者死。中部之候虽独调，与众脏相失者死。中部之候相减者死。目内陷者死。

前面几章讲了判断生死的方法，例如观察病人形肥气弱、形瘦气强、形气不和。三是三丹田，五是五神脏，这些不调和即是病，三部九候不调者死，脉不协调者病甚。虽然精气神有调，"与众脏相失者"依然会死。脑部和眼睛关系密切，尤其是脑部和眼睛的神经不能再生，其病可以用针调。我有一个师弟擅长治疗眼疾，有些名人慕名来求医，疗效甚好。其实他就是调了脑部的神经。"目内陷"代表脑死亡。

帝曰：何以知病之所在？

岐伯曰：察九候，独小者病，独大者病，独疾者病，独迟者病，独热者病，独寒者病，独陷下者病。以左手足上，去踝五寸而按之，右手足当踝而弹之，其应过五寸以上蠕蠕然者不病，其应疾中手浑浑然者病，中手徐徐然者病；其应上不能至五寸，弹之不应者死。

九候有七种独病。小大、疾迟、寒热、陷下为病。下面介绍一种诊断方法——内踝上五寸，左手按之，右手弹脚踝，看冲脉的精气盛衰。

是以脱肉身不去者死，中部乍疏乍数者死。其脉代而钩者，病在络脉。

这是讲寸口脉。

九候之相应也，上下若一，不得相失。一候后则病，二候后则病甚，三候后则病危。所谓后者，应不俱也。察其腑脏，以知死生之期，必先知经脉，然后知病脉。真脏脉见者邪胜，死也。足太阳气绝者，其足不可屈伸，死必戴眼。

九候协调者不病，其中有一个不调就生病，两个病甚，三个病危。根据前面讲的内容，可以判断病人的生死之期。

帝曰：冬阴夏阳奈何？

岐伯曰：九候之脉，皆沉细旋绝者为阴，主冬，故以夜半死。盛躁喘数者为阳，主夏，故以日中死。是故寒热病者以平旦死，热中及热病者以日中死，病风者以日夕死，病水者以夜半死。其脉乍疏乍数、乍迟乍疾者，日乘四季死。

这是讲天地阴阳与九候脉的关系。重阴、重阳则死。

形肉已脱，九候虽调，犹死。七诊虽见，九候皆从者不死。所言不死者，风气之病，及经月之病，似七诊之病而非也，故言不死。若有七诊之病，其脉候亦败者死矣。必发哕噫。

如果精形脱，九候虽调也死。虽有七种独病，然脉有胃气，感受风气或月经病，不死。

必审问其所始病，与今之所方病，而后各切循其脉，视其经络浮沉，以上下逆从循之。其脉疾者病，其脉迟者病；脉不往来者死，皮肤著者死。

这是讲诊病时的次第，通过色脉看真气的流行。

帝曰：其可治者奈何？

岐伯曰：经病者治其经，孙络病者治其孙络血，血病身有痛者治其经络。其病者在奇邪，奇邪之脉则缪刺之。留瘦不移，节而刺之。上实下虚，切而从之，索其结络脉，刺出其血，以见通之。瞳子高者太阳不足，戴眼者太阳已绝，此决死生之要，不可不察也。手指及手外踝上，五指留针。

通过诊断确定病的位置，在经、在络、在筋、在骨节，都要辨清楚，同气相求或寻找阿是穴，疏通气血，以平为期。最后讲五指留针，封住心脉，可以急救。

经脉别论篇第二十一

黄帝问曰：人之居处、动静、勇怯，脉亦为之变乎？

岐伯对曰：凡人之惊恐、恚劳、动静，皆为变也。

这里讲生活状态。身心过度劳累，生命违时逆天，乱吃东西逆地，情志滥用，人为消耗，脉都会变。

是以夜行则喘出于肾，淫气病肺。

晚上调动肾气出来跑步，出汗，子泄母虚，导致肺气虚。

有所堕恐，喘出于肝，淫气害脾。

愤怒生气，肝气外越，克伐脾土。

有所惊恐，喘出于肺，淫气伤心。

惊恐会伤到少阴心肾。

度水跌仆，喘出于肾与骨。当是之时，勇者气行则已，怯者则着而为病也。

这是在说恐伤肾。气足的人不会恐惧，气不足的人心里会起执着，就会被吓到。

故曰：诊病之道，观人勇怯，骨肉皮肤，能知其情，以为诊法也。

如果看到病人骨头隆起，这是气足的表现；脑袋顶隆起个包，那更厉害。可以通过骨肉皮肤看相。这是在看先天气象，找病因。

故饮食饱甚，汗出于胃。惊而夺精，汗出于心。持重远行，汗出于肾。疾走恐惧，汗出于肝。摇体劳苦，汗出于脾。

吃得太饱，汗出于胃；吓出一身冷汗，伤心；扛重物远行，伤肾；人急匆匆，肝气升腾；劳累不停，汗出于脾。

故春秋冬夏，四时阴阳，生病起于过用，此为常也。食气入胃，散精于肝，淫气于筋。食气入胃，浊气归心，淫精于脉。脉气流经，经气归于肺，肺朝百脉，输精于皮毛。毛脉合精，行气于府，府精神明，留于四脏。气归于权衡，权衡以平，气口成寸，以决死生。

这里讲饮食和新陈代谢。酒直接入肝，精微的东西容易入肝。浓缩的精微物质进入心，心肺结合，精气神归入"四大海"，气自动调节权衡。脑是消耗能量最大的。辟谷时不要动脑筋，还得练功，"戴九履一"。脑部阳气最足。

饮入于胃，游溢精气，上输于脾，脾气散精，上归于肺，通调水道，下输膀胱，水精四布，五经并行。合于四时，五脏阴阳，《揆度》以为常也。

肺宣发肃降，运转水系。感冒时，水系会堵在肺。肺通调水道，寒气收引时打不开，热气宣发则汗出。

太阳脏独至，厥喘虚气逆，是阴不足、阳有余也。表里当俱泻，取之下俞。

现在开始讲六经。太阳脏，应该泻阳补阴。

阳明脏独至，是阳气重并也。当泻阳补阴，取之下俞。

阳明多气多血，太阳阳气旺，应该表里俱泻。

少阳脏独至，是厥气也。跷前卒大，取之下俞。

阳跷脉前面是少阳脏，针刺足临泣，气就下行。

少阳独至者，一阳之过也。太阴脏搏者，用心省真，五脉气少，胃气不平，三阴也。宜治其下俞，补阳泻阴。

太阴是三阴。太阴的阳是阳明。

二阴独啸，少阴厥也。阳并于上，四脉争张，气归于肾。宜治其经络，泻阳补阴。

如果出现耳鸣、少阴厥、阳结，就要泻阳补阴，也就是泻太阳、补少阴。

一阴至，厥阴之治也。真虚痛心，厥气留薄，发为白汗，调食和药，治在下俞。

厥阴心口痛，邪气凝聚，痛自冷汗出。

帝曰：太阳脏何象？
岐伯曰：象三阳而浮也。

帝曰：少阳脏何象？

岐伯曰：象一阳也。一阳脏者，滑而不实也。

帝曰：阳明脏何象？

岐伯曰：象大浮也。太阴脏搏，言伏鼓也。二阴搏至，肾沉不浮也。

这里讲三阴三阳，用五腧穴补泻，例如三阳脉浮、三阴脉沉的补泻方法。这一篇举了一些病例来说明情志病很严重，容易伤气，日常起居也不能乱来。

脏气法时论篇第二十二

　　黄帝问曰：合人形以法四时五行而治，何如而从，何如而逆？得失之意，愿闻其事。

　　岐伯对曰：五行者，金木水火土也，更贵更贱，以知死生，以决成败，而定五脏之气，间甚之时，死生之期也。

　　《黄帝内经》一路下来内容不断升华，刚开始是"四气调神论"，现在已经到"脏气法时论"了。《黄帝内经》的总纲就是《黄帝阴符经》说的"天有五贼，见之者昌；五贼在心，施行于天；宇宙在乎手，万化生乎身"。天有五贼，就是五行。我们在讲四气调神论的时候讲了春夏秋冬；四季的相交之处有个土。这就是五贼。实际上，一年里有五贼，一个月里有五贼，一天里也有五贼，它们都具备五贼。这个金木水火土五行就是天给我们的一个时间轴，在不停地运转。这一篇叫脏气法时论，就是说我们的五脏六腑跟着五行的时间轴转动。所以说，"法"就是被天所控制的意思——人法地，地法天，天法道——人又被地所主宰，地是被天所主宰的，天是被道所主宰的。那么道呢？道是按它自己的节律在转动，不受任何东西主宰，所以叫道法自然。如果你能合道，你就超越了天地；你不能合道，就被五行所转。所以，如果想要跳出五行外，必须合道。你没跳出五行，没合道，那么一定被天所转；如果被天所转，就要了解天的五贼，才能夺天逆造。否则，你就"被天所命"，被命运所转、所左右，这是注定的！大家一定要从根子上了解这个道理。

《黄帝内经》一路下来，从起初最简单的阴阳，一步步升华细化，直到这里很清晰地剖析五行。"更贵更贱，以知死生"，这是我们的命啊！你的贵贱，跑不掉；你的生死，跑不掉。这个五行啊，"以决成败，而定五脏之气"，定我们五脏的气。"间甚之时"，就是它在转化，一度度地在转化。我们在前面说过"神转不回，回而不转"。由于它在转动，所以"死生之期"——生死就可以通过其转化被看出来。

帝曰：愿卒闻之。
岐伯曰：肝主春，足厥阴少阳主治。其日甲乙。肝苦急，急食甘以缓之。

岐伯现在开始总结，把关于五行的道理进行细化，先从春天开始。肝应春天，由足厥阴少阳主治，其日是甲乙日。肝气是什么呢？那股气是木气，是春天之气，是升腾之气，对我们的心灵而言会有一种期盼和欲望产生，蠢蠢欲动。这时候呢，我们很想达到目的，就容易急躁，所以经文说"苦急"。本来春天是柔和的、温暖的、温性的，急躁就不对了。因为达不到目的啊，总想快点，很急，这是一种病！苦急怎么办呢？用甘来缓。甘是什么呢？是土性的、柔和的、缓的。甘之味可以起到缓和的作用。现在小孩子喜欢吃甜的东西。小孩儿相当于春天，有一种蹦蹦跳跳的生命力。"急食甘以缓之。"

心主夏，手少阴太阳主治。其日丙丁。心苦缓，急食酸以收之。

心主夏，它是由手少阴太阳主治的。它的日子是丙丁。心之气像开花一样，开得太过就散漫疲惫。比如现在天太热，我们很容易懒散，这就叫缓。如果缓呢，就吃点酸的来收，"急食酸以收之"。

这时候你吃点酸的，精神就来了。

脾主长夏，足太阴阳明主治。其日戊己。脾苦湿，急食苦以燥之。

脾主长夏，由足太阴和阳明主治。它的日子是戊己。这个脾呢，长夏的时候湿气太重，土一湿就容易出问题，容易堵。事实上，我们现在吃的肉太多，血液里很容易湿。一般的食物吃得太多也会湿，这个湿要用燥来化，"急食苦以燥"，用苦味就可以把湿化掉。治疗湿热的二妙丸、四妙丸这些药里就有苦味，还有白术啊、苍术啊，都是苦味的，能够燥湿。

肺主秋，手太阴阳明主治。其日庚辛。肺苦气上逆，急食苦以泄之。

肺主秋，手太阴阳明主治。其日庚辛。它的气，苦逆。这个时候，气不降；逆了，肺就苦了，就咳嗽。气不能降，这个时候要用苦来降，"急食苦以泄之"。苦这个味道能使气降，吃苦吃多了也容易拉肚子。太苦了，往下降，降得太过了。

肾主冬，足少阴太阳主治。其日壬癸。肾苦燥，急食辛以润之，开腠理，致津液通气也。

"肾主冬"，肾这个脏器对应冬天，足少阴太阳主治。其日壬癸。肾为水，肾水降下去的时候，冬天时要潜藏；如果藏不进去，就会燥，就藏不了精。精要潜藏，正如冬天要结冰，把精冻结起来，如果藏不起来就会燥。这个时候水的滋润度不够，"急食辛以润之"，吃点辛。辛是一种流动的、散的气味，它是通透的、行气的。肺属金，辛的时候、气运行的时候容易打开。肺主宣降，宣降就是行津液，津液能通透身体；降的时候，精就潜藏到肾里，就能滋润到我们的肾，所以说"开腠理，致津液通气也"。这是岐伯讲的五脏应四时的一个五行模式。

　　病在肝，愈于夏；夏不愈，甚于秋；秋不死，持于冬，起于春。禁当风。肝病者，愈在丙丁；丙丁不愈，加于庚辛；庚辛不死，持于壬癸，起于甲乙。肝病者，平旦慧，下晡甚，夜半静。肝欲散，急食辛以散之，用辛补之，酸泻之。

　　从五脏的角度来讲，肝脏有病，夏天可以恢复。木生火，在它的子位火的位置，病容易好，容易把它打开。如果夏不愈，到了秋天就严重了！秋是金，金克木，我们前面讲过，病人会死在患病脏器被克的方位。如果秋不死，病人还没死，那么就延迟到冬天；到了冬天，病情会维持，不好不坏，"持于冬"；又"起于春"，春天的时候病又来了。这个时候，肝病"禁当风"。因为肝与风相对，如果被风吹的话，病情容易加重。禁就是禁止，禁止吹风。

　　刚才讲到一年的春夏秋冬，现在细化到具体的日子。"肝病者，愈在丙丁；丙丁不愈，加于庚辛"，庚辛日就严重了。"庚辛不死，持于壬癸，起于甲乙。"

　　刚才讲到日子，现在再细化到一天里的时辰。时辰也有五行，我们说子午卯酉，"平旦慧"，平旦是卯，"下晡甚"，下晡是酉，夜半是子，日中是午。子时为静，就是刚才说的"持"，这是一天里的春夏秋冬。

　　"肝欲散"，肝气是要舒发的，要散开。这个时候呢，"食辛"以散开它，相当于帮它一把。所以说，"用辛补之，酸泻之"。酸是收的，肝气本来是升的、散的，结果升不上去，你就要用辛来补它，用酸来收，也叫作泻。

　　病在心，愈在长夏；长夏不愈，甚于冬；冬不死，持于春，起于夏。禁温食热衣。心病者，愈在戊己；戊己不愈，加于壬癸；壬癸不死，持于甲乙，起于丙丁。心病者，日中慧，夜半甚，平旦静。心欲耎，急食咸以耎之；用咸补之，甘泻之。

"病在心"，跟刚才讲的道理一样。"禁温食热衣"，这是因为火太旺，如果你还搞大补，穿得很热，这不是自己搞自己吗？"心病者"，这就讲日子了，"愈在戊己"，火生土的那个时间，土的位置。"戊己不愈，加于壬癸"，这是水克火的位置。"壬癸不死，持于甲乙，起于丙丁"。

"心病者，日中慧，夜半甚，平旦静。"日中为火时，夜半为子时，子就是水，肯定病甚。

"心欲耎"，这个时候可以用咸味帮它，"急食咸以耎之；用咸补之，甘泻之"。甘是土，咸是升腾的，可以起到软化的作用；甜味可以泻它。

病在脾，愈在秋；秋不愈，甚于春；春不死，持于夏，起于长夏。禁温食饱食，湿地濡衣。脾病者，愈在庚辛；庚辛不愈，加于甲乙；甲乙不死，持于丙丁，起于戊己。脾病者，日昳慧，日出甚，下晡静。脾欲缓，急食甘以缓之，用苦泻之，甘补之。

土生金，这是病愈的时候；如果到了金的位置病还没好，再到木位人就会死；如果木位不死，就到了火位，到火就平，病情保持不变；之后又到长夏土位，"起于长夏。禁温食饱食，湿地濡衣"。因为脾很容易湿，所以不要跑到湿的地方，不要穿湿的衣服。刚刚下过雨的时候，地很潮湿。太阳一出来，地里的湿气就熏上来。这时候很多人出去走，湿气很容易进入身体里，突然就会全身软困疼重，没力气。他们不知道为什么会这样，以为是一般感冒，老是发汗也没用，事实上就是湿！我们民间一般用刮痧的方法来治疗，把湿排出来，病就会好。如果用一般的方法排汗，病不会好，因为它不是寒。张仲景有很多办法除湿。

"脾病者，愈在庚辛；庚辛不愈，加于甲乙；甲乙不死，持于丙丁，起于戊己。脾病者，日昳慧。"昳，日字边，右边一个失，意为太阳落下的酉时。"日出甚"，日出为木，病肯定严重。"下晡静。脾欲缓，急食甘以缓之"，用甘来帮它一把，"用苦泻之，甘补之"。

病在肺，愈在冬；冬不愈，甚于夏；夏不死，持于长夏，起于秋。禁寒饮食，寒衣。肺病者，愈在壬癸；壬癸不愈，加于丙丁；丙丁不死，持于戊己，起于庚辛。肺病者，下晡慧，日中甚，夜半静。肺欲收，急食酸以收之，用酸补之，辛泻之。

"病在肺"，道理也是一样，"愈在冬；冬不愈，甚于夏；夏不死，持于长夏，起于秋"。肺是金，到了水位病就好了；到了火位人就会死；到了土位则病情保持不变；到了金位的时候，病又会发起来。这是五行相生、相克、比合的道理。"禁寒饮食，寒衣"，因为肺容易受寒。"肺病者，愈在壬癸"，就是水位。"壬癸不愈，加于丙丁"，丙丁是火位。"丙丁不死，持于戊己"，戊己为土。"起于庚辛"，庚辛为金。"肺病者，下晡慧，日中甚"，日中就是午时，是火旺的时候。"夜半静，肺欲收"，肺是欲收的，"急食酸以收之"，用酸来帮它一把，"用酸补之，辛泻之"。辛是散发的。这里讲了五行和五味的原理。

病在肾，愈在春；春不愈，甚于长夏；长夏不死，持于秋，起于冬。禁犯焠煫热食，温灸衣。肾病者，愈在甲乙；甲乙不愈，甚于戊己；戊己不死，持于庚辛，起于壬癸。肾病者，夜半慧，四季甚，下晡静。肾欲坚，急食苦以坚之，用苦补之，咸泻之。

"病在肾，愈在春，春不愈，甚于长夏。"肾为水，愈在春，就是木位。木不愈的话，则"甚于长夏"，到了土位时病就很严重了。"长夏不死，持于秋，起于冬"，到了金位病情就会保持不变，到了冬天又会重来。"禁犯焠煤热食"，不要吃炒的、煎的那一类食物。我们刚说过，肾是害怕燥的，你还搞得那么燥，把你潜藏的津液耗散掉，那就会出问题。"肾病者，愈在甲乙"，就是木位。"甲乙不愈，甚于戊己"，戊己为土，到了土位病盛。"戊己不死，持于庚辛，起于壬癸。"

"肾病者，夜半慧，四季甚。"一天里的四季是辰戌丑未，五行交接的点。"下晡静"，到了酉时就安静。"肾欲坚"，肾是要潜藏、要坚的，"急食苦以坚之"，用苦味来帮助肾气降下，"用苦补之，以咸泻之"。这就是五行的道理。一年里，有四季，有五行，再具体细化到日子、到时辰，都是一样的道理，用来印证我们的五脏病情，所以这一篇叫作"脏气法时论"。

夫邪气之客于身也，以胜相加，至其所生而愈，至其所不胜而甚，至于所生而持，自得其位而起。必先定五脏之脉，乃可言间甚之时、死生之期也。

这里作了一个总结。"夫邪气之客于身也，以胜相加"，克它的那个地方叫作"胜"。"至其所生而愈"，到生它的那个时间病就好转。"至其所不胜而甚，至于所生而持"，生它的那个地方叫"持"。"得其位"就是与它五行属性相同的时间、相比合的那个位置，比如金合金、木合木，自得其位。通过摸脉，判断病在哪里、在哪个脏器；然后根据时间推算，就能知道什么时候死，或者什么时候会好转，什么时候维持，什么时候会复发。这个方法可以用来预知，也可以用于看过去，所以现在我们主张"治未病"，主张养生。从开篇起，我们就说修真，《黄帝内经》实际上是一本修真的书，只讲了原理，关键看你怎么运用它。这一部分经文把"天有五贼（五行）"以及时间和五脏的关系讲透了，大家一定要了解。如果你身体有什么问题，可以自己观察自己身体的变化，一天里什么时候症状加重，什么时候好转，你就能够知道是什么脏器出了问题。如果你看不清楚一天内的时辰，你可以看日子嘛；如果连日子也看不出来，看四季总可以吧！仅仅依据时间，很多病就可以判断了。通过观察病症什么时间加重、什么时间好转，你就能大体知道是什么病，大的方向就掌握了。所以这个时间概念是很重要的一个东西。讲完了时间，接下来《黄帝内经》开始更加细化地阐述，开始讲人体的空间，讲症状。刚才讲天地的时间，现在讲人体的脏腑和经络症状。

肝病者，两胁下痛引少腹，令人善怒。虚则目䀮䀮无所见，耳无所闻，善恐，如人将捕之。取其经厥阴与少阳，气逆则头痛，耳聋不聪，颊肿。取血者。

"肝病者，两胁下痛引少腹。"两胁是肝脏的反应点，足厥阴经会经过少腹。事实上，我们从五行来看，肝气太过、木气太过的话，一定会克土。土在哪里？在腹部。它就引发少腹痛。木克土，因为有肝实，肝木太旺人就会生气，"令人善怒"，这是实症。肝气一虚，眼睛就看不清楚，耳无所闻。事实上是少阳出问题了。少阳经过耳门，肝气一虚，少阳就会火旺，虚火就会往上走，就会出现耳鸣，听不清东西。"善恐，如人将捕之"，这是讲肝病的症状，一个讲实，一个讲虚。

治疗的时候，"取其经厥阴与少阳"，刚才说的甲乙经就是足厥阴和少阳经。"气逆则头痛，耳聋不聪"，听不清。"颊肿。取血者。"肝经一直延伸到巅顶，所以它引发的头痛是巅顶痛，少阳引发两侧痛。所以，你按照肝胆这一对脏腑的经络辨别方位，就能知道病症的情况，一个是实症，一个是虚症。我们说太过和不及，这为接下来你们要学习的五运六气打基础。运如果某年木运不及，则容易得虚症，比如很容易出现眼睛看不清、耳朵听不清这些症状。厥阴虚，木运不及。厥阴虚，少阳就过旺，虚火上来，现在很多人眼睛红肿等不少症状都是因为这个。

心病者，胸中痛，胁支满，胁下痛，膺背肩胛间痛，两臂内痛。虚则胸腹大，胁下与腰相引而痛。取其经，少阴太阳，舌下血者。其变病刺郄中血者。

"心病者，胸中痛"，先定位，刚才肝是两胁，心呢？是在胸中，直接定位。所以中医可以直接把身体定位——先定点，然后定线，再定面，这样一来，身体的整体情况就清楚了。"胁支满，胁下痛，膺背肩胛间痛"，这是刚才说的有相克的情况。心是火，火太旺，实的时候克肺金。实际上两肩胛是主肺的，为火克金之象。"两臂内痛"，这是手少阴经，是实症。虚的时候就不一样了！虚就被克，心气虚，水就会逆走。虚的时候"胸腹大，胁下与腰相引而痛"。腰是肾，是水，虚的时候水就反过来，逆走，克火。

学到五运六气的时候就会知道，火不及的话水就会来克。心气虚的时候，肾水开始逆走，容易产生饮病，胸腹就会变大，腰间相引而痛；实的时候又会去克金，心火旺就克肺金。这都是根据五行相生相克的道理来讲解五脏的病变。如果不知道五行生克，想要看懂《黄帝内经》基本上是不可能的。一定要用五运六气、六十甲子、八卦甲子的思想来解读，否则就读不懂《黄帝内经》，如读天书。

脾病者，身重，善肌肉痿，足不收行，善瘛，脚下痛。虚则腹满，肠鸣飧泄，食不化。取其经太阴、阳明、少阴血者。

脾病者，身重，湿气重。"善肌肉痿"，脾主肌肉，湿一堵，肌肉就萎缩了。"足不收行，善瘈，脚下痛"，虚的时候就反过来，腹满，消化不良，肠鸣飧泄，食不化，消化不了食物。"取其经太阴、阳明、少阴血者。"土旺克水，注意五行生克的关系。

肺病者，喘咳逆气，肩背痛，汗出，尻阴股膝髀腨胻足皆痛。虚则少气，不能报息，耳聋嗌干。取其经，太阴足太阳之外，厥阴内血者。

"肺病者，喘咳逆气，肩背痛"，这是在讲部位。肺气太过的时候，金旺克木，足厥阴经就出问题，就会痛，所以说尻阴股膝髀腨胻足皆痛，这是厥阴经之气升不起来的症状。本来足厥阴要从下面一直升上来，现在被金所克，它就会痛。肺气虚则少气，"不能报息，耳聋嗌干"，这是虚症。虚的时候，火就会去克它。虚就喘气，肺气不足，所以用的是"太阴足太阳之外，厥阴内血者"。刚才讲的是时间对五脏的影响，现在讲的是人体五脏和经络五行相生相克的症状反映，从哪几条经上治疗也说清楚了。

肾病者，腹大，胫肿，喘咳身重，寝汗出，憎风。虚则胸中痛，大腹、小腹痛，清厥意不乐。取其经，少阴太阳血者。

"肾病者，腹大，胫肿，喘咳身重，寝汗出，憎风。"睡觉就冒汗，怕风，这是实症，水太过。这个时候腹部就大，胫肿，肾阳不足，邪实太重，实际是水肿。现在很多人脚肿，按下去弹不回来，原因是肾亏，化不了水，这时候往往用真武汤就可以化解。水气严重了会变成水饮，会咳嗽，身体重，躺下冒汗，真武汤可以治疗。"虚则胸中痛，大腹、小腹痛。"水虚的时候土克它，所以脾就出问题，四肢清冷，因为脾土和肾水相克。"取其经，少阴太阳血者。"

讲到太过和不及，其实就是实和虚。实就是邪实，是一种病态，就是邪气太过，看起来很实很猛，脉摸上去很猛、很有力。虚就是正气虚。大家注意观察五行相生相克的关系。某个五行邪实的时候会克别的五行，虚的时候会被别的五行克。要学会用五行相生相克的观点看问题。在五运六气里，实就是太过，虚就是不及。

《黄帝内经》解释五脏基本就是这个模式。前面讲天地人——"地食人以五味，天食人以六气"；还讲了天对人的影响，以及人对天的反应，互相生克；最后讲了"地食人以五味"。

> 肝色青，宜食甘。粳米、牛肉、枣、葵皆甘。
> 心色赤，宜食酸。小豆、犬肉、李、韭皆酸。
> 肺色白，宜食苦。麦、羊肉、杏、薤皆苦。
> 脾色黄，宜食咸。大豆、豕肉、栗、藿皆咸。
> 肾色黑，宜食辛。黄黍、鸡肉、桃、葱皆辛。
> 辛散、酸收、甘缓、苦坚、咸耎。

刚才我们说"肝苦急，急食甘以缓之。心苦缓，急食酸以收之"。气逆，降不下来，急食苦。咸主软，让它软化。刚才说了，苦燥用辛。辛散、酸收、甘缓、苦坚、咸软，这是五味的特征。身体里如果有什么东西硬了，要软化，就吃咸的。事实上，这五种味道都有气的走向——酸的气是收的，辛的气是散的，甘的气是缓的，苦的气是降的（坚），咸的气是升的（软）。从性能上讲，有开阖，也有出入运化。辛是开，酸是阖，苦是降，甘是入，咸是出，甘是化——升降出入化。

> 毒药攻邪，五谷为养，五果为助，五畜为益，五菜为充。气味合而服之，以补精益气。
> 此五者，有辛、酸、甘、苦、咸，各有所利，或散，或收、或缓、或急、或坚、或耎。四时五脏，病随五味所宜也。

最后总结得很到位。这一篇事实上把前面的很多内容又理了一遍。这些理论，不外乎天地人三才。天就是时间，"天食人以气，地食人以味"；人呢，就是自己的五脏六腑之间的关系。大家慢慢去体会这些道理。道教有一位祖师叫陶弘景，是茅山的一个老道，写了一本书叫《辅行诀》，是辅助修行的窍诀，主要用《黄帝内经》这一章的内容加上汤液经法组建了一套理论体系，专门调理五脏的太过和不及。陶弘景认为，一个人打坐修行，如果身体不调，打坐就入不了定境，所以他构建了一个系统方法论，有什么症状，吃什么方药，身体调理好了再打坐。他把这一套调理方法传授给他的弟子。这部书保存在敦煌藏经洞里，后来发掘出来，名气很大，其所述方法的调理效果也不错。《辅行诀》的理论和《黄帝内经》这一章的内容完全符合。

宣明五气篇第二十三

五味所入：酸入肝，辛入肺，苦入心，咸入肾，甘入脾，是谓五入。

大家看，此处把五行细化到这种程度，实际上是前面一篇的延伸。这里先讲五味所入。我们摄取食物，进入胃里；食物的气会先进入某个脏器，比如酸味入肝，辛味入肺，苦味入心，咸味入肾，甘味入脾，这叫五入。

在前面的章节里讲过，酸和肝相应，辛和肺相应，苦和心相应，甘和脾相应。但是，这只是从一个角度来说的，即从神的角度、神机系统的角度，五味一进来就进入对应的脏器；如果从气立的角度、运动的方式来讲，就不一样了。酸是收的，和秋天的气机是同一个性质；辛是散的，和春天的气机是同一个性质；咸是升的，反而和火相应；苦是降的，反而和水相应；甘和脾相应，都主运化。大家要懂得从气味的角度观察，分清楚是要讨论它的体还是用。酸入肝是从体的角度来讲的；酸是收的，则是从用的角度来讲的。肝的用不是收，而是散。你如果想要让肝气升上去，用酸是错的，要用桂枝，辛味，去散，去升。所以我们用药的时候又不一样了。苦味，是主降的，不是升的。如果你心气不足，而去吃苦味，就会受伤。所以你要懂它的虚实，懂它的体用。这一点大家一定要清楚，不要弄错了。所以这里讲的是体；前面讲的变化是从用的角度来讲的。"肝苦急，急食甘以缓之"，这是用它的化，让它慢下来。"心苦缓"，这时候要用收了吧，不能用苦去搞它，否则就错了，这个一定要讲清楚。大家不能死记硬背，要理解，不能生搬硬套，一定要知道五味升降出入的性质所在，而且关键要知道哪一味进入哪个脏器，这叫"五味所入"。

五气所病：心为噫，肺为咳，肝为语，脾为吞，肾为欠为嚏，胃为气逆为哕，大肠小肠为泄，下焦溢为水，膀胱不利为癃、不约为遗溺，胆为怒，是谓五病。

"五气所病：心为噫"，噫就是叹气。心有病，就一直叹气，唉声叹气；肺有病，咳；肝有病，语。我见有些人不停地讲，肯定是肝有病，没人的时候也讲，有人的时候讲得更厉害，见着石头都能讲三千，这肯定是肝有病；"脾为吞"，吞是指吞酸，舌头旁边主要是脾，那个液体带一点酸；"肾为欠为嚏"，打喷嚏，打哈欠，犯困，想睡觉，因为肾气不足，感觉累；"胃为气逆为哕"，胃有问题，老打嗝，不停地打，本来胃气是要下降的，现在胃气老是往上冲，偶尔冲一下还可以，如果老是冲就不好了；"大肠小肠为泄，下焦溢为水，膀胱不利为癃、不约为遗溺"，控制不了小便；"胆为怒，是谓五病"。这里把脏腑的症状完整地说了一遍。

五精所并：精气并于心则喜，并于肺则悲，并于肝则忧，并于脾则畏，并于肾则恐，是谓五并，虚而相并者也。

"五精所并：精气并于心则喜"，喜过头的话人的气就会散。"心苦缓"，因此要用酸收之。"并于肺则悲，并于肝则忧，并于脾则畏，并于肾则恐，是谓五并，虚而相并者也"，这些都是五脏的症状反应。

五脏所恶：心恶热，肺恶燥，肝恶风，脾恶湿，肾恶寒，是谓五恶。

除了"心恶热"以外，前面讲过，"肺恶寒，肝恶风，脾恶湿，肾恶燥"，应该以此为准！因为肺不恶燥；而肾恶燥，所以要食辛以润之。"是谓五恶"。

五脏化液：心为汗，肺为涕，肝为泪，脾为涎，肾为唾，是谓五液。

"五脏化液：心为汗，肺为涕"，感冒、肺受寒，人就流鼻涕。"肝为泪"，肝一受伤人就流泪。"脾为涎"，就是吞酸，因为涎太多，经常有人睡着觉不知不觉就流口水，说明脾有问题。"肾为唾"，唾和涎有什么差别呢？大家练功打坐的时候，肾气升腾上来产生的津液就是唾！而我们吃饭的时候嘴里出来的液体就是脾的涎。如果喝到好茶，特别是普洱茶、老茶，六七十年的普洱茶，舌底鸣泉那个地方出来的液体叫唾。平时我们喝的二三十年的普洱茶，颜色是黄色的，味道是甘甜的，舌底出来的液体是涎。如果是那种汤为黑色的人工制作的生茶，是湿热的，不能当药用的。所以要会区别！书上说舌底鸣泉，那肯定是肾气升上来的地方。打坐打得好的时候，升上来的口水是甘甜的。唾是黏稠的；涎是稍微淡一点的，没那么稠。肾里的东西是精化的，是不一样的；而脾里本来就带有一定的湿气，所以不一样。这是五液，大家慢慢体会。

五味所禁：辛走气，气病无多食辛；咸走血，血病无多食咸；苦走骨，骨病无多食苦；甘走肉，肉病无多食甘；酸走筋，筋病无多食酸。是谓五禁，无令多食。

五味所禁：大家如果懂得五味之气的走向，就会知道，辛是散的，走气，会走到气那个部位，气病时不能多吃辛的东西；"咸走血，血病无多食咸"；"苦走骨"，苦主降，深入，"骨病无多食苦"；"甘走肉，肉病无多食甘"；酸走筋，"筋病无多食酸"。"是谓五禁。"懂得这个道理，"无令多食"。

五病所发：阴病发于骨，阳病发于血，阴病发于肉，阳病发于冬，阴病发于夏，是谓五发。

"五病所发：阴病发于骨，阳病发于血，阴病发于肉，阳病发于冬，阴病发于夏。"这是从阴阳的角度来说的。骨肉属于阴，血属于阳；还有个气，阳病发于气。"是谓五发。"

五邪所乱：邪入于阳则狂，邪入于阴则痹；搏阳则为巅疾，搏阴则为喑；阳入之阴则静，阴出之阳则怒。是谓五乱。

"五邪所乱：邪入于阳则狂，邪入于阴则痹"，所以如果一个人的邪气进入血分的时候，这个人就容易发狂，因为血里有瘀堵，所以容易发狂。邪气进入肉里，是不是容易痹啊?! 就是刚才说的，骨肉阴、血气阳。"搏阳则为巅疾"，巅在这里相当于癫狂，因为阳跟阳相加。"搏阴则为喑"，说不出话来，堵住了；搏阴，就是太阴了，出不来了。"阳入之阴则静，阴出之阳则怒。是谓五乱。"

五邪所见：春得秋脉，夏得冬脉，长夏得春脉，秋得夏脉，冬得长夏脉，名曰阴出之阳，病善怒不治。是谓五邪，皆同命，死不治。

"五邪所见：春得秋脉"，这是我们说的四季颠倒，跟天地自然不相应。"夏得冬脉，长夏得春脉，秋得夏脉，冬得长夏脉"，得着的都是与季节相克的脉。春是木，如果得了金脉，那就被克，所以"名曰阴出之阳，病善怒不治。是谓五邪，皆同命，死不治"。走到那个相克的地方，即是死脉。

五脏所藏：心藏神，肺藏魄，肝藏魂，脾藏意，肾藏志。是谓五脏所藏。

五脏所主：心主脉，肺主皮，肝主筋，脾主肉，肾主骨。是谓五主。

"五脏所藏：心藏神，肺藏魄，肝藏魂，脾藏意，肾藏志。是谓五脏所藏。"这是五脏里藏的神气，所以神机就在五脏里面。我们说"神根于中"，指的是五脏，"气立于外"。

"五脏所主：心主脉，肺主皮，肝主筋，脾主肉，肾主骨。是谓五主。"这里把五脏和"脉皮筋肉骨"相对应。我们中国文化的特点和西方文化有些差别。中国文化是一个整体系统，讲究的是一种同气相求的感应，不是逻辑分析式的推理学。大家要学会中国文化的思维方法——取象的思维——这个大象，从天一直下来，到人、到地。东方一个象，把很多东西全部统摄进来；南方、西方、北方，还有中间，各一个象，统摄一群事物。五脏，又写作"五藏"，藏什么东西？什么东西都往这些地方藏！天的东西往这个地方藏。春，甲乙，木，早上……这一类东西全部往这里藏。这是东方。然后是地，味道，地渗出来的味道；人，肝脏，胆，厥阴，少阳，经络。接着，身体还可以细化——肝主筋，筋往里面藏；还有眼睛，因为"肝开窍于目"……我们把这些称为坛城。修行时要建立坛城——五方坛城，可以把天象放进来，青龙、白虎、朱雀、玄武、勾陈……中国文化就是这个思维，是完全相应的思维。用什么东西联系各种事物呢？用气，用神！实践证明这是对的，有效果，吃什么补什么。中华文化很奇怪，长得样子像吃了就可以补，因为吃下去有效，里面有个感应的气息。这和解剖学不是一回事！它不是逻辑的！你要学习中国文化，一定要从气的角度、神的角度入手，这样一来你就知道万事万物里有神性。"心藏神，肺藏魄，肝藏魂，脾藏意，肾藏志"，这些还有图像哦！各个脏器长什么样，可以画得很细！有称号，有画像，有功能……中华文化很奇特，你不能用西方那套标准来评判中国文化。学中医就是不一样，只能在反复实践中自己去体会。它真的能够相应，你可以体会到。

五劳所伤：久视伤血，久卧伤气，久坐伤肉，久立伤骨，久行伤筋。是谓五劳所伤。

五脉应象：肝脉弦，心脉钩，脾脉代，肺脉毛，肾脉石。是谓五脏之脉。

"五劳所伤：久视伤血，久卧伤气，久坐伤肉，久立伤骨，久行伤筋。是谓五劳所伤。"这里面蕴藏着很深的五方五行思维，大家要慢慢体会。

血气形志篇第二十四

　　夫人之常数，太阳常多血少气，少阳常少血多气，阳明常多气多血，少阴常少血多气，厥阴常多血少气，太阴常多气少血。此天之常数。

　　足太阳与少阴为表里，少阳与厥阴为表里，阳明与太阴为表里，是为足阴阳也。手太阳与少阴为表里，少阳与心主为表里，阳明与太阴为表里，是为手之阴阳也。今知手足阴阳所苦，凡治病必先去其血，乃去其所苦，伺之所欲，然后泻有余，补不足。

　　六经藏有气血的多少都是有常数的，比如我们的阳明脉，阳明病的时候，因为气血很多，所以容易发热。少阴少阳是开阖的枢纽，所以一定是气多，其功能起决定作用。少阴少阳是多气少血，那么它们的阴阳对象，比如少阳的对象是厥阴，就反过来，一定是多血少气；少阴的对象是太阳，太阳一定是多血少气。阳明是多气多血，这是一定的。我们的胃啊，如果不是多气多血，那么吃下去的东西是搞不定的。我们的太阴呢，和阳明是一对阴阳，但是太阴的功能主要是推动食物的消化，所以也是多气少血的。这样一来，你就把六个常数搞清楚了，就这么简单！阴阳表里大家都能弄懂。

　　欲知背俞，先度其两乳间，中折之，更以他草度去半已，即以两隅相拄也，乃举以度其背，令其一隅居上，齐脊大椎，两隅在下，当其下隅者，肺之俞也。复下一度，心之俞也。复下一度，左角肝之俞也，右角脾之俞也。复下一度，肾之俞也。是为五脏之俞，灸刺之度也。

这里讲的是膀胱经的腧穴。五脏有五个腧穴。通过怎么度量来找寻它们呢？这里讲的还不是很对！它的方法是什么呢？找根绳子，按照两个乳头之间的长度，折中起来，再拿另外一根绳子，和前面那根的一半一样长，做个等边三角形。拿其中一个角对着大椎，开始一节一节地度量。从大椎那里下来的两个角，第一个是对称的；再下来一个，就是左肝右脾；然后对着底边，再放下来，就是两个肾，左肾右肾。但是，从五腧穴的角度、从铜人的角度来讲，是不对的。从铜人的角度来看，心的腧穴是对的。心腧穴在第三椎，由大椎下来，膀胱经旁开一寸五分。再下来第五椎是肺腧穴；肺下来再到肝，肝是第九椎；肝下来是脾；脾下来是肾，肾是第十四椎。基本上它们的位置都对着解剖学的内脏，所以古人说这些地方不可以深刺，深刺容易刺到内脏。肾腧穴就在肚脐对面的命门，旁开一寸五分，已经到第十四椎了。按照这里说的方法来定位，肾腧在肝脾的位置，但是如果在肝脾那个地方肯定是有问题的。除非用全息的度量方法，左肝右脾，才能勉强说得过去，针刺的时候可能有效，可以成为一家之言，但是从中医的理论模型来讲，这是有问题的，可以说是另起一套，跟铜人不符。在《黄帝内经·灵枢》里讲的又是另外一种。《黄帝内经》里存在不少矛盾的地方，其在成书的时候，在后人不断编撰整理的发展过程中，书里有些地方是前后不相吻合的，但是也可以成为一家之说。从天人合一的角度、全息的角度而言，通过一只耳朵也可以扎到所有五脏，所以你也不能说它错。但是这也只能作为参考。

形乐志苦，病生于脉，治之以灸刺。形乐志乐，病生于肉，治之以针石。形苦志乐，病生于筋，治之以熨引。形苦志苦，病生于咽嗌，治之以百药。形数惊恐，经络不通，病生于不仁，治之以按摩醪药。是谓五形志也。

因为每个人工作性质不同，心性和劳动状态不一样，干体力活儿的，叫作"形苦"，但是他的心情是愉快的，所以又叫"志乐"。而"形乐志苦"，是脑力劳动者。他的形体很悠闲，但是心很苦，精神劳累，病容易生于脉，因为"脉主心，心主脉"。"治之以灸刺"，针、灸都可以，具体怎么治没讲。"形乐志乐，病生于肉"，形体悠闲，同时心情也快乐的人，一般生病于肉的情况比较多。"形苦志乐"，劳累但是心情愉快的人，"病生于筋，治之以熨引"，用药敷，烫一下。所以那些劳累过度的人，用药煮水，敷一下身体，肯定会很舒服。"形苦志苦"，劳心又劳形，"病生于咽嗌，治之以百药"，病生得深，要用药。"形数惊恐，经络不通，病生于不仁"，麻木，经络不通，治之以按摩。醪药就是药酒，用药酒来推拿，来按摩。"是谓五形志也。"就是这样根据五行来区分的。

刺阳明出血气，刺太阳出血恶气，刺少阳出气恶血，刺太阴出气恶血，刺少阴出气恶血，刺厥阴出血恶气也。

"刺阳明出血气"，阳明不是多血多气吗？可以让它的气血都出来，泻它一下。"刺太阳出血恶气"，太阳不是多血少气吗？那么可以只刺血出来，不要出气。"刺少阳出气恶血"，刺少阳肯定是让气出来多点，不让血出来。"刺太阴出气恶血"，太阴呢，就是让气出来多点，血不让它出来。"刺少阴出气恶血"，少阴也是，让气出来多点，血不让它出来。"刺厥阴出血恶气也"，厥阴呢，就是让血出来多点，气不让它出来。这是根据六经的常态，让气血的量平衡。所以我们以前讲课的时候，关于如何刺六经，都是按照这个道理来讲补泻的。

宝命全形论篇第二十五

黄帝问曰：天复地载，万物悉备，莫贵于人。人以天地之气生，四时之法成。君王众庶，尽欲全形。

这一篇名叫"宝命全形论"，意思是说，我们这个生命是很宝贵的，我们的形体是很完整的。生命包括了天、地、人、万物，老子将其称为"道大，天大，地大，王亦大"。王是指一个人修行通了天地，故而称王。那么这个王亦大，所以在四大里，就称为"域中有四大，王居其一"，所以在我们这个世界中，王属于一大，所以人身很宝贵。因为如果没有人身，那么你很难修行。比如动物，它们不能自主，不能控制自己，而人会思考、会控制调整自己。所以要"宝命全形"，我们的身体要完整，这一点很重要。这一篇首先提出命的概念。开篇黄帝即说："天复地载，万物悉备，莫贵于人。"他说，在这个天地间的万物，没有比人更尊贵的；而且"人以天地之气生，四时之法成"，人是乘天地之气而生的，由春夏秋冬四时来推动生命的运行，"君王众庶"，不管是皇帝还是老百姓，"尽欲全形"，他们的形体都是一样的。

形之疾病，莫知其情，留淫日深，著于骨髓，心私虑之。余欲针除其疾病，为之奈何？

黄帝有慈悲心。他说，他看到人原本有着这么宝贵的生命，但是因为有疾病而不能保全性命，而且一般人甚至不知道为什么会生病，有的病留在身体里时间很长，"留淫日深"，逐渐已经深入骨髓。黄帝悲天悯人，意欲针除疾病，就请教他的导师，如何用扎针的方式把疾病治好。不用钱，也不用其他什么东西，就只是通过扎针把疾病治好的方法，有没有？这是因为黄帝对子民有一种慈悲心，他觉得人很宝贵，又发现老百姓生病很痛苦，怎么办呢？最简单的方法是什么呢？这就是他的发心，所以提出这样的问题。黄帝向他的老师岐伯祈请一个方法——扎针——就是现代说的微创。针这么细，扎下去连伤口都看不见，比微创还微创，但是能把病治好。你想想看，几千年前就有这样的手术，充其量放放血，是微创手术吧？黄帝非常慈悲，那么他的智慧需要达到什么样的境界才有这样的方法？现代科学发展了这么久才有微创手术，那么我们的古人是怎么做到的？岐伯接下来开始向他解释。

岐伯对曰：夫盐之味咸者，其气令器津泄；弦绝者，其音嘶败；木敷者，其叶发；病深者，其声哕。

岐伯说，从一个人的外表就可以看到里面，这叫"由表及里"。每个事物都有其自身规律。例如，把盐放进一个容器里，肯定会溶解；看到容器里的水流出来了，就知道盐溶化了。一把琴的弦要断的时候，它的声音一定是嘶哑、失败的。这是一种声音的变化。所以，弦还没断的时候，如果听到失败的声音，就知道弦要断了。一棵树，如果树叶败坏了，那么树的里面肯定出问题了，比如有虫蛀。所以说，由表可以及里，有其内必有其外，或者我们说"慧在其中，必然秀在其外"。那么反过来，就像刚刚说的那三样东西，如果里面有问题，那么外面也一定会出现问题，这是可以观察出来的。所以，病深的人，肯定会不停地哕、嗝，因为他的胃气已经衰败了。我们前面已经说过很多次，胃气很重要——一个人的内脏有问题的话，他的肠胃也一定有问题，所以会嗝声不停，这是"坏腑"。

人有此三者，是谓坏府，毒药无治，短针无取。此皆绝皮伤肉，血气争黑。

"绝皮伤内，血气争黑"，这三种情况出现的时候，病人基本上治不好了。"绝皮伤肉"，就是我们说的"大骨枯槁，大肉陷下"；"血气争黑"，是说血已经变成黑色。所以皮肉血三者都不行的时候，"人有此三者，是为坏腑"，病人的内脏一定出问题了。这就和刚才讲的树的叶子、琴的弦、水里的盐的情况一样。这一段主要是讲看病可以由表及里。

帝曰：余念其痛，心为之乱惑反甚，其病不可更代。百姓闻之，以为残贼。为之奈何？

黄帝说，他对老百姓的病痛感到很难受。他想替老百姓生病，但是"不可更代"，没有办法做到。黄帝的慈悲心已经达到了这种境界。"百姓闻之，以为残贼。为之奈何？"下面岐伯就开始讲怎么办。

岐伯曰：夫人生于地，悬命于天；天地合气，命之曰人。人能应四时者，天地为之父母；知万物者，谓之天子。

人出生在地上，"悬命于天"，命是由天决定的；出生的时间，就是我们说的日月星辰，影响着他的命。

一个人如果能顺应四时，懂得天地的规律，懂得参合天人合一的生命状态，那么天地就是他的父母。"知万物者，谓之天子"，如果他还能够懂得万物的规律，这样的人就叫作天子。我们现在以为皇帝才是天子，但岐伯是怎么说的——一个人真正以天地为父母，就是天子。

天有阴阳，人有十二节。

天是有阴阳的——我们说"春夏养阳，秋冬养阴"。人有十二节，所以天也有十二个月。人有十二节，四肢中每一肢都有三节——腕、肘、肩三节，胯、膝、踝三节。这样算下来，四肢是不是有十二节？这十二节就对应十二个月。

天有寒暑，人有虚实，能经天地阴阳之化者，不失四时。知十二节之理者，圣智不能欺也！能存八动之变者，五胜更立；能达虚实之数者，独出独入，呿吟至微，秋毫在目。

能够经营生命，合天地阴阳之化，不失四时的人，能知道十二节的道理，"圣智不能欺也"，所以这太重要了！真正的智慧是什么？就是这些东西，就是八卦甲子的道理。八卦是不是有八方？八方是不是有八风？所以你看，夏天南风，如果突然间刮北风，就叫"贼风"，这是和天地相冲的能量，叫"虚邪贼风"。这时候你就很容易生病，因为来了不正之风，而且是正冲之风。冬天如果突然间刮南风，来了一股很湿很热很温的气，人也很容易生病。这都是不正之风，是八风之动，"存八动之变者"，有五行的相生相克。那么，"能达虚实之数者，独出独入，呿吟至微，秋毫在目"。如果你能够通达虚和实之数——虚实之数是很深奥的，它能涵盖一切，是我们实战时的概念。例如，我们刚才所说的一年十二个月中夏天与冬天、春天与秋天的差异很大；一个月里十五日和三十日的差异也很大，到了十五日的时候，我们的身体气血很充实，而到了三十日的时候，身体却很虚。天地与人是相应的，是天人合一的。所以，你如果懂得虚实的变化，就能够"出入天地至微"——"呿吟至微，秋毫在目"，它的一点儿变化你都能够察觉。你如果有这样的智慧，就和别人不一样了。所以这里有四个"能"——"能经""能知""能存""能达"。你能不能这样呢？如果能这样的话，肯定是"天子"；"天子"就不得了了，很容易成为王者。所以"四大"里面，王者是通天、通地、通人的，而且能知万物，"圣智不能欺"。所以说，"日月有数，大小有定，圣功生焉，神明出焉"。《黄帝内经》讲得很细，"知之修炼，谓之神"，因为这是修真的人——岐伯讲的。

帝曰：人生有形，不离阴阳。天地合气，别为九野，分为四时，月有大小，日有短长。万物并至，不可胜量。虚实呿吟，敢问其方？

上文说道"独出独入，呿吟至微"，现在黄帝开始细问。岐伯于是继续解释。

岐伯曰：木得金而伐，火得水而灭，土得木而达，金得火而缺，水得土而绝。万物尽然，不可胜竭。

这是在讲五行，所以《黄帝阴符经》说的"天有五贼，见之者昌；五贼在心，施行于天；宇宙在乎手，万物生乎身"，就是五行的规律。

故针有悬布天下者五，黔首共余食，莫知之也。

这句话是什么意思呢？岐伯说，针悬布于天下；"黔首"指老百姓，头上戴着黑布，天天劳动。"黔首共余食，莫知之也"，说的是大家吃着同样的东西，但是都不懂得养生，不懂得刚才说的天地的规律，所以他们成不了王，不属于天子一类。黄帝看到他们生病了，很难受，才去请教岐伯。岐伯说他们的确不懂养生。接下来他继续细讲。

一曰治神，二曰知养身，三曰知毒药为真，四曰制砭石小大，五曰知腑脏血气之诊。五法俱立，各有所先。

这句话是说，如果要学扎针，首先要懂得五样东西：第一，要懂得治神，把神调整好。神的内容很广，一般我们以为神只在我们的心里产生。事实上，日月星辰都是神。天有神，人五脏里也藏神。天上的神机就是日月星辰——"天发杀机，移星易宿"。"地发杀机，龙蛇起陆；人发杀机，天地反覆"。所以第一要懂得神。第二，要懂得养身。第三，要知道"万物毒药"。第四，要知道扎针的工具，懂得如何制作砭石及其大小。以前人是拿砭石来针灸的。古人把石头磨得很细，所以古时候有九种针，叫"九针"。现在的人将其改造成很细的针，使用起来方便了很多。所以对于古人而言，把针弄得这么细是很困难的。他们拿脊骨来磨，也很难磨得这么细。所以古时候扎针的伤口一般都很大。现在还有三菱针、小针刀等，确实很方便！现在如果要放血，实在找不到针灸专用针的话，用缝衣针都比古时候的针石强。第五，"知腑脏血气之诊"，知道脏腑里气血的情况。所以，古人如果要扎针，需要这些工具和知识，一是要知道身体的身，一是要知道脏腑里的气血，还要知道神——事实上，就是要了解"形气神"，然后再用物、用工具。总结下来，须"五法俱立"，需要上述五种东西。

今末世之刺也，虚者实之，满者泄之，此皆众工所共知也。若夫法天则地，随应而动，和之者若响，随之者若影，道无鬼神，独来独往。

实就泻、虚就补，事实上你连这个虚实都弄不清楚，怎么能说懂呢？而且，这里说实就泻、虚就补这一套还是很低层次的，那么高层次的又是怎样的呢？接下来开始描述。

岐伯追求的是高层次的境界，实际上他已经达到了。现在的针灸师基本上都不懂天、不懂地，基本上都是岐伯说的"众工所知"那一类人。天地的情况基本弄不清楚，也不管什么十五日与三十日，三十日照泻，十五日照补。他完全不知道这些禁忌。就像我们现在说的辟谷，"初三月黑时"他也辟谷，这样很容易变成"虚虚"。所以，这些事情我们不能做！你如果不懂得法天则地，不懂得虚实，不懂得天地能量在我们体内的运行是怎样的，那么你就不懂得"随应而动"。"和之者若响，随之者若影"，如果你懂得按照天地的规律和虚实的变化来扎针，那么基本上就能像岐伯说的，针一扎下去立马见效。快到什么程度？"随之者若影"，像是身子一动影子就跟着动一样快。这样才能说自己懂得针法！

"道无鬼神，独来独往。"这句话很大！在道的境界里，肯定没有鬼神，所以得道者无鬼神，独来独往。道是按它自己的轨迹走的，肯定是自在的。道法自然，它当然独来独往。那么，如果你能与道相合，当然可以"无鬼神"；如果你还在天地之间，那么就还有鬼神，所以这里面有奥妙。所以我们一会儿说神，一会儿又说没有鬼神，一会儿又说调神，这些是什么意思，是自相矛盾吗？事实上不是。因为在描述道的境界的时候，"生死不能入"。神者，生也；鬼者，归也。这是一种往来的境界；而在道的境界里，是无往来的。道无来无去，已经超越了时间、空间。天地是道生出来的；没有天地，哪儿来的空间？没有空间，哪儿来的时间？所以这里已经跳了一个境界，跳到了道的境界，从道的角度来讲是没有鬼神的。所以，有没有善恶好坏？在人的境界里肯定有，在圣人的境界里没有，因为这些分别和对立消失了，万法平等了。在平等的境界里，哪儿来的善恶好坏？所以这是根据境界而言的。

在这一篇中，岐伯给黄帝讲了学习扎针的五个基本条件。黄帝一听，"愿闻其道"，让岐伯讲得更详细一些。

帝曰：愿闻其道。

岐伯曰：凡刺之真，必先治神。五脏已定，九候已备，后乃存针。众脉不见，众凶弗闻，外内相得，无以形先，可玩往来，乃施于人。

"凡刺之真，必先治神"，这时候是有神的。"五脏已定，九候已备"，是不是一个神、一个形、一个气呢？五脏是形；"九候"是

"天三、人三、地三"，讲的是血气、把脉这些内容。"后乃存针"，前三样定了以后，就可以存针了。"众脉不见，众凶弗闻，外内相得，无以形先，可玩往来，乃施于人"，这是在讲不能执着在脉与吉凶上面，而且还要"无以形先"，忘掉形体！你要去体会"可玩往来"——必须知道病人的过去未来，知道他现在的太过与不及，乃至气血的变化——这时候你才知道病人要调的是什么，然后才能施针。你需要进入这样一种境界。

人有虚实。五虚勿近，五实勿远，至其当发，间不容瞚。

人是有虚实的。"五虚勿近，五实勿远"，指的是刚才所说的"虚则补之，实则泻之"。"至其当发，间不容瞚"，当你掌握了那股气的时候，你不能放掉它，而是要马上施术。

手动若务，针耀而匀。静意视义，观适之变，是谓冥冥，莫知其形。见其乌乌，见其稷稷。徒见其飞，不知其谁。伏如横弩，起如发机。

这里在说扎针时气的变化。下针的时候必须专注地感受，用心体会气的往来。因为气是无形的，所以说"是谓冥冥，莫知其形"。

气来的时候，可能你的针感、气感突然间聚集，如果这时候"当机不发"，气可能又跑掉了！这个"机"一定要抓准了再下针。所以，前面说"至其当发，间不容瞚"，当发的时候，是不能"容瞚"的，就在一刹那间抓住"机"，这就是功夫，要凭感觉。现在扎针的人通过看皮肤能看出一点气来，比如说有邪气的时候往往是实症，如果已经把三部九候弄清楚，基本上能知道邪气在哪里，在哪条脉，在上中下哪条经……你先观察了这几样东西，然后再调病人的心，让他放松，安神，"五脏已定"。之后你选好穴位，是深刺还是浅刺，要根据他的虚实。如果是实症，你就要泻。泻的时候，进针得气的过程病人是有反应的。从皮肤上看，很快会有红晕，因为气往里走，皮肤周边肯定会产生红晕。这时候气聚集起来，你马上得泻，不能让它散掉。水平低的人只能看皮肤；水平高的人，针扎下去是有感觉的，气快要来的时候他能知道。因为有气场，气来的时候场不一样，手的感觉也不一样，是邪气还是正气他都能知道。所以，经文里的"冥冥""乌乌""稷稷"指的是这些。如果实在没什么气感，那你就看皮肤是否有红晕。气聚集来的时候，你赶快把它泻掉，同时让病人呼气。拔针的时候你不要用手按针眼。如果是补的话你就反过来，出针的时候让病人吸气，不能让他呼气，不要让气跑掉。注意，必须等气来的时候再出针，否则你补也没用。如果是正气来，而不是邪气来，从皮肤上看不会产生红晕，但是会有针感。气来的时候那个部位会发热。气一至你就可以出针。出针的时候你让病人吸气，然后马上用手按住那个穴位，不让气漏掉，这就是补法。补泻是很讲究的，有一套手法。《黄帝内经》后面的部分对此会越讲越细。

帝曰：何如而虚？何如而实？

岐伯曰：刺实者须其虚，刺虚者须其实。经气已至，慎守勿失，深浅在志，远近若一，如临深渊，手如握虎，神无营于众物。

黄帝又问，什么是虚？什么是实？

你的神不要乱跑，不要想别的东西，一定要专注。所以针扎下去的时候，如果病是实的，你就泻；是虚的，你就补。"经气已至"，气已经来了，你不要让它丢掉，"慎守勿失"，要把控它。"深浅在志，远近若一，如临深渊，手如握虎"，这个气已经被你抓到了，这时候要专注，不能想别的东西，否则你把控不了那股气。最关键的是什么？"经气已至"！你要懂得这个"气至"是深还是浅，是补还是泻。这是讲解针法的第一篇。

八正神明论篇第二十六

黄帝问曰：用针之服，必有法则焉，今何法何则？

这一篇是更进一步地讲解针法的内容，名叫"八正神明论"。"八正"就是刚才我们所讲的八风，"神明"指的是星象。

岐伯对曰：法天则地，合以天光。

与前面讲的一样，这里的"法则"是指天地，合的是天光，就是日月星辰之光。

帝曰：愿卒闻之。

黄帝想听得详细一些。

岐伯曰：凡刺之法，必候日月星辰，四时八正之气，气定乃刺之。是故天温日明，则人血淖液而卫气浮，故血易泻，气易行；天寒日阴，则人血凝泣而卫气沉。月始生，则血气始精，卫气始行；月郭满，则血气实，肌肉坚；月郭空，则肌肉减，经络虚，卫气去，形独居，是以因天时而调血气也。

春夏温热，人的气血容易浮在表，容易泻，容易行动。反过来，"天寒日阴，则人血凝泣而卫气沉"，气血沉在里面。天地影响我们的生命。新月的时候，"血气始精，卫气始行"，气血肯定是弱的，因为才刚刚开始萌动，而月郭满的时候又不一样了。所以初一和十五肯定不一样，月满的时候气血实，肌肉坚；月郭空的时候"肌肉减，经络虚，卫气去，形独居"，这个时候你不能泻，月郭空的时候去泻的话就把人搞死了。月郭满的时候你不能补，因为吃得胀胀的时候还去补，就会反胃。所以你要懂得，"是以因天时而调血气也"，这是很重要的。

是以天寒无刺，天温无疑；月生无泻，月满无补；月郭空无治。是谓得时而调之。因天之序，盛虚之时，移光定位，正立而待之。

天冷的时候你不要去泻它，天温的时候你可以泻。月满的时候你干吗要去补呢？初三、初一的时候月亮是空的，你不要用针法去泻。"是谓得时而调之"，这是按时间来调整。"因天之序，盛虚之时，移光定位，正立而待之"，要等候天光。其实，一天的时间里，有太阳和没太阳差得挺远的，阴天和晴天也不一样，你不练功的话没有体会。阴天的时候和阳光灿烂的时候，你身上的气血是怎么样的，在同一个季节内都不一样。"移光定位，正立而待之"，所以天光是很重要的。

故曰月生而泻，是谓脏虚；月满而补，血气扬溢，络有留血，命曰重实；月郭空而治，是谓乱经。阴阳相错，真邪不别，沉以留止，外虚内乱，淫邪乃起。

这是"脏虚、重实"的问题。"天虚"的时候你还要把人搞得更虚；"天实"的时候，你又把人搞得更实，成了"实实病"。

有时候我们给病人扎针的时候，把邪气弄进去了，我们都不知道，病人也不知道，反正病人回去后如果不舒服了也不知道是你弄的，所以"粗工凶凶"。我们很多人不懂得这个道理，什么时候都灸，什么时候都拔罐，什么时候都敢下针，一年四季都搞，也不管是初几，无论吃饱还是饿的时候都搞，不辨虚实，不懂天光，不法天时地利。唉，怎么可以这么弄?!

帝曰：星辰八正何候？

岐伯曰：星辰者，所以制日月之行也。八正者，所以候八风之虚邪，以时至者也。

你如果实在不懂得星辰，至少应该要看一下日历，是初几、是什么日子。甲乙丙丁你总会看吧！至少得知道是春夏秋冬中的哪一季。这些都是"制日月之行也"，要了解的内容。

还要观察什么时间来了什么风。何为正风？何为邪风？正，按照这个季节的规律来的风就是正风；邪，不按这个季节的规律来的风都属于邪风，是乱来的，而如果是直接从相冲的方向来的风，则是最邪的。比如夏天来了北风，是正冲！因为夏天的正风应该是南风。八方有八风，与其对着来的风是最邪的；没这么邪的就是偏一点的风，还好一些。比如本来应该来南风，结果来了一个西南风；再偏一点，西风，没这么邪；来一个北风，是正冲，子午冲，卯酉冲，那最邪。

四时者，所以分春秋冬夏之气所在，以时调之也。八正之虚邪，而避之勿犯也。以身之虚而逢天之虚，两虚相感，其气至骨，入则伤五脏，工候救之，弗能伤也。故曰：天忌不可不知也。

如果来了一个不正之风，你在这段时间内开着窗。风来得很猛，你还在扎针，是"引邪入里"，就会伤到骨头、进入五脏。第二天，病人突然身体很软、没有力气，可能就站不起来了。这个时候病人不知道为什么，你也不知道为什么。这些东西不能乱搞，要懂得选时间，择日择时而动。

帝曰：善。其法星辰者，余闻之矣，愿闻法往古者。

星辰的内容听懂了，再讲一下"往古"。

岐伯曰：法往古者，先知《针经》也。验于来今者，先知日之寒温，月之虚盛，以候气之浮沉，而调之于身，观其立有验也。

岐伯讲的还是星辰。这就是古法，先看日月星辰，再去把脉，"以候气之浮沉，而调之于身，观其立有验"，一调马上见功，这就是古法。

观于冥冥者，言形气荣卫之不形于外，而工独知之。以日之寒温，月之虚盛，四时气之浮沉，参伍相合而调之，工常先见之。

前面说的"冥冥"，黄帝还没听懂，岐伯再强调一遍。"言形气荣卫之不形于外，而工独知之"，这是在讲气，一针下去见到的"冥冥""乌乌""稷稷"是什么意思呢？再讲一遍，是营卫之气！从外表是看不出来的，但是扎针的人知道，"工独知之"，就是这个意思。形气营卫是不行于外的，但通过把脉能够知道，如果扎针则更能知道，所以要"以日之寒温，月之虚盛，四时气之浮沉，参伍相合而调之，工常先见之"。什么是"参伍相合"？指的是天地人合参；伍就是五行，合而调之。这些不能不懂。三部九候都属于"参伍相合而调之"。我们要把天地人、五脏、把脉、星象这些内容都弄清楚了才能开方——方指的是选穴、下针。

然而不形于外，故曰观于冥冥焉！

因为它不是从外表一看就能知道的，所以叫"冥冥"。《黄帝阴符经》言，万物"禽之制在于气"——万物是通过气来控制的；而气在形的层面上是看不出来的，所以叫"冥冥"。

通于无穷者，可以传于后世也，是故工之所以异也。然而不形见于外，故俱不能见也。视之无形，尝之无味，故谓冥冥，若神仿佛。

这一股气是没有味道的，你必须把控。所以，扎针时关键在于调气。

虚邪者，八正之虚邪气也；正邪者，身形若用力，汗出，腠理开，逢虚风，其中人也微，故莫知其情，莫见其形。

当人刚好比较虚的时候、毛孔打开的时候，邪风一吹进去，是很微弱的，所以你没感觉，邪风进去了你也不知道；你如果知道，早都避开了。有的人很敏感，感受到一点点虚邪的时候他就避开了。很多人病倒了都不知道为什么，因为不敏感。修行好的人非常敏感，一点点虚邪来的时候他就溜了，就避开；一般人都没感觉，是不避的，邪气就进入身体了。有的人刚洗完热水澡出来，觉得很热，就吹空调，感觉很舒服。他的毛孔是全部打开的，那个邪风就都进去了，然后毛孔一闭合，邪风就留在身体里面。第二天他说，为什么昨天好好的，今天突然发烧了？他都不知道那是邪风，太不敏感了！所以很多人冬天的时候开窗睡觉，那个风吹得很猛。还有些人冬天很冷的时候去游泳，他们身体很强壮的时候不觉得难受，实而虚嘛；但是他们身体虚的时候，邪气就进去了，寒气就闭在里面。进去以后还不会感冒，因为他们已经没能量把邪气排出来了。第二天又去游泳，等邪气完全闭住了，连烧都发不起来，严重的时候突然间暴死，就是这样。我们很多人都不懂这个道理。

上工救其萌芽，必先见三部九候之气，尽调不败而救之，故曰上工。下工救其已成，救其已败。救其已成者，言不知三部九候之相失，因病而败之也。

有一点邪气的时候，上工就会给你调整。下工是等到病很重的时候才给你调。"救其已成，救其已败"，这是从病人的角度、从治病的角度来讲的。稍微有点功夫的人早都把病的萌芽给拔掉了；没功夫的人病得很重了才知道，这是"下工"。从个体修炼的角度来讲也是这样。有功夫的人敏感，他稍微感觉到有些不对劲就开始自我调节，就开始治疗。没功夫的人不敏感，病倒了才开始治病。所以下工是"救其已成，救其已败"，上工是从萌芽阶段就开始调整。因此你自己一定要修炼，让自己变得敏感，有一点点病症萌芽的时候就能知道，别等病倒了才知道，那就说明功夫太差了，平时没有内省的功夫，不会返观内视，天天就是追求外物，被物所营！所以，"言不知三部九候之相失，因病而败之也"。至少你可以早上摸摸自己的脉、看看舌苔、看看眼睛，这些总会吧？这样就可以自我调整。

知其所在者，知诊三部九候之病脉处而治之，故曰守其门户焉。莫知其情，而见邪形也。

这里是说，把门户守住。

虽然你不知道自己有没有生病，但你可以先去把脉，看看有没有异样，先把门户守住。看看自己的舌苔，这至少是一个最初的门户。如果直到自己吃东西没胃口了还不理会，直到咳嗽已经很厉害了还没有察觉，等到感冒发烧、等到自己都趴下了才去找医生，那就太差劲儿了！所以，我们至少要学会自我保养！

帝曰：余闻补泻，未得其意。

继续讲补泻的问题，知道就要懂得治疗。

岐伯曰：泻必用方，方者以气方盛也，以月方满也，以日方温也，以身方定也，以息方吸而内针，乃复候其方吸而转针，乃复候其方呼而徐引针，故曰泻必用方，其气乃行焉。

泻不能在寒、月空、别人神不定的时候进行，必须在"实在"的状态下才能泻，在正气、邪气都实的状态下才能泻。那么泻的方式是"以息方吸而内针"，在人吸气的时候把针扎进去。"乃复候其方吸而转针"，等吸气的时候才能转针。转针有顺转、逆转两种方式，一般逆时针为泻，顺时针为补。男左女右，顺其经络方向叫顺转，逆其经络方向叫逆转。所以在吸气的时候就要转针，开始泻。然后。"乃复候其方呼而徐引针"，等到呼气的时候慢慢把针取出来。呼气的时候针出来，气就跟着出来；吸气的时候针扎进去，气就跟着进去。所以，病人呼气的时候你就出针，然后在他吸气的时候你就转针，"故曰泻必用方，其气而行焉"，这是讲泻法。因为《黄帝内经》认为，我们的气是与呼吸同步的。

补必用员。员者行也，行者移也。刺必中其荣，复以吸排针也。故员与方，非针也。

"刺必中其荣"，扎针要刺到里面。"复以吸排针也"，等到吸气的时候出针，不要等到呼气的时候出针，因为这是泻。然后，你还要拿手按着，不让气出来，这就是补，是圆针。"故员与方，非针也"，这里不是在说针的样子，而是在说补泻。

故养神者，必知形之肥瘦，荣卫血气之盛衰。血气者，人之神，不可不谨养。

气和血是人的神，不能不小心养护，因为精气神是一体的。

帝曰：妙乎哉论也！合人形于阴阳四时，虚实之应，冥冥之期，其非夫子，孰能通之？然夫子数言形与神，何谓形？何谓神？愿卒闻之。

黄帝说，这不是每个人都能明白的。而岐伯连天地相通的道理都能明了，还懂得补泻。此外，岐伯每次都讲形神，那么什么是形，什么是神呢？黄帝继续问。

岐伯曰：请言形，形乎形，目冥冥。问其所病，索之于经，慧然在前，按之不得，不知其情，故曰形。

这里讲，要看病人的身体哪里不舒服，哪里有病；然后，"索之于经"，看看是哪条经络出问题了，摸一下。"索"是扣的意思。这里在讲形；事实上，形体里面的奥妙你是看不到的——"不知其情，故曰形"，由于你不知其情，所以是形。它不舒服的时候，你可以"索"，通过触诊判断哪条经络有反应。

帝曰：何谓神？

岐伯曰：请言神。神乎神，耳不闻，目明心开而志先，慧然独悟，口弗能言。俱视独见，适若昏，昭然独明，若风吹云，故曰神。《三部九候》为之原，《九针》之论不必存也。

什么是神呢？

其实，讲来讲去都是在说"心领神会"！神这个东西无法表达，但有时候你莫名其妙就领悟了！这就是心领神会。你可以通过摸病人的三部九候来把握这个神。因为有脉在跳，所以你可以通过三部九候来了解病人里面的情况，所以称其为"三部九候为之原"。

这一篇讲的是更深层的东西，同时也是对前一篇的进一步发挥。具体说到日月星辰、虚实，以及诊断出虚实以后怎么补、怎么泻的问题；还讲到形，例如通过经络、三部九候把脉等方法，了解病人形体内部的奥妙，然后进行选穴治疗。这就是针法的第二个层面——补泻的层面。我们接下来看下一篇，它讲的是针法的第三个层面。

离合真邪论篇第二十七

黄帝问曰：余闻《九针》九篇，夫子乃因而九之，九九八十一篇余尽通其意矣。经言，气之盛衰，左右倾移，以上调下，以左调右；有余不足，补泻于荥输，余知之矣。此皆荣卫之倾移，虚实之所生，非邪气从外入于经也。余愿闻邪气之在经也，其病人何如？取之奈何？

这一篇讲的是离合真邪，是关于真和邪的。有的人生病了，身体里没有邪气，只有气血的错乱；有时候却是邪气进入身体里与真气相合，混在一块儿。所以真和邪同时在身体里流动，有这两种情况。黄帝提出了这个问题。

因为身体阴阳不平衡导致的疾病，我们用平衡法就可以治好它，这些我们知道。但是黄帝所说的邪气进入经里的这种情况，我们该怎么办呢？我们经常扎针补泻，但很多时候身体里本就没有什么邪气，生病只是因为不平衡——阴阳的流转出现太过或不及，发生了混乱，我们只要用针把它调节平衡就好。所以，上病下治、以左调右、有余不足这些问题，通过五腧穴就可以调整，很简单！现在黄帝问的已经不是这个问题，而是邪气进入经里该怎么办。岐伯接下来开始解答。

岐伯对曰：夫圣人之起度数，必应于天地；故天有宿度，地有经水，人有经脉。天地温和，则经水安静；天寒地冻，则经水凝泣；天暑地热，则经水沸溢；卒风暴起，则经水波涌而陇起。夫邪之入于脉也，寒则血凝泣，暑则气淖泽，虚邪因而入客，亦如经水之得风也。经之动脉，其至也，亦时陇起，其行于脉中循循然，其至寸口中手也，时大时小，大则邪至，小则平。其行无常处，在阴与阳，不可为度。从而察之，三部九候。卒然逢之，早遏其路。吸则内针，无令气忤；静以久留，无令邪布。吸则转针，以得气为故；候呼引针，呼尽乃去，大气皆出，故命曰泻。

邪气进入身体里，就像天地之间风寒暑湿燥热对水的影响一样。风大时，水的波浪就汹涌起来；风冷时，水就凝结；风热时，水就沸腾。那么，我们怎么来测度它呢？通过三部九候，因为它会导致脉的大小变化，我们就能测度。这个时候你会发现，"卒然逢之"，邪气进入身体里，但是很容易被我们导引。它虽然进去了，但是和真气之间还是有分别的，还没有完全融合，因此是比较容易调节的。你首先要把它逃跑的路线堵住，然后在病人吸气的时候进针，"无令气忤"，不要让气泄跑。"静以久留，无令邪布"，不让邪气东窜西窜。还要在病人吸气的时候转针，就是我们刚才说的补泻。"以得气为故"，你会看到针边的皮肤上有红晕不断聚集，然后等病人将气全部呼出的时候再拔针，让邪气跟着针一起出来，就这样简单地把邪气泄了。

帝曰：不足者补之，奈何？

岐伯曰：必先扪而循之、切而散之、推而按之、弹而怒之、抓而下之、通而取之。外引其门，以闭其神；呼尽内针，静以久留。以气至为故，如待所贵，不知日暮。其气以至，适而自护，候吸引针，气不得出，各在其处，推阖其门，令神气存，大气留止，故命曰补。

这里讲的是怎么补不足。其实很简单，比如一个人虚了，我们就需要知道他虚在哪里、在哪条经。这样一来我们才能知道怎么补。病人如果很虚的话，扎针就不容易有气感，那么你可以先给他按摩，让穴位松开，也就是这一段经文里说的，循着经络进行推、按、弹、抓、通，让他的气在那里流动，通过刺激，让那股气上来，然后你再等他呼气的时候下针。下针以后，你就可以等到他的那股气；气到的时候，那个部位至少会发热，你在候气的手也会有感觉，比如原来下针的时候感觉是很疏松的，突然气到了，手感会不一样。另外，病人在补的时候至少也会有热感。这时，你要在病人吸气的同时出针，气来了你才可以出针。下针的目的是"引气而至"，这就是补，这时针旁边是没有红晕出现的。反过来，虚的时候下针，针周围的肤色会有点白，但往往气至的时候白色就不见了。气到的时候就不虚了，手感也会不一样，你也能知道，这就要靠神了。你如果有手感、气感，就能感知到那股气来。所以大家如果要学针，最好练一下气，这样的话你手里握着针的时候至少会有感应，气来去的时候你能够知道，至少针转动的时候你会有感觉。这东西只能靠神会，而且要实践，实践以后自然会掌握。"令神气存，大气留止，故命曰补"，这是补法。

帝曰：候气奈何？

岐伯曰：夫邪去络，入于经也，舍于血脉之中，其寒温未相得，如涌波之起也，时来时去，故不常在。故曰，方其来也，必按而止之，止而取之，无逢其冲而泻之。

气刚刚来你就按住它，不让它动。"止而取之"，等气停的时候，你就可以下针了。"无逢其冲而泻之"，不要等邪气冲击的时候下针，如果有八风相冲，你就不要去弄它。

真气者，经气也。经气太虚，故曰其来不可逢，此之谓也。故曰，候邪不审，大气已过，泻之则真气脱，脱则不复，邪气复至，而病益蓄。故曰，其往不可追。此之谓也。

如果你等候的时机已过，邪气已经走了，你才泄气，那是泄了真气。"脱则不复，邪气复至，而病益蓄"，等邪气再来的时候，病就加重了。"故曰，其往不可追。此之谓也。"所以出针的时间很重要！邪气来的时候，你要把握住时机把它泄掉。不要等邪气走的时候才泄它，那样的话泄的就是真气，所以叫作"其往不可追"。

不可挂以发者，待邪之至时而发针泻矣。若先若后者，血气已虚，其病不可下。故曰，知其可取如发机，不知其取如扣椎。故曰，知机道者不可挂以发，不知机者扣之不发。此之谓也。

这里讲的还是时机。邪气来的那个时刻，你就要赶快把它泄掉，就那一刹那！不能等它走了你才泄，那就泄到真气了。

帝曰：补泻奈何？

岐伯曰：此攻邪也。疾出以去盛血，而复其真气。此邪新客，溶溶未有定处也。推之则前，引之则止，逆而刺之，温血也。刺出其血，其病立已。

有时候邪气来得很猛，你的针一扎进去它就被你捉住了。那么这个邪气是新客，没有定处，你推它它就往前，你引它它就止住。这时候你就逆着经络扎针，然后出针要快，让血也跟着出来一点点，那么气也基本上跟着出来了。我们不是为了出血，而是为了出那股气，因为气是跟着血跑的。这就是"逆而刺之，温血也。刺出其血，其病立已"，病马上就会好。病人原来病得很严重，一放完血，身体恢复得很快；特别是邪气重的时候，这种方法特别有效。因为邪气是新客，还很难与真气融合，所以只要你抓到、找到它的位置，用针定住，然后邪气一来，你一出针，在呼气的时候立即放出一点血，邪气就出来了，病就好了。这确实很快。

帝曰：善。然真邪以合，波陇不起，候之奈何？

刚才说的邪气还是新客。如果邪气不是新客，已经与真气融合了，已经没有"波陇"可言了，那怎么办呢？

岐伯曰：审扪循三部九候之盛虚而调之。察其左右，上下相失，及相减者，审其病脏以期之。

你就按三部九候来把脉、诊断、看虚实，然后下针。

不知三部者，阴阳不别，天地不分；地以候地，天以候天，人以候人，调之中府，以定三部。故曰，刺不知三部九候病脉之处，虽有大过且至，工不能禁也。诛罚无过，命曰大惑，反乱大经，真不可复。

如果我们不懂得三部九候的诊断，乱刺的话是很危险的，真气很难恢复过来。

用实为虚，以邪为真，用针无义，反为气贼。夺人正气，以从为逆，荣卫散乱，真气已失，邪独内著，绝人长命，予人天殃。不知三部九候，故不能久长。因不知合之四时五行，因加相胜，释邪攻正，绝人长命。邪之新客来也，未有定处，推之则前，引之则止，逢而泻之，其病立已。

新客邪很容易治，那么如果是老病，邪气与真气已经融合在一起了，这时候你就只能用三部九候来诊断了，按照虚实进行补泻。但是如果连三部九候都不懂，上来就乱刺，那就是让人的生命受伤，夺人正气，辅助邪气，这就惨了。

这三篇其实是一体的，讲的是"针法五步"，第一是法天择地，要懂得天地，第二是三部九候，这两步基本上决定了针法的基础。天地的虚实可以通过日月星辰、六十甲子来判断，人的虚实就用三部九候来诊断。在这两个基础上，你才可以对病人作诊断；诊断清楚后，我们才知道他身体的虚实、病在哪里；知道病在哪里以后，才能知道该用什么穴位，是补还是泻；然后才能用针。用针还需要先调神！人家心态还没稳定的时候，你不能一上来就下针！然后，用针的手法也是有讲究的。有的人病灶已经隆起得很明显了，甚至还有一些黑血，这时候你用针就要猛一些，把邪气泻掉，放血，比如可以用三棱针。有的人是虚病，这样的话一般要用灸。当然，用针也可以补，比如用毫针，就是我们刚才所讲的方法。但是，张仲景一般用灸来补。你可以根据情况进行选择。当然，你还要配合呼吸，了解经脉的走向。这里面还有一些奥妙，我们现在的人以为懂了，实际上没有完全懂。比如，为什么是男左女右呢？男女经脉的走向一样吗？我们前面讲法度的时候，男的是从左到右为顺，女的是从右到左为顺，为什么是这样呢？如果走向和顺逆不清楚，你怎么补泻呢？你到底要往哪个穴位扎？你可以好好体会一下，脉不一定按照书上说的那样走。书上说，三阴是从下往上。那是不一定的，它也可能左边往上、右边往下，也可能早上和下午不一样。这里面有很多细节的东西。为什么现代人扎针效果这么差？因为很多人不懂这些。为什么古代真正的神针那么厉害？重病几针下去就好了。因为扎针的人懂得这些，对生命理解得太透彻，所以针一扎下去病马上就好，"其病立已"。

通评虚实论篇第二十八

我们前面讲天地的虚实，讲人与天地相应，讲太阳月亮星辰对我们生命的影响。月郭空的时候和月郭满的时候，天地对我们身体的影响是不同的，这是天地的虚实。事实上，天地与人是一体的，我们从身体上的任何一个部分，比如从耳朵上就可以看到全身；从人体可以看到天地，所谓"一粒粟中藏世界"，这是一种境界。从这个角度讲，人都是天地的儿子。

因此，所有的人类都是一家人，大家是分不开的，从上古到今天都是如此。大家可以看到，这一篇"通评虚实论"里讲的病都是今天的常见病。我们可以发现，古人讲的那些病与今天的病竟然是一样的。我们以为自己进化了多少，事实上有些模块根本没变过，例如张仲景的汉方现在用起来一样有效！我们还是在这方天地中生活，而天地还是这么个模块，六十甲子的变化到今天还是那么精准！这一篇对虚实问题讲得很细，通篇用病例来讲解，一直到今天仍然指导着人们用虚实的方式去看待病症。人们为了易于理解，把它分为八纲辨证，就是所谓的寒热、虚实、表里、阴阳，按照这八个纲要去看病。这一篇通论虚实。

黄帝问曰：何谓虚实？

岐伯对曰：邪气盛则实，精气夺则虚。

老人是虚还是实？我们都知道，人越老越虚。中年以后，男的八八，女的七七，之后肯定虚，精气虚，事实上就是"精气夺"。否则头发怎么会白？眼睛怎么会花，甚至连走的路都看不清楚？而且还会逐渐头重脚轻，睡不着觉。这就是"精气夺则虚"，没有邪气也会虚，因为这是衰老的过程。所以不要总是从病的角度想，没病也会虚。我们劳累过度身体也会虚。有时候情感变化太剧烈，身体耗得太厉害，也会虚；吃得太多，消化不了，也会虚。所以说，虚的可能性有很多。我们身体虚的时候，邪气就侵入体内，而邪气进入人体与正气交战所表现出来的状态叫作实。

如果正气盛，邪气就进不来。月亏，又是冬天，如果你虚了，比如辟谷、洗冷水澡，邪气就进来了，人就病了。虚实往往是相对的，邪气进来后与正气交战，就变成实。一旦正气与邪气交战，人就发烧发热，恶寒，脉浮紧，这是表实，这种实症是邪实。这个时候如果你吃不下饭，那么胃气就会虚，邪气就往胃的方向侵入，进入阳明。一进入阳明，人就发高烧，津液倍耗。阳明一热就全身痛，大便干结排不出来。阳明逆走，头发热。所以邪气是步步深入，哪里虚，邪气就往哪里凑。我们要慢慢体会，学会虚实就会诊断。如何养生呢？善于利用天地的虚实和人的虚实，就会懂得怎样养生。所以，这一篇的内容相当重要！

帝曰：虚实何如？

岐伯曰：气虚者，肺虚也。气逆者，足寒也。非其时则生，当其时则死。余脏皆如此。

这里的"余脏皆如此"，是说其他的脏器也一样。我们刚才举了一个老年人的例子，肺虚时如何，肝虚时如何，肾虚时如何。老年人如果肾虚，就会走不动路，掉头发，牙齿脱落。如果肝虚，就会看不清东西，老花眼。

这时，"精气夺则虚"，老天在"夺"你。肺气虚就会中气不足，说话没有力气，所以需要用话筒；一般来说，肺气足的人不用话筒，轻轻一开口，整个房子都震动。

那么，"非其时则生，当其时则死"，到了克他的时间，像是夏天火旺的时候，肺气虚的人就容易死，因为火克金，这就是"当其时则死"；如果不是这个时间，就有可能不死，还可以生。"气逆者，足寒也"，气降不下去，也就是金降不下去，而金生水，因此降不下去就会出现足寒。这就是逆了。所以说，秋天的气收不了，到了冬天就会出现足寒。其他的脏器也是这个道理。我们在这里举了老年人的例子来让大家明白什么是虚，如果想更加详细地了解，可以去看一下"上古天真论篇"里的内容，就会更加清楚，人是怎样一步步衰老的，都有怎样的症状。

用脑过度，身体也会虚。因为如果我们的血都供应了脑部，那么胃的供血会出现不足。长此以往，胃就虚了。所以有胃病的人大部分是因为想得太多。天天干活儿，像我们之前所说的"志乐身苦"的人，脾胃不怎么容易受伤。特别是爬山多的人，与土交流得很多，就不容易得胃病。所以，有胃病的人应该多去爬山，而且要爬土山，然后少想事情，那么胃病一定会好，因为与土气交容易养胃。

帝曰：何谓重实？

岐伯曰：所谓重实者，言大热病，气热脉满，是谓重实。

黄帝又问，什么是"重实"？一般而言，实病很厉害，摸脉时会摸到尺肤发热。大热病其实指的是温病，气热指的是脉摸下去热，脉满指的是脉摸下去满，所以说这是"重实"，表也热、里也热。这种病来得很凶猛。所以温病容易死人，因为发病速度很快，像是非典啊、严重的病毒性感冒啊，甚至非洲的那种传染病，多数属于这一类。你去摸脉，发现脉满发热甚至全身腐烂，就是大热病，叫作"重实"。这种病来得很快，人死得也很快。所以我们必须懂得如何治疗，下手要快，慢了的话人就死了。

帝曰：经络俱实何如？何以治之？

岐伯曰：经络皆实，是寸脉急而尺缓也，皆当治之。故曰，滑则从，涩则逆也。夫虚实者，皆从其物类始，故五脏骨肉滑利，可以长久也。

"经络皆实，是寸脉急而尺缓也"，通过摸脉发现，太热了以后皮肤松软，遇寒时又会收紧，那么"皆当治之"，但没说怎么治。事实上，可以看看是经络的哪个地方有问题，然后放血。我们说，邪气盛要泄，正气虚要补。"故曰，滑则从，涩则逆也。"滑，是还有胃气、有真气，还有的救，就像我们之前讲柔和的东西是有生命的；涩，就是阴虚了，津液亏损，我们之前讲硬的东西是死的。所以，这里说"五脏骨肉滑利"，真气充足就可以长久。反过来，干涩就是没气了，干枯枯槁，那还有的救吗？没有！脉也是如此。脉滑呢，说明有真气；干涩呢，就是没真气了，就叫作逆。"夫虚实者，皆从其物类始，故五脏骨肉滑利，可以长久也。"上面说的是大热病。

帝曰：络气不足，经气有余，如何？

岐伯曰：络气不足，经气有余者，脉口热而尺寒也。秋冬为逆，春夏为从，治主病者。

"帝曰：络气不足，经气有余，如何？"络指的是表，经指的是里。络脉指的是可以摸到的那些。十二经都有一条络脉，比如手太阴肺经的络脉是列缺，等等。络脉是表层，我们放血的时候往往从络脉放，这样可以把表热或表寒去掉。这个放血疗法，外国人很早就跟我们学了，很有效，但他们有时候放得太过。

"岐伯曰：络气不足，经气有余者，脉口热而尺寒也。"我们摸脉的时候，看尺寒的地方。所谓络脉，就是表层的血脉，比如我们说的毛细血管之类的。络气体现在皮肤上。如果皮肤是寒的，就说明络气不足。经气要看寸口脉。如果我们一摸寸口脉，那个地方是热的，而尺脉是寒的，则说明络气不足，经气有余。所以说，判断络气和经气的关系，要通过寸口脉和尺肤。尺肤可以判断络气，寸口脉可以判断经气。如果一个人络虚而经有余，那么秋冬就为逆，春夏就为从。春夏络气到表，则会出现不足；秋冬气机潜藏下去，络气则是虚的。

帝曰：经虚络满何如？

岐伯曰：经虚络满者，尺热满，脉口寒涩也。此春夏死，秋冬生也。

帝曰：治此者奈何？

岐伯曰：络满经虚，灸阴刺阳；经满络虚，刺阴灸阳。

接下来与前面相反。"此春夏死，秋冬生也"，要怎么治呢？针是泻法，而灸是补法。络满经虚，就要灸阴刺阳；反过来，经满络虚，就要刺阴灸阳，要泻经，所以刺经而补络虚，补阳。在这里，我们可以看到古人用针泻、用灸补。张仲景在《伤寒论》里写道，肝气不畅、发热的时候，以针泻期门（《伤寒论》第108条：伤寒，腹满谵语，寸口脉浮而紧，此肝乘脾也，名曰纵，刺期门）；如果是头上发热，总出汗，而身上无汗，是督脉不通，则刺风池；如果病人很虚，四肢发冷，就灸小腹、关元之类的穴位，用补的方法。总之，补虚的时候用灸，泻表实的时候用刺。

帝曰：何谓重虚？

岐伯曰：脉虚、气虚、尺虚，是谓重虚。

尺摸下去是虚的，脉摸下去也是虚的，气也是虚的，这就是"重虚"。

帝曰：何以治之？

岐伯曰：所谓气虚者，言无常也；尺虚者，行步恇然；脉虚者，不象阴也。如此者，滑则生，涩则死也。

说话说不清楚，因为气太虚。"尺虚者，行步恇然"，走路不稳。你想想看，一个人尺肤的地方都塌陷下去了，整个身体的津液都不足了，那他肯定虚，走路肯定不稳。"脉虚者，不象阴也"，脉也是虚的，摸下去有不足的感觉。"不象阴也"，他的阴也不足。比如说脉细小，脉里血流不足；如果是脉弦细、弦绝，脉里就更没有血流动了。"不象阴"，这时候呢，"如此者，滑则生，涩则死也"，摸下去脉是滑的则生，是涩的则死，也是看逆从。把脉也好，听病人说话也好，看他走路也好，都可以看出来，他已经很虚了；如果再加上脉是涩的，皮肤也是干涩的，那就完了。接下来讲得更加深入，"从表入里"。

帝曰：寒气暴上，脉满而实何如？

脉摸上去是满实的，可是有症状，即"寒气暴上"。

岐伯曰：实而滑则生，实而逆则死。

还是刚刚的道理，"实而逆则死"，是没有真气，讲的是一种症状。邪气已经很深入了，往往已经入到了少阴里，而心阳又不足，而少阴主要靠肾阳来维持。此时，这股寒气往上逆走，相当于从下丹田往中丹田、上丹田"暴上"，从下焦往中焦、上焦涌，而且脉是满实的。这个时候呢，如果脉是滑的，就还能救，说明还有卫气存在，还可以活。可见，症状是一步步深入的。

帝曰：脉实满，手足寒，头热，何如？

岐伯曰：春秋则生，冬夏则死。脉浮而涩，涩而身有热者死。

现在不光是上逆胸口，而且还手足发冷，头发热。这样的情况，春秋有救，冬夏则死。我们的头是凉的，肚子是温暖的，所以我们不爱吃凉的东西，但热过头的人喜欢吃。如果我们手脚怕冷，则是"水火既济"，一定是上面为水，下面为火，然后才能交流。现在头是热的，手足是冷的，脉实满，这个"实满实寒"的气充在里面，那么阴阳可能就会分离。这个时候，三阳降不下来，三阴升不上去，卡在那里不上不下。如果是冬夏这种极阴极阳的时刻，可能就要分离了。因为冬天极阴，可能把身体搞成极阴；夏天极阳，可能把身体搞成极阳，导致魂魄不能相交，人可能就死了。如果发生在春秋季节阴阳交通的时候，就有可能把阴阳的状态扭转过来。所以说春秋有可能生，冬夏则死。这里说完四季以后，又讲了脉，"脉浮而涩，涩而身有热者死"，脉浮涩，就是真气不足，卫气也败掉了，失去了阴阳相交的柔和之气。脉浮，就像刚刚头热的那种症状，阳脱掉就会死。这是阴阳虚实表里的表征。

帝曰：其形尽满何如？

岐伯曰：其形尽满者，脉急大坚，尺涩而不应也。如是者，故从则生，逆则死。

帝曰：何谓从则生，逆则死？

岐伯曰：所谓从者，手足温也。所谓逆者，手足寒也。

这种状况进一步加深。"帝曰：其形尽满何如？"什么叫"形尽满"呢？刚刚我们讲寒气会逆走，现在不是寒气了，是水气！水气浸满了身体。"尽满"是浮肿，全身水肿，水寒之气倒灌。我们正在一层一层地讲阴阳的逆走，从气到水。邪满到这种程度，所以全是实症。手脚如果是暖的，就还有救；如果手脚都冷了，人就要死了。

如果手足是温的，意味着脾胃很好，中气足。因为脾胃是管四肢的，"孤脏主四肢"，只要脾胃的气还在，人就还有救；如果脾胃的气没了，人就要死了。这里的逆从是从手足的寒热来看的。我们前面讲过治疗的方案，发汗利小便，把我们的内心调整到"洁净府，开鬼门"的状态。这是关于水肿的治疗。事实上，实症到了这种程度，病人的真气也虚了，这时要看他的真气还有没有，如果没有，那肯定会死。怎样来看真气的有无呢？就看手脚是否温暖，看脉里还有没有胃气。脉是实满的，但也是滑的，是柔和的相，不是涩相，就是还有胃气；如果是涩相的话，人就要死了。所以我们一定要看病人还有没有真气，脉柔不柔和。因此，死不死在于真气。这个例子分了很多层面来讲虚实、讲寒气逆走，等等。

帝曰：乳子而病热，脉悬小者何如？

此处把一个病症分很多层面进行讲解，讲得很细。"乳子"是指吃奶的小孩子，他的脉很难摸。但是这里说能摸到其脉"悬小"，所以我们反推，这是在讲妇人。不管是讲妇人，还是讲小孩儿，讲的病都是一样的。

岐伯曰：手足温则生，寒则死。

这个病是热病，就是发烧，脉象悬小，津液不足。如果津液不足，又发热，人就很容易死。这个时候呢，关键要看有无胃气！有胃气的话，就还可以活。所以，一个是脉象的滑与涩，一个是手足的温与寒，两者都非常重要，都是在看胃气的有无——手足的温与寒是从表来看的，而脉象的滑涩是从里来看的。说到胃气，先天精气与后天水谷之气相结合的产物就是胃气。

帝曰：乳子中风病热，喘鸣肩息者，脉何如？

岐伯曰：喘鸣肩息者，脉实大地。缓则生，急则死。

这里讲了两个层面。热明确是中风——被热逼得呼吸不顺畅了，会出现呼吸的时候耸肩的现象。此时，脉来得急，死得快，这就是风热；来得缓的话，就像刚刚讲的脉是柔和的，人就还能救。其实这也很难救，因为病人胃气不足。这是在讲热性的实，前面讲了寒性的实，所以后世医家将其分为八纲辨证，其实是把元素提取出来——虚实表里寒热阴阳。

帝曰：肠澼便血何如？

岐伯曰：身热则死，寒则生。

这是什么意思呢？说白了，就是痢疾！这个红痢是怎么来的呢？说白了，是便血。因为热邪攻击下焦，血热以后从肠子里出来；现代人往往同时还有湿邪，所以是"湿热下注"，会出现拉血拉得很厉害的喷射状。这个时候可以用白头翁汤，因为黄连本身是厚肠胃的，它既可以固，又可以清肝热。"身热则死，寒则生"，身体如果再热下去，血就不得了了，因为它本身是热痢，人就会死。这种属于热症。

帝曰：肠澼下白沫何如？

"肠澼下白沫何如？"拉白沫是什么呢？我们一看就知道，这是寒性的下痢。这个时候不能用黄连，而是要用桂枝、用肉桂、用白术。这是反过来用的，要用温的，白术最好用炒过的，那个寒实除掉。

岐伯曰：脉沉则生，脉浮则死。

这时，如果脉浮上来，就是逆，而且又有表症又有里症，说明病特别严重，人就要死了；如果脉是沉的，就是里症。所以，"表里寒热虚实阴阳"，八纲辨证要牢记。

帝曰：肠澼下脓血何如？

岐伯曰：脉悬绝则死，滑大则生。

脓血是赤白相间的，也就是说，这时为寒热交替的症状。脉如果悬绝，说明津液已经耗光了，那么人肯定会死；脉滑大则说明里面还有真气，人还可以活。所以是根据真气来判断的。

帝曰：肠澼之属，身不热，脉不悬绝何如？

岐伯曰：滑大者曰生，悬涩者曰死，以脏期之。

这里是一个总结性的概括。只要真气还在，血还是足的，人就可以生；如果脉悬涩，说明血液已经干了，那么人肯定要死了。什么时候死呢？那就要看前面讲的五行五脏的情况了。我们刚刚讲了两大类常见的病，像是痔疮等病也属于这个范畴，所以我们要懂得这个原理，知道怎么去治疗。

帝曰：癫疾何如？

岐伯曰：脉搏大滑，久自已；脉小坚急，死不治。

帝曰：癫疾之脉，虚实何如？

岐伯曰：虚则可治，实则死。

此处讲的是癫疾。这个病，现在叫癫痫，就是突然间晕倒，口吐白沫。中医把这种病的原理搞得很清楚。正常而言，阳在头上，然后降下来；现在降不下来了，阴也升不上去，都聚在头部打架，所以出现癫疾。我们的治疗思路就是把阳降下去，然后把阴补上来，病就好了；哪条经有病，就治哪里。这很细呀，是微创手术，从经络的角度治疗，哪里需要动手术开脑呢？所以说，"脉搏大滑，久自已；脉小坚急，死不治"。如果还有真气的话，刺激脑部，病人自己可能会好；如果脉小坚急，再刺激脑部就太猛了，"死不治"。这是表实症，病在表，主要是三阳——阳降不下来。如果是虚症就还可以治，如果是实症就治不了了。这是在讲癫痫病的症状。

帝曰：消瘅虚实何如？

岐伯曰：脉实大，病久可治；脉悬小坚，病久不可治。

这里又讲了一个"消瘅虚实"。"消瘅虚实"是什么呢？就是糖尿病，这是现在很难治，也很常见的病！糖尿病发生的原理是什么呢？是五脏精气、津液的虚衰，是里虚；而虚衰以后，又发生虚热，看起来吃得很多，可是吃什么不见什么，所以叫"消"。这个时候，如果精气不足，脉又小坚，那就不可治了；如果脉实大，精气还够，就可以治。这和前面讲的是反过来的，这里是表实症。表实症就是脉不坚实，因此要反过来治。要学会用表里虚实来论证。

帝曰：形度、骨度、脉度、筋度，何以知其度也？

接下来我们详细论治。这里是讲度数，实际上是讲穴位和表里。

帝曰：春亟治经络，夏亟治经俞，秋亟治六腑，冬则闭塞。闭塞者，用药而少针石也。

春天、夏天、秋天，气所在的表里各不相同。春天在络，夏天在穴位，就是我们的五腧穴，为最表层。春天，气刚刚浮出来；秋天，气潜下去到六腑；冬天则闭藏，所以冬天我们只用药，少针石。这正是《黄帝内经》所讲的按照天地规律来行针用药。不要自己乱搞。

所谓少针石者，非痈疽之谓也。痈疽不得顷时回。痛不知所，按之不应手，乍来乍已，刺手太阴傍三痏与缨脉各二。掖痈大热，刺足少阳五；刺而热不止，刺手心主三，刺手太阴经络者大骨之会各三。暴痈筋緛，随分而痛，魄汗不尽，胞气不足，治在经俞。

"所谓少针石者"，就是让你少用针石；可是如果看见痈，那么还是要用针石放血，排掉它的毒性。"痛不知所"，痛也有很多种情况，"按之不应手，乍来乍已，刺手太阴傍三痏与缨脉各二"，这时需要刺手太阴旁三下，还有人迎脉和喉结。如果痈漂浮不定、找不到的时候，就摸边上，看看有没有浮出来的病灶、有没有反应点，像是红啊、紫啊，我们往往刺那些地方。其实我们生病时，身体上往往有相应的反应点，所谓"有里必有表"，如果你的身体某个地方突然长了一个东西，说明你的身体在排毒，你要想办法帮它排掉。长痈也要排，热毒也要排，如果排不出来，你就要针刺，帮它排。比如这个掖痈，肯定是大热，很毒的，就要刺足少阳，因为长在这个地方往往是胆经引起的，所以要刺足少阳。如果刺了以后热不止，还有发烧的症状，那么你就刺手厥阴心包经三下，再刺手太阴的经络，比如刚刚说的列缺、大骨之会，就是尺侧。这几个穴位一次刺下去，痈病基本上就好了。这里的刺相当于放血，用针的话就是泻法。接下来讲暴痈，会出现筋软，痛的程度不等，因为下丹田的气不足，所以治在经俞，因此我们要根据三部九候去判断是哪条脉，再去找反应点。这要随症治之。

腹暴满，按之不下，取手太阳经络者，胃之募也。少阴俞去脊椎三寸傍五，用员利针。

接下来讲的是脾胃病。如果邪气是在脾，就去找手太阳的经和络，还有胃的募穴。事实上，"腹暴满"是在胃和小肠的区域，这时取相应的经穴来治疗。我们的脾胃往往与肾有关，因为胃里有少阴真气。真气与水谷之气混合在一起，我们可以从脉象上摸到，柔和的真气还在，否则人就死了。然后再去找少阴俞，就是铜人的第十四椎旁开一寸五分，刺这个地方可以调整肾胃小肠。我们要去找病的相应补穴来调整。

霍乱，刺俞傍五，足阳明及上傍三。刺痫惊脉五，针手太阴各五，刺经太阳五，刺手少阴经络傍者一，足阳明一，上踝五寸刺三针。

霍乱是上吐下泻，病位主要在阳明，"刺俞傍五，足阳明及上傍三"。接下来讲如何治疗癫痫，这一段很精彩。刚刚说病因是"其阳不能泻"，所以我们说刺三阳，手太阳、足阳明，还有少阳，就是我们之前说的头上那三个部位。刺这三个部位可以把这里的经络疏通，然后补阴，主要是补心肺，因为心肺的能量会往头上去，所以刺的也是手太阴和手少阴，把能量向上输送上去。我们把头上的热泻下来，把下面的阴提上去，癫痫的症状就减轻了。如果现代西医知道这个原理的话，就不用开那一刀了。这里面的道理很深，我们要慢慢看。治疗霍乱呢，主要是刺阳明，以后还会提到胃液。治疗霍乱、上吐下泻主要在阳明经，用针刺的方法来治疗；现代人大都是用药，也不难治疗。癫痫是表实症，消渴是里虚症。所以说，糖尿病关键不在于去测量血糖高不高。如果人的津液不足，血糖浓度自然会高；如果津液充足，血糖浓度就会降下来。其实，从整体上来讲，人体是缺糖的，糖尿病人血糖虽高，但却是没力气的，根本没有糖用。从中医的角度而言，找到相应的脏器，并补充其相应的津液。这就是我治疗糖尿病的思路，是根据《黄帝内经》来的，已经试验过了，是有效的！所以说，我们要存津液，保胃气。往往津液不足也和阳气有关。阳气不固阴，所以我们要下阳药，让阴阳相合；如果单纯下阴药，但阳不足，则固不了，反而会更加消耗阴液，阴就守不住了。所以药物的配比要根据个人的身体状况进行调整，这样才是有效的。这就是阴阳虚实的道理，以此判断病情很有意思。

凡治消瘅、仆击、偏枯、痿厥、气满发逆，肥贵人，则高粱之疾也。隔塞闭绝，上下不通，则暴忧之病也。暴厥而聋，偏塞闭不通，内气暴薄也。不从内，外中风之病，故瘅留著也。跖跛，寒风湿之病也。

"凡治消瘅、仆击、偏枯、痿厥、气满发逆，肥贵人，则高粱之疾也。"这是把前面讲的那些要点总结了一遍。这类病往往富贵肥人容易得，而且一些人动不动就容易生气，内心很傲慢，自尊心很强，又爱面子，觉得自己很高贵，吃得又好，却消化不了，就会导致这类疾病，所以说是"高粱之疾"。这里分了几类，有时闭塞不通，内气暴薄，"不从内，外中风之病"，来一个中风往往就能把人搞倒。"故瘅留著也。跖跛，寒风湿之病也"，风寒湿气侵入人体，这个人的肌肉就萎缩了。

黄帝曰：黄疸暴痛，癫疾厥狂，久逆之所生也。五脏不平，六腑闭塞之所生也。头痛耳鸣，九窍不利，肠胃之所生也。

"黄帝曰：黄疸暴痛，癫疾厥狂，久逆之所生也。"这些都是逆。我们的情绪对身体影响很大，会让我们五脏不平，所以现在的疾病多数是情志和饮食导致的；外面的风寒暑湿燥火，还不至于导致这么严重的疾病，多数只是会引起伤风感冒之类的小病。现在大多数疾病，往往是饮食、男女、情志等因素引起的，所以大家一定要注意休养。肠胃疾病也是很要命的，一旦肠胃堵住，气就会逆走，阳就降不下来；阳降不下来，就会"九窍不利"，这是《黄帝内经》

的总结。这里列出了很多常见病，古代和现代一样。我们的心如果调不好的话，这些病真的很难治愈。人心主在膻中，膻中这个地方很关键！在人的胚胎阶段，这里有一个胸腺，主宰着整个生命发展的过程。一般在我们出生以后，到了七岁左右，这个胸腺就慢慢萎缩了。这个胸腺是我们的总设计师，而大脑只是工作室，"脑为神之使"。事实上，我们工作的时候用的是大脑，大脑不动的时候神藏在膻中。有一个坛城在膻中里面，是我们的心住的地方。那么，我们的心是主七情出入的，所以人一生气，这个地方就容易堵；而一见喜欢的事情，这个地方就会打开；烦躁的时候，这个地方也会堵。因此，这个地方是人情志的主宰，影响着人的五脏六腑。所以，关键在于你能不能调节好心态。我们在整个生活中的修行，要不被外境所转，不在大喜大悲的两边晃动，要保持宁静的心态。

太阴阳明论篇第二十九

　　黄帝问曰：太阴、阳明为表里，脾胃脉也。生病而异者何也？

　　岐伯对曰：阴阳异位，更虚更实，更逆更从，或从内，或从外，所从不同，故病异名也。

　　前面几篇讲了很多病症，这一篇讲原理。比如前面讲的阴寒之气逆走导致头冷、四肢冷，如果你不懂经脉，就无法掌握疾病和治疗的原理，再比如我们刚刚讲的癫痫头部病，也是一样的。这一篇帮助我们对经脉和阴阳获得更深的了解，所以我们顺着原来所学的知识，再捋一捋。

　　太阴、阳明是阴阳的表象。太阴是脾，阳明是胃，这里是从足太阴脾和足阳明胃来讲的。脾和胃是中土，中土一转的话，全身就跟着转，所以我们刚才讲，足太阴脾和足阳明胃是一湿一燥，互相协调的。阳明是纳谷的，是多气多血的；而从三阴的角度来讲，真气是从少阴输送给太阴的，再从太阴输送给阳明。所以太阴指挥阳明，使气血能够输布到到三阴。所以就是这么一个模块，胃气呀、太阴的真气来自少阴。少阴是枢纽，太阴是表；少阴通过太阴来控制阳明，用真气来控制阳明的消化功能，之后将营养输送到五脏六腑。这是核心，大家要理解。

　　帝曰：愿闻其异状也。

岐伯曰：阳者，天气也，主外；阴者，地气也，主内。故阳道实，阴道虚。故犯贼风虚邪者，阳受之；食饮不节，起居不时者，阴受之。阳受之则入六腑，阴受之则入五脏。入六腑，则身热不时卧，上为喘呼；入五脏，则膜满闭塞，下为飧泄，久为肠澼。故喉主天气，咽主地气。故阳受风气，阴受湿气。故阴气从足上行至头，而下行循臂至指端；阳气从手上行至头，而下行至足。故曰，阳病者上行极而下，阴病者下行极而上。故伤于风者，上先受之；伤于湿者，下先受之。

阳主表，对外；反过来，吃进去的食物，以及情志，都是阴受之。这体现了阴阳的差异性。"故喉主天气，咽主地气"，喉咙是呼吸器官，主天气；咽是主管吃下去的东西，主地气。阴阳是相互衔接的，阳明是阳，接的是地气；太阴是阴，但接的是天阳之气。阴受湿气，阳受风气。湿气从三阴来，也就是从脚下来；风气从头上来。原因是什么呢？这里告诉我们，因为经脉的走向是这样的，阴气从足上行到头而后下行手臂，阳气是从手上行至头再下行至足。所以刚刚讲三阳聚在头上降不下来，三阴又堵在心肺那里升不上去，所以出现了癫痫。为什么病人头热却四肢发冷？因为阴气升不上去，头部阳气又降不下来，如果阴阳运转起来就不会这样。

帝曰：脾病而四肢不用何也？

岐伯曰：四肢皆禀气于胃，而不得至经，必因于脾乃得禀也。今脾病不能为胃行其津液，四肢不得禀水谷气，气日以衰，脉道不利，筋骨肌肉皆无气以生，故不用焉。

四肢萎废不用，往往是脾胃有问题，因为脾胃是主四肢的。我们刚刚说过，可以通过四肢看一个人的脾胃。如果四肢温暖，说明脾胃有阳气，气血可以达表；如果四肢寒冷，则说明气血运行不畅，不能达到四肢末梢。这就是脾胃运行的表现。如果脾胃运转得好，手足温，那么这个人的病往往容易治，反之则难治。这就是逆从。
"岐伯曰：四肢皆禀气于胃，而不得至经，必因于脾乃得禀也。"这
就是说，四肢的营养都是胃运输过去的，而胃又受到脾的调控。所
以说，脾主运化。"今脾病不能为胃行其津液，四肢不得禀水谷气，
气日以衰，脉道不利，筋骨肌肉皆无气以生，故不用焉。"因为脾气
不足，致使津液不能运化到四肢，长此以往，四肢就用不了了。所
以说，脾主肌肉。

帝曰：脾不主时何也？

岐伯曰：脾者土也，治中央，常以四时长四脏，各十八日
寄治，不得独主于时也。脾脏者，常著胃土之精也。土者，生
万物而法天地，故上下至头足，不得主时也。

帝曰：脾与胃以膜相连耳，而能为之行其津液，何也？

岐伯曰：足太阴者，里也，其脉贯胃属脾络嗌，故太阴为
之行气于三阴。阳明者，表也，五脏六腑之海也，亦为之行气
于三阳。脏腑各因其经而受气于阳明，故为胃行其津液。四肢
不得禀水谷气，日以益衰，阴道不利，筋骨肌肉无气以生，故
不用焉。

脾与天地相交于辰、戌、丑、未，四季各 18 天，所以说它是
土。四季时，由脾土运化到四个脏，所以四肢可以与四季相应，也
可以与四脏相应。黄帝接着问道，脾与胃本来就不相连，中间还有
个膜隔着，它是如何行其津液的呢？从这句话我们可以看出，黄帝
那个时候的解剖学很厉害，这里是从经脉上来讲的，而经脉是无形
的，是气的层面的精微物质，是看不见的、小分子的。这就把脾与
胃讲透了，把脾与胃的关系说清楚了。我给大家更细致地解释一下：
脾受少阴真气的支持才能发挥调控功能，所以在《伤寒论》当中，
经常用少阴的方子治脾胃的病。看到病人四肢发冷，就用四逆汤，

把少阴肾气提起来，输送给脾；脾阳提上来后，就能够调节胃。如果出现四肢厥冷，那就说明病人阳虚，消化不了食物。张仲景用方很厉害，这个四逆汤的"四逆"就是四肢逆冷。

阳明脉解篇第三十

黄帝问曰：足阳明之脉病，恶人与火，闻木音则惕然而惊，钟鼓不为动，闻木音而惊，何也？愿闻其故。

岐伯对曰：阳明者，胃脉也；胃者，土也，故闻木音而惊者，土恶木也。

这一篇描述阳明脉。我们可以看到，张仲景在《伤寒论》中描述的内容与这一模一样。所以，《伤寒论》是在《黄帝内经·素问》的基础上著述的。阳明属土，木克土，所以阳明病之人闻木音而惊。

帝曰：善。其恶火何也？

岐伯曰：阳明主肉，其脉血气盛，邪客之则热，热甚则恶火。

阳明病之人怕火，是因为"阳明主肉，其脉血气盛，邪客之则热，热甚则恶火"，邪气已进入阳明里发热了，像是《伤寒论》中所说的，邪气一进入阳明就发热，因为阳明是多气多血之经，很容易产生交战；因为它气血很满，所以很讨厌热。

帝曰：其恶人何也？

岐伯曰：阳明厥则喘而惋，惋则恶人。

帝曰：或喘而死者，或喘而生者，何也？

岐伯曰：厥逆连脏则死，连经则生。

帝曰：善。病甚则弃衣而走，登高而歌，或至不食数日，逾垣上屋；所上之处，皆非其素所能也，病反能者，何也？

阳明太热，会耗伤肾的真阴。在阳明热的病位很深的时候，病人已经发高烧两三天了，大便很硬而且排不出来，这样一来就会严重伤阴，这时一定要存津液、保胃气；如果此时去扶阳，会搞死病人。所以这个时候要赶快用张仲景的大承气汤，用很厉害的泄药、阴寒的药，才能保住津液，不致伤阴；否则，肾阴会严重受伤！如果伤到肾的精气，那人就完蛋了，会死人的！伤肾以后，人会有恐惧心，会很怕人。"不避亲疏"，就是热太过；"厥逆连脏则死，连经则生"，热邪到脏的时候人就死了，"连经"的话热邪只是在经络上跑，往头上冒，相当于阳明经的那个沼气，人还可以多活一阵儿。肠胃里存了很多天没排出去的那个气是很臭的，如果熏到脑，人就乱了，就会裸奔，爬到很高的地方唱歌，而且不吃东西还很有力气，像是"皆非其素所能也，病反能者，何也"，平时办不到的事情现在都能办到，这是怎么回事呢？

岐伯曰：四肢者，诸阳之本也。阳盛则四肢实，实则能登高而歌也。

帝曰：其弃衣而走者，何也？

岐伯曰：热盛于身，故弃衣欲走也。

帝曰：其妄言骂詈，不避亲疏者，何也？

岐伯曰：阳盛则使人妄言骂詈，不避亲疏，而不欲食；不欲食，故妄走也。

岐伯说："四肢者，诸阳之本也。阳盛则四肢实，实则能登高也。"胃主四肢，阳气跑到四肢去了，四肢就会很有力量。阳是亢奋的，所以"阳盛则四肢实，实则能登高而歌也"，阳气又跑到了脑子上，加上刚才说的"沼气"，病人就会"不避亲疏"，有点癫狂了。

其实，就是"沼气"熏到脑，整个人疯掉了，所以说阳明病就在这里——阳明逆走！本来阳明经是向下降的，如果一直在脾胃这里堵着，人就会发高烧，正气邪气相斗争。所以，阳明的作用是保住能量，不让邪气侵入五脏；邪气侵入五脏，就容易死人。阳明这里正邪相斗争，人就发高烧，这时要用白虎汤。石膏这个东西很奇特，因为它是白色的。所以称为白虎汤。它可以清热，而且一般人不知道的是，它还能解表。因为石膏里有一种清气，与人体内的"沼气"一合，就可以把"沼气"往外散开。所以你不要看它寒，它还能解表呢！而且它还可以排便。因此，张仲景用石膏，这是白虎汤的核心。由于白虎汤可以降、可以解表、可以清热，所以阳明病主要可由白虎汤来治疗；同时可以加一点人参，补一些津液，或者再加一点补津液的生淮山药——生的淮山药吃下去可以养胃，补津液，很快就能把硬大便清掉。如果大便已经清掉了，就要用芒硝大黄来软化，再用厚朴枳实来降肺胃，把它逼出来。用药如用兵打仗，药物在治病的每个阶段怎么运作、发挥什么功用，都要一清二楚。比如，邪气在大肠的时候，用大承气汤；在小肠的时候，用小承气汤；在胃的时候，用调胃承气汤。这里讲了阴阳的交流，讲了虚实。这一篇从治病的角度讲，是很扎实、很细化的内容，可以拿张仲景的书对照着看，这样能够学到更多东西。

热论篇第三十一

黄帝问曰：今夫热病者，皆伤寒之类也，或愈或死，其死皆以六七日之间，其愈皆以十日以上者，何也？不知其解，愿闻其故。

这里其实是张仲景《伤寒论》的母本，整部《伤寒论》都是按照这个次第来讲解的，但是在讲三阴病的部分有一些出入，因为张仲景综合了整部《素问》对三阴病作出解读，但是次第和原理是一样的。这里讲的热病，也就是发烧。热病是从哪里来的呢？此处下了一个结论——"今夫热病者，皆伤寒之类也"。事实上，风寒暑湿都可以导致热病，这里只举伤寒一类为例。伤寒伤风，邪气进入人体内部，正气一定与其斗争，所以产生了热。哪里有"战争"，哪里就发热！这个原理一定要搞清楚。

岐伯对曰：巨阳者，诸阳之属也。其脉连于风府，故为诸阳主气也。人之伤于寒也，则为病热。热虽甚，不死；其两感于寒而病者，必不免于死。

这里讲了"太阳主气"。我们身体里都有一团卫气，也就是防卫外邪的气。你看唐卡中的人物，在中丹田的部位都有一团光，就是一团卫气，是我们整个气机的关键。比如这个太阳的脉，我们说以膀胱经为主，路过颈椎、后脑勺，过风府。风寒暑湿燥火往往都挟风，动态产生的一种风，所以说风府是一个窍，像是古人衣服的领子。现在很多人露肩，那么这个风吹进去以后，往往沿着脊柱一节节往下走，伤经络，伤内脏。至于伤哪个脏，要看风裹挟的是什么，挟热，还是挟湿，等等。当你正气不足的时候，邪气就进来了；正气足的时候邪气进不来，进来了也会排出去。一般而言，"人之伤于寒也，则为病热。热虽甚，不死"。风寒进来后会堵塞毛孔，正气升不上来，就会正邪斗争，发热。这个时候呢，人会发高烧，很热，但是一般不会死。可如果"其两感于寒而病者，必不免于死"，就是说，如果不仅三阳受邪，三阴也受寒的话，人就会死。但是现在很多人内外都很热，由于现代用药手段丰富，人也不一定死。

帝曰：愿闻其状。

岐伯曰：伤寒一日，巨阳受之，故头项痛，腰脊强。

伤寒由表入里，第一日是太阳受之。我们都知道太阳经是在背部，从足小指上来，行走于背部两侧，沿着颈到头，再到眼睛，所以伤寒肯定会出现头项痛、腰脊强的症状。因为这里闭塞了，出现战争；在战争过程中，相应的部位不通则痛，故头项痛，腰背不灵活。这是第一天，"表受之"。这里用寒举例子。

二日，阳明受之。阳明主肉，其脉侠鼻，络于目，故身热目痛而鼻干，不得卧也。

到了第二天，伤寒从表入里，进入阳明，可是还在三阳。阳明经走在人体前面，到面部、到额头。阳明主肉，属土，气降下来的时候人能够睡觉；而阳明逆走，气降不下来，人自然睡不着，故不得卧。

三日，少阳受之。少阳主骨，其脉循胁，络于耳，故胸胁痛而耳聋。

"三日，少阳受之"，伤寒开始步步深入。少阳主骨，经脉循行经过胸胁，上络于耳。少阳一受，伤寒就进入三阳的最里层了。

三阳经络，皆受其病，而未入于脏者，故可汗而已。

这里把治疗的法则也告诉你了。只要病邪在三阳，就可以通过发汗治疗。但张仲景说，病进入少阳后不适合发汗，如果是并病则可以，用小柴胡汤和桂枝汤合在一起发汗即可；但是病单入少阳的时候不宜发汗，也不宜下，而是宜和解。张仲景对这个问题理解得很深，我们可以慢慢体会。

四日，太阴受之。太阴脉布胃中，络于嗌，故腹满而溢干。

"四日，太阴受之"，伤害开始进入阴。这里是指我们吃东西的地方会发干，肚子满。

五日，少阴受之。少阴脉贯肾，络于肺，系舌本，故口燥舌干而渴。

第五日少阴受之，出现一片热象，而这片热象会不断地传布。

六日，厥阴受之。厥阴脉循阴器而络于肝，故烦满而囊缩。三阴三阳，五脏六腑皆受病，荣卫不行，五脏不通，则死矣。

第六日厥阴受之。"厥阴脉循阴器而络于肝"，这是讲经脉，"故烦满而囊缩"。如果五脏六腑都病了，荣卫不行了，那么人一定会死。事实上我们人体里面有阴精、有阳气、有真气。病在三阳的时候，阳气与病邪斗争；进入三阴的时候，阴精与病邪斗争。只要精气还足，身体就可以进行自我修复，人死不了。如果人精气不足，就会被烧干，像是这样的五脏病，如果津液不足，人很可能被烧干，就容易死。我们生命的根本是精气神。如果你对精气神不了解，就不会明白发热的来源，也不明白人为什么死、为什么不死。我们治病的方法都是按照这个原理来的。

其不两感于寒者，七日巨阳病衰，头痛少愈；八日阳明病衰，身热少愈；九日少阳病衰，耳聋微闻；十日太阴病衰，腹减如故，则思饮食；十一日少阴病衰，渴止不满，舌干已而嚏；十二日厥阴病衰，囊纵，少腹微下，大气皆去，病日已矣。

"其不两感于寒者"，如果病人不是两感于寒，内外全部堵塞，那么病会自愈。根据此处经文所说的次序，病肯定是传进去了，在人体内转了一圈。那么，为什么会出现"七日巨阳病衰"呢？关键是这个人的阴精和阳气足以自我修复，所以这个时候转回来，从第七天开始，自动把病气排掉，头痛自然就少了，生命自然修复了。到了第八日，阳明病也衰退了，身热开始退去。到了第九日，少阳病也衰退了，之前耳聋的现在又可以微微听见声音了。到了第十日，太阴病衰，腹胀也就解除了，饮食也开始好转，开始想吃东西了。到了第十一日，少阴病衰，渴也就好了，"舌干已而嚏"，转了一圈以后这些症状慢慢消退。十二日，厥阴病也衰退了，阴囊先前是收缩的，现在也慢慢恢复了。病一天天痊愈。

这是生命自我修复的过程，如果人的精气足就可以自我疗愈。我们修行人可以自己体会。我们如果生病了，可以自己运功排掉，不难的，只要身体里精气充足，就可以立刻排掉病邪；体弱一点的，两天也能好；再弱一点的，一两个礼拜也会好。比如感冒，为什么说一个礼拜后自己会好呢？这是我们民间的说法，它不是偶然的。

所以，我们要知道病机原理。如果精不足，病邪就会耗人的真气，耗元精，耗元气，会把人烧干，会死人的。

帝曰：治之奈何？

岐伯曰：治之各通其脏脉，病日衰已矣。其未满三日者，可汗而已；其满三日者，可泄而已。

如何治疗呢？不满三日的，病还在太阳、少阳、阳明，发汗就可以治疗。过了三日的，病已经到三阴了，可以通过泄来治疗。这里的泄法是用针直接把热排出来；一般医家用药的话，是从大小便排的。这是三阴病。

帝曰：热病已愈，时有所遗者，何也？

一般情况下，病好了以后，还有一些护理的问题。关于如何保养自己，黄帝向岐伯请教。这里经文的意思是，这个热病好了以后，还有一些遗留下来的问题，这是为什么呢？

岐伯曰：诸遗者，热甚而强食之，故有所遗也。若此者，皆病已衰，而热有所藏，因其谷气相薄，两热相合，故有所遗也。

岐伯说，我们发热病的时候不想吃东西，如果勉强吃了，就会遗留一些问题。有的人不懂这个道理，不管什么情况都认为“人是铁，饭是钢”，以为吃得下东西就能够与邪气斗争。其实他不知道，吃了东西身体就会有反应，胃就会做功，一做功就会发热，这样就导致了“热有所藏”，胃所消化的谷物的热气与病邪的热气相合，就会潜藏起来，不容易排出来。所以，生热病的时候没有胃口，就不要勉强自己吃东西。

帝曰：善。治遗奈何？

岐伯曰：视其虚实，调其逆从，可使必已矣。

这种情况其实还是要诊断的，按照经络穴位，看看如何把热气排出来。热可以藏的地方太多了，你也不知道它藏在哪里，每个人藏的地方都不一样，每个人先天虚弱的地方也不一样。热可以通过胃，藏在身体里的所有地方。所以要先诊断热藏在什么地方，然后再想办法把它排出来。

帝曰：病热当何禁之？

岐伯曰：病热少愈，食肉则复，多食则遗，此其禁也。

发烧的时候要禁止吃什么东西呢？刚退一点烧，你就吃肉，那么热就有可能回来；如果吃得太多了，热就遗留下来。所以这时要少吃肉，不懂的话会把身体搞坏。

帝曰：其病两感于寒者，其脉应与其病形何如？

黄帝问，两感于寒者的症状是怎样的？

岐伯曰：两感于寒者，病一日则巨阳与少阴俱病，则头痛口干而烦满；二日则阳明与太阴俱病，则腹满身热，不欲食，谵言；三日则少阳与厥阴俱病，则耳聋囊缩而厥，水浆不入，不知人，六日死。

岐伯说，病一日，则太阳与少阴同时病，头痛口干而烦满；"二日则阳明与太阴俱病"，就是阴阳同病，进入下一个层次。所以我们回过头看，太阳与少阴是第一个层次；阳明与太阴是第二个层次，会出现"腹满身热，不欲食，谵言"的症状；第三个层次是少阳和厥阴，这叫作"两感于寒"，阴阳同时受寒，说明这个人先天是虚的，阴精不足，不能给予表层的护卫，邪气"一入而里"，很快到达里面。所以这种病容易死人，阴精一伤，人的神志就会出现异常，因为五脏是藏神的；伤到里面，阴阳两伤，人就很容易被烧干，会很容易死。

帝曰：五脏已伤，六腑不通，荣卫不行，如是之后，三日乃死，何也？

岐伯曰：阳明者，十二经脉之长也，其血气盛，故不知人，三日其气乃尽，故死矣。凡病伤寒而成温者，先夏至日者为病温，后夏至日者为病暑。暑当与汗皆出，勿止。

病已进入阳明的时候，由于阳明血气太盛，人容易一下子昏迷过去，不省人事。这里按时间来划分，在夏至以前的叫温病，夏至以后的叫暑。我们可以触诊，温病时摸尺肤，是发热的。后来有的医家比如叶天士，就有用温病的说法，其实早在《黄帝内经》时这种说法就已经出现了。事实上，这个热病、这个发烧，关键问题还是在于病人的阴精和阳气！不管外来的是什么邪气，都可以排走，就看人体里的阴精和阳气是否充足，还能不能打仗！问题就在这里。如果身体里没有东西了，那么必死无疑。治疗的时候，是实就泻、虚就补，阴虚就补阴，阳虚就补阳，根据这样的原则就可以治疗。这一篇讲了热病的第一部分，下面继续讲热病的第二部分。

刺热篇第三十二

肝热病者，小便先黄，腹痛多卧，身热。热争则狂言及惊，胁满痛，手足躁，不得安卧。庚辛甚，甲乙大汗，气逆则庚辛死。刺足厥阴少阳，其逆则头痛员员，脉引冲头也。

刺热篇讲的是发热发烧时如何用针刺进行治疗。

"肝热病者，小便先黄，腹痛多卧，身热。热争则狂言及惊，胁满痛，手足躁，不得安卧。"前面讲六经，本篇一上来就讲五脏。肝热意味着什么？阴精不足而阳乘阴，导致阳邪侵入肝脏，所以发热。如果五脏之中哪个脏器阴虚，阳邪就会侵入，就会发热，这是因为阴精不足而导致的发热，我们要懂得这个原理。此时，我们要救阴，而非扶阳。因为此时的热来自五脏，而阴精有不足，如果扶阳就把人搞死了。我们明白了原理，在用药的时候就用阴药把它调理好。这就是温病的起源。这一段经文把温病的原理给我们讲清楚了。刚开始的时候，"肝热病者，小便先黄，腹痛多卧，身热"，接下来是说，身体还有一点阴精的时候，就会和余热作战。然后，我们会看到"狂言及惊"，而且"胁满痛，手足躁，不得安卧"。之前可以"多卧"，现在是"不得安卧"，病情步步深入地把人的精神消耗掉。从天地能量场的角度而言，庚辛日属金，金克木，所以病情会有所加重，而甲乙日会使木气提升，使人得到生机。如果人的精气足的话，那么甲乙日就有可能病愈；如果精气不足，病就好不了了。接下来讲的刺是泻热，泻足厥阴少阳的热。我们知道，足厥阴肝经一直走到巅顶，所以头会很痛，一阵阵冲着痛。

心热病者，先不乐，数日乃热，热争则卒心痛，烦闷善呕，头痛面赤，无汗。壬癸甚，丙丁大汗。气逆，则壬癸死。刺手少阴、太阳。

心热病者，也是一样，在壬癸日甚，也就是在水克火的时候死，丙丁日大汗。"气逆，则壬癸死。刺手少阴、太阳。"这时候也是刺手少阴和太阳。

脾热病者，先头重颊痛，烦心，颜青，欲呕，身热。热争则腰痛，不可用俯仰，腹满泄，两颌痛。甲乙甚，戊己大汗；气逆则甲乙死。刺足太阴、阳明。

"脾热病者，先头重颊痛，烦心，颜青，欲呕，身热。热争则腰痛，不可用俯仰，腹满泄，两颌痛。"这是病情一步步深入的情况。热邪一步步深入，把人的阴精耗掉。开始的时候头痛颊痛，进一步就会出现烦心，更严重的时候则会腰痛，"不可用俯仰"。这时，也是"甲乙甚，戊己大汗；气逆则甲乙死。刺足太阴、阳明"。

肺热病者，先淅然厥，起毫毛，恶风寒，舌上黄，身热。热争则喘咳，痛走胸膺背，不得大息，头痛不堪，汗出而寒。丙丁甚，庚辛大汗。气逆则丙丁死。刺手太阴、阳明，出血如大豆，立已。

肺热，毫毛竖起来，并出现上述一系列症状。这里加了一句，"刺手太阴、阳明，出血如大豆，立已"，针一刺下去，一滴血出来，热邪就跟着出来。现在有的医生不懂这个道理，拿冰块去敷，想用物理降温。这样做对不对呢？我们等会儿再讲。

肾热病者，先腰痛骺酸，苦渴数饮，身热。热争，则项痛而强，骺寒且酸，足下热，不欲言。其逆，则项痛员员，淡淡然。戊己甚，壬癸大汗；气逆，则戊己死。刺足少阴、太阳。诸汗者，至其所胜日汗出也。

肾热病，口渴，身热，脚底板都会发热，不愿意说话，如上面这段经文所述。

肝热病者，左颊先赤；心热病者，颜先赤；脾热病者，鼻先赤；肺热病者，右颊先赤；肾热病者，颐先赤。病虽未发，见赤色者刺之，名曰治未病。

这一段讲的是看气色。《黄帝内经》把脸部分为五行——左为木，右为金，上为火，下为水，中间为土。肝病者左颊先赤，心热病者印堂先赤，脾热病者鼻子先赤，肺热病者右颊先赤，肾热病者下边先赤。病还没发的时候，看见赤色就可以用针刺，按照五行的方式取经络去刺，名曰治未病。

热病从部所起者，至期而已；其刺之反者，三周而已；重逆则死。诸当汗者，至其所胜日，汗大出也。

诸治热病，以饮之寒水乃刺之，必寒衣之，居止寒处，身寒而止也。

正邪交争的时候，汗出来了病就会好；如果没好，说明病邪很重，反而耗伤体内的精气。那么这个病就很严重了，所以这时我们要选择针刺的治疗方式。如果用药的话，就要注意。前面讲六经，现在讲五脏。为什么五脏病的时候可以喝冷水？而且还"必寒衣之"？我们要辨明病因以及治病的原理，不要一上来就用冰块。如果是六经受邪，由于病邪是外来的，在表，这时候如果用冰块，会伤到表，病邪会往里走，病就会变得严重。发烧是有原因的，如果伤在表，则是寒气导致的，这时候你还用物理疗法，用冰块降温，不是颠倒了吗？可如果是因为阴精虚少，五脏烧起来导致的发热，我们需要马上存阴，需要用寒凉的方式救阴。这时，张仲景会用大承气汤，用阴寒的药物来治疗。所以说，阴精不足，伤到五脏，要积极存阴，解救五脏。在这种情况下，西医的物理冰块降温是有效的。因此，我们要辨明病症。这三篇都是在讲热病怎样诊断、怎样治疗。

热病先胸胁痛，手足躁，刺足少阳，补足太阴。病甚者为五十九刺。

"热病先胸胁痛，手足躁"，这时可以刺足少阳，补足太阴。而这里的"五十九刺"是说，在我们的上焦、下焦、头面、足脚，都有相应的穴位可以用于针刺，共有五十九刺。如果到了全身上下都发热的情况，就用五十九刺；如果还没那么严重的话，就在经络下针刺。

热病始手臂痛者，刺手阳明、太阴而汗出止。热病始于头首者，刺项太阳而汗出止。热病始于足胫者，刺足阳明而汗出止。热病先身重骨痛，耳聋好瞑，刺足少阴，病甚，为五十九刺。热病先眩冒而热，胸胁满，刺足少阴、少阳。

根据症状观察热病在哪条经络，然后针刺那里，把热排出来，病人就会好。

太阳之脉，色荣颧骨，热病也，荣未交，日今且得汗，待时而已。与厥阴脉争见者，死期不过三日。其热病内连肾，少阳之脉色也。少阳之脉，色荣颊前，热病也。荣未交，日今且得汗，待时而已。与少阴脉争见者，死期不过三日。

接下来又开始讲另外一种状态。这里的"交"是指阴阳交。病在经络上、在表的时候，如果阴阳交，那么病会自己好。如果病进入了厥阴，就是说伤到内脏的时候，这时发生阴阳交，就有死人的可能，因为病人的阴精已经被烧干了，所以很难办。病一进入内脏就开始耗真精，因为五脏里藏精。伤精之后就会伤神，因为五脏藏神嘛！所以说此时阴阳交会死人。可见，阴精受伤是很严重的，这时烧得快，如果不赶快泻热的话，人一烧干就死了。就是这么一回事。刚开始病在表的时候是伤气，接着进入脏器就伤精，之后则伤神，最后人就死了。但是只要没有伤到内脏，到了一定的时间，病会自动好；如果伤到了内脏，阴精一燃烧，不出三日人就会死。

热病气穴，三椎下间主胸中热，四椎下间主膈中热，五椎下间主肝热，六椎下间主脾热，七椎下间主肾热。荣在骶也。项上三椎陷者中也。颊下逆颧为大瘕，下牙车为腹满，颧后为胁痛。颊上者，膈上也。

这里对内脏热病的泻法做了讲解。《黄帝内经》又讲了几个部位，主要是脊柱后面膀胱经的腧穴，比如肚脐平对脊柱后面的第14椎旁开一寸（五分），是肾俞。相应的腧穴在不同的地方发热，用针去刺，可以把热邪排出来。肺俞在第三椎，旁开一寸五分。这些穴位可以参考那个针灸铜人。事实上，刺这些腧穴时，如果刺得过深，就有可能刺到内脏。所以说，针刺时，要刺到多深是有禁忌的，如果刺对了，就可以把里面的热邪排出来。我们的经络很奇妙，十二经络都有一组井、荥、输、经、合，对应五行。五脏在背上也都有相应的腧穴与之对应，而六腑前面又有相应的募穴，这些穴位对应着五脏六腑与十二经络。大家对这些知识要有所了解，这样一来，五行的生克关系就可以用得上。针刺时，关键就靠这些知识，比如可以直接放血，把热邪放出来。我记得有一次，一个朋友发烧很厉害。当时我取了肺俞，由于现场没有什么工具，就拿了一根缝衣针去扎了一下。只扎进去一点点，没有深刺，出了一点点血，还没有黄豆那么大。那个朋友原来是全身发烫，扎过之后烧很快就退了。此外，五个手指、五个脚趾也可以放血，烧也就可以退得更快。

评热病论篇第三十三

这一篇"评热病论"是总结性的，讲病机的。

黄帝问曰：有病温者，汗出辄复热，而脉躁疾，不为汗衰。狂言不能食，病名为何？

岐伯对曰：病名阴阳交，交者死也。

黄帝问，一般人出了汗、退了烧，后又再次发热，而且"脉躁疾"，不是因为"汗衰"，而且狂言，吃不下东西，"病名为何"？岐伯说这样的病叫阴阳交。交，人就死了。但即使是死，要是你在旁边，病人又是你的亲人的话，无论如何也要试着抢救一下。所以说我们要明白病理。

帝曰：愿闻其说。

岐伯曰：人所以汗出者，皆生于谷，谷生于精。今邪气交争于骨肉而得汗者，是邪却而精胜也。精胜则当能食而不复热；复热者，邪气也。汗者，精气也。今汗出而辄复热者，是邪胜也。不能食者，精无俾也。病而留者，其寿可立而倾也。且夫《热论》曰：汗出而脉尚躁盛者死。今脉不与汗相应，此不胜其病也，其死明矣。狂言者是失志，失志者死。今见三死，不见一生，虽愈，必死也。

"帝曰：愿闻其说。"接下来就细化了。岐伯回答道："人所以汗出者，皆生于谷，谷生于精。今邪气交争于骨肉而得汗者，是邪却而精胜也。"这还是正常的时候，精胜就把邪打退掉。精胜的时候人肯定能吃，"精胜当能食而不复热"，就是说汗出来了，烧可以退了，也能吃得下东西，正常的情况应该如此；但现在呢，"复热者，邪气也。汗者，精气也。今汗出而辄复热者，是邪胜也"，不仅不退烧，而且继续发热，这就说明是邪气胜了。吃不下东西是因为精耗损了，得不到补充。"不能食者，精无俾也。病而留者，其寿可立而倾也。"这是在讲，如果病退不了的话，那么寿命立马就要到头了。精耗尽则死！所以，关键是看正气如何、精气如何。如果说病人本来精很衰，这么一烧，人就完了；如果本来精气充足，那么就可以排掉病邪。所以说，生命的根本在于精气神！我们一定要懂得这个原理。"且夫《热论》曰：汗出而脉尚躁盛者死"，"脉躁盛"往往说明身体里的热邪很厉害，发热了还退不掉。"今脉不与汗相应，此不胜其病也，其死明矣"，如果汗出来以后，脉还是很盛的，那可能就是死症；如果不把邪气排出来，不去救病人的精，那么这个人肯定会死，而且会死得很快。如果出现"狂言"的状态，就是伤到神志了。"今见三死，不见一生"，什么是"三死"呢？汗出复热、脉躁、狂言，这三个都是死症，而且没有一个生的征象，这种情况还有没有办法救呢？这要看如何用药。张仲景的确很厉害，比如阳明病到了后期，这三个症状往往都出现了，他照样可以用大承气汤把病人救回来！《黄帝内经》并没有说这种情况要用什么药来治疗，而是说已经是死症了，病人已经出现了狂言乱语甚至晕倒的状态，就是阳明病到后期伤到肾的状态，病人已经看不到东西了，出汗也解不了，烧也退不掉。后来温病派的那帮人更厉害，比如叶天士，这种情况的病人都可以救活。他们用的是寒凉法，直接吃药，把热邪排出来，然后补精气，关键时间要找准、找对，不要等到病人的精耗完了以后再救，而是要把握先机。

帝曰：有病身热，汗出烦满，烦满不为汗解，此为何病？

岐伯曰：汗出而身热者，风也；汗出而烦满不解者，厥也，病名曰风厥。

帝曰：愿卒闻之。

岐伯曰：巨阳主气，故先受邪。少阴与其为表里也，得热则上从之，从之则厥也。

在这里，黄帝问了第二个问题。风是伤风，厥是厥逆，从是什么呢？是热从。因为这个阳是风邪，整个太阳经的表受到风邪以后，这个人又是先天肾精不足，就很容易阴虚火旺。这个风跟着太阳属于阳邪，它引动了肾的虚火，逆走上行到胸，就会"烦满"——烦有热的意思，即使出汗，这个烦满也解不掉。

帝曰：治之奈何？

岐伯曰：表里刺之，饮之服汤。

这个时候怎么治疗呢？还是要用泻法！"表里刺之"，就是太阳与少阴同时下针，再用汤药补肾阴。在张仲景的方子里，用的是黄连阿胶汤。之后再刺太阳经，泻掉邪气。

帝曰：劳风为病何如？

岐伯曰：劳风法在肺下，其为病也，使人强上，冥视，唾出若涕，恶风而振寒，此为劳风之病。

帝曰：治之奈何？

岐伯曰：以救俯仰。巨阳引精者三日，中年者五日，不精者七日，咳出青黄涕，其状如脓，大如弹丸，从口中若鼻中出，不出则伤肺，伤肺则死也。

劳风是劳动之病，就是疲劳。人们在劳动的时候会喘，会耗损肺气。不管是跑，还是劳作，如果是在体虚的状态下被风吹到，风邪入肺，所以说"劳风法在肺下"。这里的"肺下"是近肺，而不是真的在肺的下面。"其为病也，使人强上，冥视，唾出若涕，恶风而振寒。"就是说病人的脖子发硬，视觉模糊，咳出来的东西像鼻涕一样，而且还"恶风而振寒"，这些都是劳风的症状。病人已经"项强"了，所以俯仰很困难，这时要针太阳经，把风排出来。用这样的治疗方法，精足的人三天会好，中年人五天会好，精不足的人七天会好。有的老年人精很足，所以也好得快；有的年轻人精不足，因此也是七天才能好。如果"咳出青黄涕，其状如脓，大如弹丸，从口中若鼻中出，不出则伤肺，伤肺则死也"，这就是张仲景讲的肺痈之类病症。大家学过《金匮要略》，其中用苇茎汤治疗这种劳风。风邪进入人体以后，会沿着脊柱侵入肺部，然后炼肺中的津液为浓痰，慢慢地就排不出来。刺太阳可以把风邪排出来；如果病人精气足，一咳嗽就排出来了；精气不足之人就需要扎针吃药。这几篇讲的是热病，连带着讲了风厥和劳风。

帝曰：有病肾风者，面胕痝然，壅害于言，可刺不？

岐伯曰：虚不当刺；不当刺而刺，后五日其气必至。

帝曰：其至何如？

岐伯曰：至必少气时热，时热从胸背上至头，汗出手热，口干苦渴，小便黄，目下肿，腹中鸣，身重难以行，月事不来，烦而不能食，不能正偃，正偃则咳甚，病名曰风水，论在《刺法》中。

现在讲的是肾风，就是面部浮肿。"胕"指眼睛下面那块儿像卧蚕一样。面部浮肿，话也讲不出来，这样的病，就叫肾风。这种症状可以针刺吗？岐伯说，虚就不能刺！如果在虚的情况下还进行针刺，那么"后五日其气必至"。黄帝又问，刺了的话会怎么样？岐伯说，刺了以后，病人的阴阳都虚掉，就会导致阴邪阳邪都来乘！一种情况是风邪上行到头，出现汗出手热，口干苦渴，小便黄。阴虚以后，阳邪也来了，就开始出现气的逆走。阴虚阳就乘之，所以前面讲阴虚，现在讲阳虚。阳虚导致阴邪向上，直接从腹部往胸部走，所以有水肿、肠鸣、咳嗽等风水的表现。所以说，一个是风，一个是水；风是阳邪，水是阴邪。

帝曰：愿闻其说。

岐伯曰：邪之所凑，其气必虚。阴虚者，阳必凑之，故少气时热而汗出也。小便黄者，少腹中有热也。不能正偃者，胃中不和也。正偃则咳甚，上迫肺也。诸有水气者，微肿先见于目下也。

阴一虚，阳就来搞人；反过来，阴虚者，阳必凑。你要懂得这个道理。阴阳皆虚的话，一个风邪、一个水邪都来搞人。这个症状就是因为两股邪气逆走，所以要明白这个原理。

帝曰：何以言？

岐伯曰：水者阴也，目下亦阴也，腹者至阴之所居，故水在腹者，必使目下肿也。真气上逆，故口苦舌干，卧不得正偃，正偃则咳出清水也。诸水病者，故不得卧，卧则惊，惊则咳甚也。腹中鸣者，病本于胃也。薄脾则烦，不能食。食不下者，胃脘隔也。身重难以行者，胃脉在足也。月事不来者，胞脉闭也。胞脉者属心，而络于胞中，今气上迫肺，心气不得下通，故月事不来也。

帝曰：善。

水为阴，聚于至阴之地；风为阳，逆走导致口苦、舌干。水气上冲则咳出清水。胃气逆走，被阴邪所占据。胃经为阳，正常情况是往下走，逆走的话人就没有力气，所以出现"身重难行"。阴邪、阳邪往顶上冲，气就降不下去，血也降不下去；血降不下去，月事就不来；气降不下去，就会身重没力气。就是这个道理。"帝曰：善。"这个病是由风邪引起的，风往下走就会伤到肾；肾一受伤就会面肿。这些都是因为体虚才导致邪气侵入得那么深，这时针刺就变得要求更高、难度更大了！我们之前讲到治疗风水病，要开鬼门，把心放空，调整神志，以虚无的状态让元气来复，同时还要给病人排汗，加以用药调整。其中，调心是最重要的！精气神三宝之中，神是第一位。如果神调不好，很多病是治不好的。

这三篇连着讲下来，大家应该都明白了一些基本概念，再看看《伤寒论》，就会对这些病的次序更加明确，该补阴的时候补阴，该补阳的时候补阳。如果在阴虚火旺的时候你还给病人补阳排邪，就会搞死人！这个时候要存阴，救津液。如果本身是寒引起的表症，那么肯定要扶正驱邪。懂得这个原理后，看病就简单了，不然会很难。此外，自己的修行是主要的！自己要懂得把精气练好，"呼吸精气，独立守神"最重要。我们的生命到底是怎么回事？首先，你要立在自己的身体层面上去理解灵魂与肉体的交接——二者通过气在交流；而精是气的一种形式。所以说，精气神是一个东西的三种状态。只要精、气化在神里，神的能量自然就足够——沉在里面的是精，在外起作用的是气，神可以得到它们的支撑，就可以控制肉体，也可以和外界交流。这才是核心！如果连呼吸都不能控制，调息都无法做到，还怎么调心啊？如果能够调心的话，息也可以调好，因为心息相关。所以说我们要学好中医，学好《黄帝内经》。

逆调论篇第三十四

黄帝问曰：人身非常温也，非常热也，为之热而烦满者何也？

岐伯对曰：阴气少而阳气胜也，故热而烦满也。

张仲景曾言："观其脉症，知犯何逆，随证治之。"要判断疾病的顺逆，了解病机很重要。在前面的内容中，我们讲了生命的大框架，现在具体地讲诊病的细节问题，对病情进行分析。前面讲的热病是正邪交争，现在讲的情况却不是这样。所以黄帝问曰："人身非常温也，非常热也，为之热而烦满者何也？"在正常情况下，天气热人就会觉得热，天气冷人就觉得冷；现在的情况是，天气本来不热，病人却感到热，而且有"烦满"的表现，天气不冷他却感到冷。

岐伯从阴阳的角度来回答，这里的病情与感冒时正邪交争导致的寒热不一样。此处的热和烦满是阴气少而阳气盛导致的。身体里的阴阳有很多层次，我们首先要了解阴精和阳气，体内储存的阴精和散到外面运用之阳气的量的多少很重要。阳气往往在表，阴精往往在人的五脏中储存。当人体的阴精不足时，会出现阳气也运用不好的状况，导致阴阳不平衡；体内的阴精不够而外面的阳气很足的人则一定会出现发热。三阳的气很旺，三阴的气不足；三阴代表五脏，三阳代表六腑，这是从表里的角度来看的。那么为什么会导致阴阳失衡呢？一定有某些原因！比如人生气时，肝中之精被灼烧，所谓"火烧功德林"，并且气往头上冲，即怒发冲冠，精都向表发散了，所以一个常常生气的人一定会阴阳失调。阴阳失调的原因很多，如果是受寒，精气就会从三阴里化阳出来，和外面的寒邪作斗争，这样也在耗，此时气在外居多，里面的精少，也会形成阴阳失调，所以也会发热。一般而言，阴气少而阳气盛的时候人会发热，因为气向表走，在胸腔那一块区域聚而不散，所以会烦满。从大的格局来看，中医是一套哲学体系，同时它又"法于阴阳，和于术数"，有一个量化的逻辑。但是中医不像西医那样追求精确化，他只建构一个大的格局，行医问诊不违反这一大格局即可。这就是"法于阴阳，和于术数"。这一套哲学体系和医道思想能为民所用。古代中医的哲学思想和西方哲学的辩证法不一样，中医一上来就分阴阳，背为阳、胸为阴，约定俗成，拿来就用，是一种系统理论。放大到天地，放到哪里都可以分出阴阳，比如男女是阴阳，气血是阴阳，每个人也是一对阴阳。阴阳涵盖了宇宙万物的所有奥秘！这一切都逃不出阴阳，逃不出太极图，所谓"大道无外，小道无内"。无限小，小到细胞；无限大，大到宇宙天体的运转，都离不开阴阳。中国的哲学思想可以实证，也可以量化为术数来调和阴阳。从最本源的无极之道，分出阴阳太极，再进一步分出四象、八卦、六十四卦……可以不断向下分。掌握这种思维方式后，修真、养生、治病就容易多了！

　　帝曰：人身非衣寒也，中非有寒气也，寒从中生者何？

　　岐伯曰：是人多痹气也，阳气少阴气多，故身寒如从水中出。

　　前文详细讲解了热，那么寒呢？黄帝接着问：身体里没有寒，人为什么还会觉得冷？这不是因为穿衣的问题，而是由于阴气盛、阳气少导致的。无论什么原因导致的阴气盛阳气少都会有寒的感受。接下来，"痹气"又是指什么？"痹"是风寒湿邪在体内闭阻人的气血导致的。这时，气流动不畅，阳气虚弱；阳气转不起来，阴气相对就多了，身体就会感到寒，好像从水中出来一样。这里的寒热不同于外邪，比如疟疾，而是人体内阴阳总量的不平衡导致的。

帝曰：人有四肢热，逢风寒如炙如火者何也？

岐伯曰：是人者，阴气虚，阳气盛。四肢者，阳也。两阳相得而阴气虚少，少水不能灭盛火，而阳独治。独治者不能生长也，独胜而止耳。逢风而如炙如火者，是人当肉烁也。

岐伯接着又对人的身体划分阴阳，相对来说，四肢是阳，躯体是阴。风为阳邪，到达四肢就成了"阳上加阳"——这个人本来就阴虚阳盛，现在又"阳上加阳"，因此出现了症状，"如炙如火"，也就是阳太盛了。水火者，阴阳也。水火是阴阳的代表，万物也是在水火中流通的，风水也是一样的。一棵树需要有水才能生长，此外还要有风，风里藏有热能。白天树叶吸收阳光发生光合作用，晚上吸收水分维持生长。树是晚上长的，不是白天——"阴成形"——白天有了阳光、有了热，又有了水，晚上树就长。所以，阴阳无处不在。

帝曰：人有身寒，阳火不能热，厚衣不能温，然不冻栗，是为何病？

岐伯曰：是人者，素肾气胜，以水为事，太阳气衰，肾脂枯不长，一水不能胜两火。肾者水也，而生于骨；肾不生，则髓不能满，故寒甚至骨也。所以不能冻栗者，肝一阳也，心二阳也，肾孤脏也。一水不能胜二火，故不能冻栗，病名曰骨痹，是人当挛节也。

如果某人的身体感觉到冷，而且即使用取暖工具或者穿再多的衣服都温暖不了，但是这个人也不发抖。这是什么病呢？岐伯说，这是由于此人的肾气比较足，平时房事比较多，或者比较喜欢运动，长此以往肾精就衰了，太阳气也衰了！太阳被水气堵住，精无法生髓，那么骨髓就不够了，即"肾脂枯不长"，这时就会生寒。肾里的精不足，化阳也化不出来，同时人又不会觉得很冷。因为阴精不足，所以"一水不能胜两火"。这里把肾比作水，精不足就会冷到骨髓。《封神演义》里说，纣王和妲己老远就看到一位老者和一个青年同时在冰上行走。老者走得很好，青年却觉得很冷。妲己解释说，这是因为老者的骨髓是充满的，青年的骨髓已经空虚了。纣王令人敲开老者和青年的骨头，的确如此！那么在这种情况下，阴阳为什么不交争呢？因为阴精不足，阳相对旺一些。肝和心都属于阳。春夏为阳，秋冬为阴；肝对应春，心对应夏。"一水不能胜二火"，所以阴阳才不交争。因此，爱护自己的精气很重要，年轻人要注意调摄身体，否则，骨髓一空，人又受到寒湿，就很容易变成骨痹。

帝曰：人之肉苛者，虽近亦絮，犹尚苛也，是谓何疾？

岐伯曰：荣气虚，卫气实也。荣气虚则不仁，卫气虚则不用，荣卫俱虚则不仁且不用，肉如苛也。人与志不相有，曰死。

这里的"苛"是麻木不仁之意。练功的时候打坐时间久了，脚会麻，用手也难以推开，这都是因为血不能达导致的。血堵住了，血不能到的地方就会出现麻木，即"荣气虚则不仁"，卫气虚了人就没有力气。有的病人肢体的肌肉都很饱满，但两条下肢就是没有知觉，这是营血难达所致，出现"人与志不相有"的现象。这种病人要用放血的疗法，让血到达那个部位，恢复供血，从而恢复功能。由于荣气不足，所以下肢没有感觉；由于卫气不虚，所以还可以动。

帝曰：人有逆气不得卧而息有音者，有不得卧而息无音者，有起居如故息有音者，有得卧行而喘者，有不得卧不能行而喘者，有不得卧卧而喘者，皆何脏使然？愿闻其故。

岐伯曰：不得卧而息有音者，是阳明之逆也。足三阳者下行，今逆而上行，故息有音也。阳明者，胃脉也；胃者，六腑之海，其气亦下行。阳明逆，不得从其道，故不得卧也。《下经》曰：胃不和，则卧不安，此之谓也。

一个人睡觉时，任脉要降下来、督脉要升上去才能够心肾相交。如果人躺着睡觉时老发出声音，则说明此人阳明不降，阳明的气机向上顶所导致的。"足三阳者下行"，足三阳的走向都是下行的，阳降阴升；现在阳逆走了，所以出现声音。有时候，我们吃得太饱导致睡不好，"胃不和，则卧不安"，那是因为阳明的气机堵住了。阳明不降之人睡觉不安稳，睡着了也老是做梦。同时，阳明逆则六腑通降，排便不好，所以这种人往往肥胖。

夫起居如故而息有音者，此肺之络脉逆也。络脉不得随经上下，故留经而不行。络脉之病人也微，故起居如故而息有音也。

还有一种病人，无论起来还是躺下身体都有声音，这是肺的络脉逆走导致的。阳明燥金主降，肺需要好的肃降功能；因为肺和大肠相表里，一旦肺出现问题，络脉逆行，影响到大肠，往往出现便秘。

夫不得卧，卧则喘者，是水气之客也。夫水者，循津液而流也，肾者水脏主津液，主卧与喘也。

帝曰：善。

第三种症状是水气上逆顶到肺产生的喘。在人的呼吸中，肝肾主吸、心肺主呼，若纳气不良，水气上逆，走到胃，则人一躺下就咳嗽，坐起来即不咳嗽，这是小青龙汤所治疗的痰饮内停的表现。

以上三种逆而发出声音、或咳或喘的表现涉及任脉。肺、胃、肾这三者一逆，就会导致任脉不降，人则睡不安稳。以上即所谓的"逆调论"。

疟论篇第三十五

黄帝问曰：夫痎疟皆生于风，其蓄作有时者何也？

岐伯对曰：疟之始发也，先起于毫毛，伸欠乃作，寒栗鼓颔，腰脊俱痛；寒去则内外皆热，头疼如破，渴欲冷饮。

现代科学认为，疟疾是因为疟原虫进入人的循环系统，破坏血液细胞，产生的代谢物导致人体出现寒热交替的症状，又分为两天发作一次的间日疟和三天发作一次的三日疟等数种类型。中医从阴阳入手，认为风和水交在一起一定会产生病症。中医是从环境的角度、风寒暑湿燥火六气的角度入手诊断、治病的；如果没有宏观的生活环境，寄生虫在微观世界也无处遁逃。我们生活的世界里有四季、六气，这些只要存在就能产生相应的生命，因此，要改变外环境，比如说，如果是由风而生的，那就要明白风在哪里。可以从症状去推，知道其所在，在哪条经络哪个脏腑，之后再为生命的自我调节助以一臂之力，就能促进毒气、邪气排出体外。所以，不管是怎样的病理状态，治疗的关键是人体自身的修复能力。我们生活的空间里有很多细菌，人体内也有很多癌细胞，会不会得病关键看的是人自身的正气足不足，能不能排除异己病因。中医就是利用生命自身的机能去帮助其更好地表达。根据阴阳五行、经络脏腑等中医理论，就能明白身体哪里出了问题。了解生命，才能助生命更加健康完美。从中医的思维角度出发，无须过多纠结细菌、病毒，应该重视的是人体自身的正气和心态。

中医如何理解疟疾呢？黄帝问曰："夫痎疟皆生于风，其蓄作有时者何也？"疟疾的发作有一定的时间。岐伯对曰："疟之始发也，先起于毫毛，伸欠乃作，寒栗鼓颔，腰脊俱痛；寒去则内外皆热，头疼如破，渴欲冷饮。"这段讲了疟疾发作的表现，一寒一热，打摆子。中医通过症状来观察身体的反应，再辨病机。从阴阳的角度来看，这个病进入身体里面就是阴，出到外面就是阳。邪气跑到外面成了阳，就是阴虚阳实，就会发热；邪气从表跑到里的时候，则是以寒为主。人体的气在外，精在里；气为阳，精为阴。邪气在表，与阳作斗争则发热；邪气在里，与阴精作斗争则恶寒。这里的邪气和一般单纯的阴邪、阳邪不同，而是一个阴阳相合的邪气，是风和寒合在一起的东西，可以侵入到身体里面，随经络游走，也可以游走在外面。人体的正气与其斗争，可以将它排除；正气不足的时候却会将其引入内部。

帝曰：何气使然？愿闻其道。

岐伯曰：阴阳上下交争，虚实更作，阴阳相移也。阳并于阴，则阴实而阳虚。阳明虚则寒栗鼓颔也，巨阳虚则腰背头项痛，三阳俱虚则阴气胜，阴气胜则骨寒而痛。寒生于内，故中外皆寒。阳盛则外热，阴虚则内热，外内皆热则喘而渴，故欲冷饮也。

阳明经过上牙齿，因此，阳明虚会出现寒战，牙齿战栗。"巨阳虚"指的是太阳虚，会出现头项痛。三阳俱虚，虚到了骨头，会出现剧烈的骨寒。那么，上文讲的寒疟是如何来的呢？

此皆得之夏，伤于暑，热气盛，藏于皮肤之内，肠胃之外，此荣气之所舍也。

此令人汗空疏，腠理开，因得秋气。汗出遇风，及得之以浴，水气舍于皮肤之内，与卫气并居。卫气者，昼日行于阳，夜行于阴，此气得阳而外出，得阴而内薄，内外相薄，是以日作。

因为夏天伤了暑，热气盛，导致人的整个汗毛孔打开；此时若洗了冷水澡，又吹了秋气，风和水寒则会一起藏在皮肤之内，形成疟邪。这个邪气是先得阴邪再得阳邪导致的，多为夏天寒水之气先侵，再感风所致。人体的卫气具有排异的功能。卫气在身体里是流动的，"卫气者，昼日行于阳，夜行于阴"，邪气出到外则发热，在内交结则恶寒。这就是病于阳和病于阴的不同。

帝曰：其间日而作者何也？

岐伯曰：其气之舍深，内薄于阴，阳气独发，阴邪内著，阴与阳争不得出，是以间日而作也。

那么黄帝又问了，为什么是隔一天才发作呢？岐伯回答的是，卫气与邪气相争，有时候在交结的过程中难以出来，邪气一点一点地慢慢透出来到阳才会出现发热。

帝曰：善。其作日晏与其日早者何气使然？

岐伯曰：邪气客于风府，循膂而下，卫气一日一夜大会于风府，其明日日下一节，故其作也晏。此先客于脊背也，每至于风府，则腠理开；腠理开则邪气入，邪气入则病作，以此日作稍益晏也。其出于风府，日下一节，二十五日下至骶骨，二十六日入于脊内，注于伏膂之脉，其气上行，九日出于缺盆之中，其气日高，故作日益早也。其间日发者，由邪气内薄于五脏，横连募原也。其道远，其气深，其行迟，不能与卫气俱行，不得皆出。故间日乃作也。

这段话非常重要！我们的身体里有一条脉，从风府沿着脊柱一节节向下走，类似于督脉的走向。走到第 25 日时，从尾骨进入冲脉；在冲脉中再走 9 天，之后从缺盆中出来。很多气的传布都是沿着冲脉进行的。这条脉全程游走时间差不多是一个月左右。无独有偶，脊柱有 24 椎，冬至那天开始，气从尾椎开始，沿着脊柱一直向上，一个节气走一椎，走完 24 椎共一年。而上面那条经脉的行程为一个月，也是走一圈，这里藏着奥秘。很多病因、病理通过这些奥秘都能得到解决。生疟疾时，气沿着督脉一节节向下走的时间比较长，所以三日疟的寒热转变时间长；到了冲脉以后，寒热转变时间变短。另外，有的发作早一些，有的发作晚一些，经文这里的解释是卫气的运动所致的。对脉的理解不能局限在几条经络上，不能局限在单纯的气的升降上，要看脉的深浅、气的差异。从人体的模型来看，中间的中脉是冲脉，是上升的；表层的脉是阳的；前面两侧的脉都是向下的，之后又从中间升上去，构成一个循环。人体的气是从底轮一直升到顶轮再散开，前后都是向下、中间是上升的一个循环。阳明是降的，任脉是升的。总体来说就是这样，但是时辰不同、男女的区别都会导致气脉的差异。这些都要仔细体会。

帝曰：夫子言卫气每至于风府，腠理乃发；发则邪气入，入则病作。今卫气日下一节，其气之发也，不当风府，其日作者奈何？

岐伯曰：此邪气客于头项，循膂而下者也。故虚实不同，邪中异所，则不得当其风府也。故邪中于头项者，气至头项而病；中于背者，气至背而病；中于腰脊者，气至腰脊而病；中于手足者，气至手足而病。卫气之所在，与邪气相合，则病作。故风无常府，卫气之所发，必开其腠理，邪气之所合，则其府也。

这是由于邪气所在的位置不同，其不一定在风府。此处只讲了其中一个规律，邪气具体在哪里，哪里的正气就与其搏斗，就会出现身体反应，相当于作战。邪气进入阳脉人就发热，进入阴脉人就发冷。这是总原则。我们不要死守一套固化的规律。

帝曰：善。夫风之与疟也，相似同类，而风独常在，疟得有时而休者何也？

岐伯曰：风气留其处，故常在，疟气随经络，沉以内薄，故卫气应乃作。

伤风时的风气是不动的，而疟气会跟着经络跑。

帝曰：疟先寒而后热者何也？

岐伯曰：夏伤于大暑，其汗大出，腠理开发，因遇夏气凄沧之水寒，藏于腠理皮肤之中，秋伤于风，则病成矣。夫寒者，阴气也。风者，阳气也，先伤于寒而后伤于风，故先寒而后热也。病以时作，名曰寒疟。

夏天腠理打开，人会感受到水寒之气，秋天则伤风成疟。疟疾的发病原因分为很多种，例如，先伤于寒、后伤于热者，是寒疟；先热后寒者，是温疟；但热而不寒者，是瘅疟。

帝曰：先热而后寒者何也？

岐伯曰：此先伤于风，而后伤于寒，故先热而后寒也。亦以时作，名曰温疟。其但热而不寒者，阴气先绝，阳气独发，则少气烦冤，手足热而欲呕，名曰瘅疟。

帝曰：夫经言，有余者泻之，不足者补之，今热为有余，寒为不足。夫疟者之寒，汤火不能温也；及其热，冰水不能寒也。此皆有余不足之类。当此之时，良工不能止，必须其自衰乃刺之，其故何也？愿闻其说。

寒热发作得很猛时不能针刺，为什么呢？

岐伯曰：经言无刺熇熇之热，无刺浑浑之脉，无刺漉漉之汗，故为其病逆，未可治也。夫疟之始发也，阳气并于阴。当是之时，阳虚而阴盛，外无气，故先寒栗也。阴气逆极则复出之阳，阳与阴复并于外，则阴虚而阳实，故先热而渴。夫疟气者，并于阳则阳胜，并于阴则阴胜；阴胜则寒，阳胜则热。疟者，风寒之气不常也。病极则复至。病之发也，如火之热，如风雨不可当也。故经言曰：方其盛时，勿敢毁伤；因其衰也，事必大昌。此之谓也。夫疟之未发也，阴未并阳，阳未并阴，因而调之，真气得安，邪气乃亡。故工不能治其已发，为其气逆也。

黄帝又问，发热发冷很严重的时候为什么不能针刺？岐伯说，疟疾发作时，人体要么阳盛阴虚，要么阴盛阳虚，由于虚得厉害，所以此时不能针刺，要等到阴阳不再相合，完全变为阳，或完全变为阴的时候再行针刺，正邪不相斗争的时候再去调理。病人不再暴冷暴热，突然安静下来，则要抓住时机进行针刺治疗。

帝曰：善。攻之奈何？早晏何如？

岐伯曰：疟之且发也，阴阳之且移也，必从四末始也。阳已伤，阴从之，故先其时坚束其处，令邪气不得入，阴气不得出，审候见之，在孙络盛坚而血者皆取之，此真往而未得并者也。

要如何治疗上述疟症呢？阴阳相交在四肢末梢的井穴。阴脉阳脉的起点在井穴，阴阳相交时不给病邪机会；先辨证出病邪在哪一条经络的井穴，然后用绳子等方式堵住穴位，不让气血流通，使阴阳不交，则阴气不能出、邪气不能入。在疾病尚未发作时，先用绳子束住井穴，再在络脉病邪暴起的地方放血，把邪气排出来。注意，不能在病情强烈发作的时候去针刺，否则正气更衰，邪气更盛。

帝曰：疟不发，其应何如？

岐伯曰：疟气者，必更盛更虚，当气之所在也。病在阳则热而脉躁，在阴则寒而脉静，极则阴阳俱衰，卫气相离，故病得休，卫气集则复病也。

有时疟邪走得很深，正气不能和它相交，所以病就不发作。

帝曰：时有间二日或至数日发，或渴或不渴，其故何也？

岐伯曰：其间日者，邪气与卫气客于六腑，而有时相失，不能相得，故休数日乃作也。疟者，阴阳更胜也，或甚或不甚，故或渴或不渴。

阳盛则渴，阴盛则不渴。

帝曰：《论》言，夏伤于暑，秋必病疟，今疟不必应者何也？

岐伯曰：此应四时者也。其病异形者，反四时也。其以秋病者寒甚，以冬病者寒不甚，以春病者恶风，以夏病者多汗。

一般都是由于夏天伤于暑，秋天才会得疟疾。但是有时候也不是这样，这是为什么呢？岐伯说，因为伤于四时的情况不同，"其病异形"。

帝曰：夫病温疟与寒疟，而皆安舍，舍于何脏？

岐伯曰：温疟者，得之冬中于风，寒气藏于骨髓之中，至春则阳气大发，邪气不能自出，因遇大暑，脑髓烁，肌肉消，腠理发泄，或有所用力，邪气与汗皆出。此病藏于肾，其气先从内出之于外也。如是者，阴虚而阳盛，阳盛则热矣。衰则气复反入，入则阳虚，阳虚则寒矣。故先热而后寒，名曰温疟。

温疟是由于人在冬天的时候先伤风，然后又伤寒，邪气藏在骨髓里，平时出不来，到了夏天，邪气向外跑，所以人就发热了；热极了以后，邪气又藏到里面。这就是温疟的先热后寒。伤于夏秋之季而发作的是寒疟，其症状为先寒后热。

帝曰：瘅疟何如？

岐伯曰：瘅疟者，肺素有热，气盛于身，厥逆上冲，中气实而不外泄，因有所用力，腠理开，风寒舍于皮肤之内，分肉之间而发，发则阳气盛，阳气盛而不衰则病矣。其气不及于阴，故但热而不寒，气内藏于心而外舍于分肉之间，令人消烁脱肉，故命曰瘅疟。

帝曰：善。

瘅疟的病因为有邪热在肺——肺素有热气郁积于此，宣降不行，导致疟气大盛。这种疟疾的表现形式是纯热不寒。

中医的治病思路始终紧紧围绕着一个核心——“法于阴阳，和于术数”。中医不细究致病的是哪种细菌、哪种病毒，只关注人体生命和天地之间的关系，比如与“六淫”的关系，与七情、饮食的关系，等等，这些都会致病，导致身体机能的紊乱。由于身体有自我调节的能力，所以我们能做的就是观察病机，利用好身体的自我调节功能。中医治病的关键，在于阴阳、四季。中医认为，生命的根源是精气，而吃下去的食物化生出的气血都属于阴阳的范畴；治病就是调和阴阳，帮助阴虚的患者扶阴，帮助阳虚的患者扶阳，所以要学会辨阴阳；同时，还要"阴中藏阳、阳中藏阴"。有的人表面看上去是阳虚，其实身体里有某种郁热；如果不清除郁热，直接扶阳的话，那团郁热就会发作。因此，应该先辨其郁热在何处，然后将其清散，再去扶阳。此外，学习中医要有战略战术和系统思维！也可以一个方子寒热并用，清某处郁热与扶某处之阳阴阳同用。例如，麻黄升麻汤既可以解表，又可以补中，还有乌梅丸、半夏泻心汤等都是阴阳同调的。所以，关键是要达到身体架构的平衡与阴阳的调和。如同上述的井穴，正是人体与天地交流的部位，是调节阴阳的一个极佳的点。

刺疟篇第三十六

　　上一篇讲了疟病的病因，这一篇接着讲如何治疗。疟的病邪本身就是阴阳相抱，是风邪、寒邪胶着在一起。它可以藏在身体里不发作，正气走到这个地方和它交战，交战的时候把它带到三阳表层，阳盛阴衰，这个时候才会发热。之后，正气又把疟邪引到三阴血分里，此时阴盛阳衰，人就发冷。发热发冷的原因关键在于是"入阴出阳"还是"入阳出阴"；又因为疟邪是阴阳相抱的邪气，所以治疗的时候首先要判断疟邪在哪个部位——在哪条经络就刺哪条经络，在哪个脏器就刺哪个脏器，把它排出来。总结起来就这么简单！所以古人治病，关键在于辨证，弄清楚病在哪里。我们前面讲的三部九候等内容都是诊断病邪何在的方法。

　　疟疾比较具有代表性，其实所有的病都是这样治。在古代，针刺多用放血疗法，但是病人身体很虚的时候是不能放血的，因此要懂得针刺禁忌。如果是实症，就要排邪气；如果是虚症，就要补。懂得判断虚实很重要！比如我上次说的那个病人，讲话讲不清楚。我们只是用针在他舌头底下两根青色的筋上刺出一点黄豆大的血。只放了一点血，实际上邪气排了很多，这是看不见的。所以你要知道他的症状，他舌头底下的青筋为什么会暴露。当病人来的时候，你要知道他的病灶是在左鼓还是在右凹，然后再用针扎，刺出一点点血，邪气就排出来了。这非常科学！病人体虚的时候不能给他扎针出血，我们要用补法；如果下针，要按着不让他出血，因为虚症要补气。补气的话，往往用灸。以前的灸法是将温热导入体内，再用针刺。

对于疟疾，也可以用药治疗。康熙皇帝得了疟疾，找叶天士来看病。康熙的这个病所有御医都搞不定！叶天士借了皇后的手镯，叫人拿去磨，把磨出的东西放入墨汁里给皇帝喝。其他御医都吓坏了！给皇帝喝墨汁，如果皇帝的病没治好，还不杀了他?！但是皇帝喝过后不到半小时，烧就退了。皇后的手镯是犀牛角做的，犀牛角可以清除血中的邪气。墨汁本是芳香的，有祛风的作用，而且还养胃。康熙皇帝以为自己好了，叶天士却说，这个病没有根治，只是暂时把病邪压住了，之后可能还会发作。接下来，叶天士用了青蒿。青蒿刚发出来的幼苗的木性有很好的祛风效果，现在西方医学也用青蒿治疟疾。叶天士那个时候就用了！他把新鲜的青蒿打出汁来给皇帝喝，终于把皇帝的病治好了。所以青蒿这个东西中医以前就有，而且我们是有传承的。

足太阳之疟，令人腰痛头重，寒从背起，先寒后热，熇熇暍暍然，热止汗出，难已，刺郄中出血。

这里说的是根据经络症状放血治疗。"足太阳之疟，令人腰痛头重"，太阳经有病邪会头项强痛，"寒从背起，先寒后热"。下面描述热的状态，"熇熇暍暍然，热止汗出，难已，刺郄中出血"。第一次针刺后症状会减轻，第二次、第三次针刺后疟邪被排出来，病基本上就好了。这里有个次序，从太阳到少阳，再到阳明。

足少阳之疟，令人身体解㑊，寒不甚，热不甚，恶见人，见人心惕惕然，热多，汗出甚，刺足少阳。

少阳的疟疾在人体时是半表半里，正邪相争，身体很懒，没有力气。人不会太冷，热也不盛，胆气不足。

足阳明之疟，令人先寒，洒淅洒淅，寒甚久乃热，热去汗出，喜见日月光火气，乃快然。刺足阳明跗上。

足阳明之疟，先寒后热，"令人先寒，洒淅洒淅，寒甚久乃热，热去汗出，喜见日月光火气，乃快然。刺足阳明跗上（冲阳穴）"。脚背到脚面有一个会跳的地方，是冲阳穴。可以针刺这个穴位。

足太阴之疟，令人不乐，好太息，不嗜食，多寒热，汗出，病至则善呕，呕已乃衰，即取之。

讲完三阳，我们再讲三阴。"足太阴之疟，令人不乐，好太息"，就是吃也吃不下。"多寒热，汗出，病至则善呕，呕已乃衰，即取之"，要帮助病人把热吐出来。

足少阴之疟，令人呕吐甚，多寒热，热多寒少，欲闭户牖而处，其病难已。

疟病到了少阴，人容易虚；阳虚了以后就不能针刺了，因为体虚时不能放血，以防伤到本，所以"其病难已"。现在可以用青蒿治疗，它是治疟疾的好药。

足厥阴之疟，令人腰痛，少腹满，小便不利，如癃状，非癃也；数便，意恐惧，气不足，腹中悒悒，刺足厥阴。

这里的经文只是说刺足厥阴经，却没有给出穴位，所以这个时候你要触诊。疾病发作的点会在皮肤上通过颜色展现出来，你要据此找到病处，找到相应的穴位。血一般会聚在络脉那个地方，我们前面说过，络脉是浅表的，你一下针，血就出来了。

肺疟者，令人心寒，寒甚热，热间善惊，如有所见者，刺手太阴、阳明。

手太阴的络脉是列缺穴，手阳明的络脉是合谷穴。所以，刺列缺、合谷，疟就能好。

心疟者，令人烦心甚，欲得清水，反寒多，不甚热，刺手少阴。

心疟，刺手少阴心经的神门穴。

肝疟者，令人色苍苍然，太息，其状若死者，刺足厥阴见血。

肝疟，刺足厥阴肝经的太冲穴。

脾疟者，令人寒，腹中痛；热则肠中鸣，鸣已汗出，刺足太阴。

脾疟，刺足太阴脾经的公孙穴，内踝周围的穴都可以刺。

肾疟者，令人洒洒然，腰脊痛，宛转，大便难，目眴眴然，手足寒，刺足太阳、少阴。

肾疟，刺委中穴、太溪穴。上面说了五脏，下面说六腑。疟邪可以在任何地方。

胃疟者，令人且病也，善饥而不能食，食而支满腹大，刺足阳明、太阴横脉出血。

疟发身方热，刺跗上动脉，开其空，出其血，立寒。

这些都是放血疗法。"疟发身方热"，不管什么疟，一发作身体就热。"刺跗上动脉（指的是脚面关节的静脉血管），开其空，出其血，立寒。"热的时候放点血，马上退热。

疟方欲寒，刺手阳明、太阴，足阳明、太阴。

刺合谷穴、列缺穴。用刺法治疗实症。

疟脉满大急，刺背俞，用中针，傍五胠俞各一，适肥瘦出其血也。

脉有实象，故用泻法。五脏六腑在膀胱经都有相应的穴位，肺有肺腧穴，肝有肝腧穴……事实上，这些穴位都通到五脏六腑。从解剖学上说，这些穴位正对过去基本上就是相应的内脏，所以在那个地方刺它，内脏里的邪气肯定直接排出来，肯定很有效果。当然，还要看病人的肥瘦，肥的人多出点血，瘦的人少出点血。因为如果扎得太深，会伤到内脏。背部穴位扎针不宜过深，这是基本规定。

疟脉小实急，灸胫少阴，刺指井。

"疟脉小实急"，说明体虚，那么就不能放血了，所以要用灸！灸胫少阴，补君火，同时刺指井。邪气过实的话还是要泻一下的。补少阴、泻井穴，一补一泻，以求阴阳平衡。

疟脉满大急，刺背俞，用五胠俞、背俞各一，适行至于血也。

"疟脉满大急"，说明邪气很实，所以针一刺下去，邪气就出来了。刺背俞，"用五胠俞、背俞各一，适行至于血也"。

疟脉缓大虚，便宜用药，不宜用针。

"疟脉缓大虚"，没有实疾，绝对不能刺！这时应该用药，不宜用针。

凡治疟，先发如食顷，乃可以治，过之则失时也。

"凡治疟，先发如食顷，乃可以治"，要先让疟病发作，等过了一顿饭的时间才可以治疗；"过之则失时也"，时间过长，病邪又会回来。

诸疟而脉不见，刺十指间出血，血去必已。先视身之赤如小豆者，尽取之。十二疟者，其发各不同时，察其病形，以知其何脉之病也。先其发时，如食顷而刺之，一刺则衰，二刺则知，三刺则已，不已刺舌下两脉出血，不已刺郄中盛经出血，又刺项已下挟脊者必已。舌下两脉者，廉泉也。

先观察一下皮肤，如果有红点，就刺这个地方，类似阿是穴。先确定十二疟的病脉，三刺不愈，再刺舌下青筋出血。血有邪毒的话，刺的地方会有鼓胀、会有变化。郄中、夹脊都可能会有血堵的表象，这要看是否有瘀血，有瘀血的话刺一下非常有效。前面三刺都无效时，再用这一招。

刺疟者，必先问其病之所先发者，先刺之。先头痛及重者，先刺头上及两额两眉间出血；先项背痛者，先刺之。先腰脊痛者，先刺郄中出血。先手臂痛者，先刺手少阴阳明十指间；先足胫酸痛者，先刺足阳明十指间出血。

风疟，疟发则汗出恶风，刺三阳经背俞之血者。胻酸痛甚，按之不可，名曰胕髓病，以镵针针绝骨出血，立已。身体小痛，刺诸阴之井无出血，间日一刺。疟不渴，间日而作，刺足太阳。渴而间日作，刺足少阳。温疟汗不出，为五十九刺。

三阴三阳，对称的穴位加起来有五十九个，上中下都有。这里讲的治疗疟病的方法是标准的中医思维方式，不光可以治疟，还可以治很多病，发烧的时候刺一下肺经的穴位也能立马退烧。就刺一下肺经的井血，放一点黄豆大小的血出来，捏一下，立马退烧。用这样的针刺法排邪气很快，邪毒、热毒、疟疾都能排。知其理，一通百通。这个道理，大家要学会。中医讲的是气，我们也反复说过，人的身体是由神和气来控制的。所以要懂经络，要懂得调气。因为我们的形和神通过经络相交，神通过经络来调形，天地也是通过气来和人发生感应的。比如星象对人的作用——星象的气场与人相应，作用在人的神上，叫作"神机"。其中，有气在两者之间交流。当你能守中的时候，就能体会到天人合一的场——天地之气是怎么进入你的经络的，气血是怎么流动的，其周期性如何，这些都可以慢慢体会到。

气厥论篇第三十七

黄帝问曰：五脏六腑寒热相移者何？

岐伯曰：肾移寒于脾，痈肿少气。脾移寒于肝，痈肿筋挛。肝移寒于心，狂隔中。心移寒于肺，肺消；肺消者，饮一溲二，死不治。肺移寒于肾，为涌水；涌水者，按腹不坚，水气客于大肠，疾行则鸣濯濯，如囊裹浆，水之病也。

这一篇说的是寒热五脏六腑间转移变动的情况。首先说"肾移寒于脾，痈肿少气。脾移寒于肝，痈肿筋挛。肝移寒于心，狂隔中。心移寒于肺，肺消"，这样一个肾—脾—肝—心—肺的次序，是怎么来的呢？对此，有很多种解释。比如，有的人用八卦、《河图》、《洛书》来解说——在《洛书》里，坎为一，坤为二，震为三，那么肾（对应坎）就是一，脾（对应坤）就是二，肝（对应震）就是三，这样就对应上了。但是，如果按照《洛书》的理论，五应该到胃，六应该到乾卦，七应该到肺，八应该到艮卦，九应该又回到心，后面这些就对应不上了！所以这个说法前面对，后面不对。很多专家想用一套理论来解释现实，但有时确实存在"削足适履"的问题。事实上，五脏传递的规律是很明确的。比如，膀胱经的循行次序就非常清楚，其穴位从肺开始，接着是心，心之后是肝，肝之后是脾，脾之后是肾。五脏的次序就是这样，六腑也有明确的次序。其实，我们人体的构架就是这么一个简单的次序，不要把简单的事情搞复杂了！再比如，冲脉是从下向上一直到头，从会阴穴开始，从缺盆出来，一路向头上走。十二经脉的入血之海就在这里面。我们练功也可以这样练。我们练功时可以顺着经络循行的次序把邪气排出来。只要你真气足，打坐时一运气，就可以把邪气从背后的腧穴和前面的腹穴排出来。只要人的精气充足，什么病邪都能排出来。"恬惔虚无，真气从之，病安从来"，说的就是这个意思。接着上面的内容继续说，五脏的传递就是按照这么一个次序，从肾到脾，脾到肝，肝到心，心再到肺；之后又从肺回到肾。怎么回呢？从风府沿督脉下行，之后从尾椎回到冲脉。那么，疟是怎么走的？是跟着卫气走的。为什么会产生间日疟、三日疟呢？因为五脏的运行有一个周期，总的时间是一个月，所以疟疾的发作有时间上的间隔性。

"肺消者，饮一溲二"，喝得少排得多，这样是不是"死不治"呢？关键还是看真气。比如，脉摸下去还柔和吗？如果有真气，人就死不了，没真气则死了。"肺移寒于肾"，再转回来为"涌水"，这是说肺移寒于肾产生腹水，故为"水之病也"。以上说的是寒。

脾移热于肝，则为惊衄。肝移热于心，则死。心移热于肺，传为膈消。肺移热于肾，传为柔痓。肾移热于脾，传为虚，肠澼死，不可治。胞移热于膀胱，则癃溺血。膀胱移热于小肠，膈肠不便，上为口糜。小肠移热于大肠，为虙瘕，为沉。大肠移热于胃，善食而瘦，谓之食亦。胃移热于胆，亦曰食亦。胆移热于脑，则辛頞鼻渊。鼻渊者，浊涕不下止也，传为衄蔑瞑目。故得之气厥也。

寒从肾开始，因为肾主水，主寒；热则是从脾开始，因脾可以藏热。脾移热于肝，则鼻子出血。"肝移热于心，则死。心移热于肺，传为膈消。肺移热于肾，传为柔痓。肾移热于脾，传为虚，肠澼死"。肠澼就是痢疾，现代医学结合中医可以调治。如果以修行为治疗疾病的核心，那么这些症状都可以调治。

经文说完五脏，又开始说六腑。六腑从冲脉说起，这里只讲热，不讲寒了。此处相当于"中消"，其实是六腑的传导，按照膀胱经上腧穴的次序发生的传导，从下面的膀胱开始，小肠次之，大肠再次之，一路传上去，到胃，再到胆，然后直接上脑，鼻炎也是按照这条到脑的路线传导的。邪气和正气都是按照经脉循行的路线移动，所以精气不足、正气不足是很危险的，会产生很多怪病。因为只要有一点邪气进来，就会到处传，哪里虚传到哪里；正气足的话，邪气就停在一个地方不动了，甚至会排出来。

　　今天我们把冲脉的走向详细讲解了一遍，这部分内容很重要。冲脉、督脉和膀胱经之间的关系很密切，它们之间是阴和阳的关系——阳往下走，阴往上走，基本上就是这样。冲脉是往上走的，主血；督脉和膀胱经往下走，然后进入身体内部。《黄帝内经》描述的是经脉循行周期为一个月的情况。

咳论篇第三十八

黄帝问曰：肺之令人咳，何也？

岐伯对曰：五脏六腑皆令人咳，非独肺也。

帝曰：愿闻其状？

岐伯曰：皮毛者，肺之合也。皮毛先受邪气，邪气以从其合也。其寒饮食入胃，从肺脉上至于肺，则肺寒，肺寒则外内合，邪因而客之，则为肺咳。五脏各以其时受病；非其时，各传以与之。人与天地相参，故五脏各以治时，感于寒则受病，微则为咳，甚者为泄为痛。乘秋则肺先受邪，乘春则肝先受之，乘夏则心先受之，乘至阴则脾先受之，乘冬则肾先受之。

光一个咳，就有这么多论断。很多人以为咳只是肺的事，其实不是！咳肯定和肺有关，可是咳不一定是肺引起的，五脏都有可能引起咳嗽。如果咳嗽的病因没有搞清楚，治疗的方向不对，那怎么能治好呢？所以对咳嗽的诊断很重要，首先明确病因出在什么地方，然后再用药。黄帝问岐伯，为什么五脏都会令人咳？前面讲过，一呼一吸之间脉跳五次，呼吸时气走五脏——呼气时气走心肺，吸气时气走肝肾，中间停顿时气在脾，所以一呼一吸脉跳五次。反过来，每个脏器出问题都会引起呼吸系统疾病。因此，五脏六腑都会引发咳嗽。经文首先描述了肺的情况："皮毛者，肺之合也。皮毛先受邪气，邪气以从其合也。"经文接下来说了胃。如果我们老是吃寒的东西，胃能不寒吗？寒气逆走，上冲肺；肺一受寒，则外内合，形成肠胃性感冒。所以咳嗽首先是肺和胃引起的。"五脏各以其时受病"，为什么呢？春夏秋冬的神机不同，对五脏的影响也不同。春影响肝，夏影响心，长夏影响脾，秋影响肺，冬影响肾。这些神机和气场不停地转动，所以诊断病情要根据五运六气的变化规律，下药的时候也要注意——如果病人并非较浅的普通感冒，而是还有季节性感冒，那你肯定得注意五脏。所以"人与天地相参"，五脏法四时之五行生克。

帝曰：何以异之？

岐伯曰：肺咳之状，咳而喘息有音，甚则唾血。心咳之状，咳则心痛，喉中介介如梗状，甚则咽肿喉痹。肝咳之状，咳则两胁下痛，甚则不可以转，转则两胠下满。脾咳之状，咳则右胁下痛，阴阴引肩背，甚则不可以动，动则咳剧。肾咳之状，咳则腰背相引而痛，甚则咳涎。

"岐伯曰：肺咳之状，咳而喘息有音，甚则唾血。心咳之状，咳则心痛，喉中介介如梗状，甚则咽肿喉痹。"这里要注意判断。"肝咳之状，咳则两胁下痛，甚则不可以转，转则两胠下满。"这时要调肝。所以，不要什么咳嗽都用止咳糖浆，用银杏露。"脾咳之状，咳则右胁下痛，阴阴引肩背，甚则不可以动，动则咳剧。肾咳之状，咳则腰背相引而痛，甚则咳涎。"这些都是症状。有的人一咳嗽尿都飙了，那么肯定是肾咳呀！如果不懂五脏皆会引发咳嗽的道理，只是一个劲儿地搞肺，那么肾会更惨，严重的时候甚至会有六腑失禁的状态。到了六腑失禁的地步，就更加能够确定是哪个脏腑出问题了。

帝曰：六腑之咳奈何？安所受病？

岐伯曰：五脏之久咳，乃移于六腑。脾咳不已，则胃受之。胃咳之状，咳而呕，呕甚则长虫出。肝咳不已，则胆受之。胆咳之状，咳呕胆汁。肺咳不已，则大肠受之。大肠咳状，咳而遗失。心咳不已，则小肠受之。小肠咳状，咳而矢气，气与咳俱失。肾咳不已，则膀胱受之。膀胱咳状，咳而遗溺，久咳不已，则三焦受之。三焦咳状，咳而腹满，不欲食饮。此皆聚于胃，关于肺，使人多涕唾而面浮肿，气逆也。

六腑的咳是五脏的咳严重时，传变过来导致的。岐伯回答黄帝，脾咳久传至胃，呕出蛔虫。胆咳伴有呕吐胆汁的症状。大肠咳伴有大便失禁。小肠咳伴有放屁。膀胱咳伴有遗尿。不管是哪种咳，咳久了都会引起三焦气机失调，面浮肿，气逆。

帝曰：治之奈何？

岐伯曰：治脏者治其俞，治腑者治其合，浮肿者治其经。

帝曰：善。

黄帝问岐伯怎么治。岐伯说，"治脏者治其俞，治腑者治其合，浮肿者治其经"，可以用针刺将寒气排出来，或者用灸法也行。这里隐藏了五腧穴——井荥俞经合——补的时候可以用五腧穴。和内脏有关的疾病一般用五腧穴治疗，特别是神志失常，针刺腧穴很有效，但是首先得辨虚实。治腑用合穴。"合"是指从某个腑进入对应脏器的穴位。例如，通过刺胆经的合穴，可以引经气到肝脏。如果面上浮肿，则是胃经有问题，直接治疗胃经就行。黄帝曰：善。在用药上，要懂药方，懂张仲景的那一套东西。孙思邈也很厉害，是唐朝时的一流医学高手，自己撰写出《千金方》，后来有缘看到张仲景的《伤寒杂病论》，发现该论特别精妙，比他的《千金方》还要细致，然后便诚心学习张仲景的著作。孙思邈被后人称为"伏虎真人"，活了一百零一岁。

大家学习经方要以张仲景和孙思邈为榜样。治疗时，用药，用针，刺血都可以，关键是辨证施治！事实上，《黄帝内经》讲的热、寒等概念都与气有关，这些是中国道家智慧的结晶，能极大提升我国人民的养生保健水平，延长生命，减缓衰老。

举痛论篇第三十九

黄帝问曰：余闻善言天者，必有验于人；善言古者，必有合于今；善言人者，必有厌于己。如此则道不惑而要数极，所谓明也。今余问于夫子，令言而可知，视而可见，扪而可得，令验于己而发蒙解惑，可得而闻乎？

岐伯再拜稽首曰：何道之问也？

帝曰：愿闻人之五脏卒痛，何气使然？

岐伯对曰：经脉流行不止，环周不休，寒气入经而稽迟。泣而不行，客于脉外则血少，客于脉中则气不通，故卒然而痛。

我们每个人都有过疼痛的体验。"疼"字里面是冬天的"冬"字，所以疼痛与冬天的寒气有关。本篇讲的十几种痛，都是因为寒。接下来，让我们看看疼痛到底是怎么回事。

黄帝问：善于说天者，必能预言人的情况。由古达今，由己知彼。岐伯说，你这是想问什么呢？黄帝回答说：请你举一些例子，用我们听得到、看得见、摸得着的东西来解惑，比如五脏为什么会痛。

这里说，"卒然而痛"是因为寒气在脉外或脉中引起的。这也是岐伯对黄帝的解答。这一条对痛的机理的解说大家要注意，当人受寒的时候，如果是在表层，由于气血不能滋润到这个地方，因此这里的气脉被堵住了；或者由于气太虚了，不能把寒气赶出去，所以气不能达表、血不能荣养。所以我们把痛叫作虚症。表虚症可以产生痛，寒客于脉中，寒气泣于经脉，产生正气与邪气的交战，产生了不通，不通则痛，这是实症。本来我们的经脉是流行不止、环周不休的，应该无处不到，如果哪个地方的气血到不了，那么这个地方很快就会坏死。我们的身体本来就有这么一个规律，大家了解一下。

帝曰：其痛或卒然而止者，或痛甚不休者，或痛甚不可按者，或按之而痛止者，或按之无益者，或喘动应手者，或心与背相引而痛者，或胁肋与少腹相引而痛者，或腹痛引阴股者，或痛宿昔而成积者，或卒然痛死不知人、有少间复生者，或痛而呕者，或腹痛而后泄者，或痛而闭不通者。凡此诸痛，各不同形，别之奈何？

这里黄帝说了多少种痛？大家算一下。有十四种各不相同的痛。其原理是什么呢？怎么来分别呢？这一篇在举例，所以名为“举痛论篇”。事实上人体的痛还有许多种。

岐伯曰：寒气客于脉外则脉寒，脉寒则缩踡，缩踡则脉绌急，绌急则外引小络，故卒然而痛。得炅，则痛立止；因重中于寒，则痛久矣。

岐伯开始回答黄帝的问题。这个“炅”是热的意思，指温暖的火气，所以上面是个“日”，下面是个“火”。由于寒气在于表，堵住了体表那些小的络脉，导致局部得不到血气的滋润，所以出现疼痛。这个时候只要给局部一点热量，就不痛了。疼痛的时候，大家可以试着用手按住痛的地方，有时按着按着痛就散开了。这种是表层的疼痛，最轻的那种。

如果更深一步，“中于寒，则痛久矣”，这时的痛就比刚才的厉害了。这里一共说了两种痛，一种是轻的，一种是重的，重的是"痛久"，拿热的东西去烫，痛也不一定能散开；如果是轻的痛，得一点"炅"（热），痛则立止。所以不少人会拿热的电吹风吹痛的地方，事实上就是给它一个热量，让痛散开。

寒气客于经脉之中，与炅气相薄则脉满，满则痛而不可按也。寒气稽留，炅气从上，则脉充大而血气乱，故痛甚不可按也。

这里讲的是寒气在脉中的情况。我们脉中本来就有能量，有卫气，有营气，会与寒气相薄（注："薄"同"搏"）。相薄的时候，脉自然就满了，一满就痛。这时候的痛是不能按的，因为这是一种实症。虚症的痛喜欢被按，用手去按痛处会感到舒服。实症的痛按不得，轻轻一按就会更痛，甚至叫起来，因为寒气已经客于脉中了。寒气不只是稽留在脉中，营气与它的交战也越来越厉害，"则脉充大而血气乱，故痛甚而不可按也"。这时更深一步，寒气已经停在那里了，交战也更激烈。

寒气客于肠胃之间、膜原之下，血不得散。小络急引故痛，按之则血气散，故按之痛止。

这里讲寒气停留在肠胃之间；膜原，就是肠胃之间的膏膜、膏肓、肓络、脂肪一类的东西。当寒气在那个地方时，小络脉由于受寒而急引作痛。用手去按，痛也会止，所以寒气是在脉外，不是在脉里；只不过它是在腹腔里面。这种疼痛可能是由吃寒的东西导致的，有时风寒吹进肚子也会引发疼痛，此时如果给腹腔一点温暖，疼痛也会缓解。

寒气客于侠脊之脉则深，按之不能及，故按之无益也。

寒气到了侠脊，就是背部很深的地方，这个时候用手按不了——当然了，专业的按摩师可以按。如果这种疼痛怎么按也按不到确切的位置，那是因为它深入进去了，所以"按之无益也"。

寒气客于冲脉，冲脉起于关元，随腹直上。寒气客则脉不通，脉不通则气因之，故喘动应手矣。

这里，岐伯解释了黄帝的问题。这个冲脉太重要了！冲脉的真气是从胞宫，也就是腹腔气海的里面往上走的；如果它受阻了，会从关元穴起，随着腹部往上直走。脉一旦不通，那个地方不光会痛，至少还会跳动。你如果用手去按它，会感受到跳动。"喘"在这里是跳动的意思，仿佛心脏那样"怦怦怦"地跳动，所以叫"应手"。这是冲脉受寒气不通的症状。

寒气客于背俞之脉则脉泣，脉泣则血虚，血虚则痛。其俞注于心，故相引而痛；按之则热气至，热气至则痛止矣。

我们背部有膀胱经，膀胱经上有很多腧穴，寒气是可以通过腧穴渗进去的。寒气渗进去就会进入到我们的脏腑。相应地，寒气从心腧渗入，就会传导入心，引起胸部这个地方疼痛。如果你要按穴位的话，可以附加一个热量同时按进去，相对来说，痛可以止。如果用灸就更好了！尤其在按不了的情况下，就用灸。这个热量一进去就可以起作用，"热气至则痛止矣"。

寒气客于厥阴之脉，厥阴之脉者，络阴器，系于肝。寒气客于脉中，则血泣脉急，故胁肋与少腹相引痛矣。

我们厥阴的脉络过阴器，所以说"肝主筋"，就在这条线路上，会与两肋少腹相引而痛。

厥气客于阴股，寒气上及少腹，血泣在下相引，故腹痛引阴股。

这里说的是腹股沟一带。有时候我们不小心坐在潮湿的、寒冷的地方，寒气就会从阴股这个地方上来，沁入腹股沟这一带，然后就会引发小腹痛，相引痛。

寒气客于小肠膜原之间、络血之中，血泣不得注于大经，血气稽留不得行，故宿昔而成积矣。

寒气有时在小肠膜原之间，络血就会血泣，注入不了大经中。血气稽留在小肠那些地方，"不得行"，吃下去的东西也滞留不动，慢慢沉积，化为热，因为小肠的热量很大，滞留的东西变热瘀堵也会产生疼痛。

寒气客于五脏，厥逆上泄，阴气竭，阳气未入，故卒然痛死不知人，气复反则生矣。

如果寒气客于五脏，就可以沁入我们刚刚说的膀胱经。所以夏天时不要一直吹空调，背部那个地方很危险，枕部、后脑勺那些地方，冷气久吹了都容易沁入，最后沁入五脏，停留在五脏里。这个时候阳气就进不去了，气开始逆走，五脏里的精气也会被销铄。因为没有阳气了，当然会痛；"阴气竭"，人就虚了。五脏阴气竭很要命，"故卒然痛死不知人"，这时如果阳气进去，病人则会马上醒过来。

寒气客于肠胃，厥逆上出，故痛而呕也。

有时候寒气进入肠胃，肠胃会自动保护，会呕吐。有时候寒气客于小肠，人就会拉肚子，所以说我们的生命有自动排泄的功能。

我们喜欢吃寒的东西，天热的时候弄一个冰西瓜来吃，很爽！但这容易伤到人，容易导致呕吐。如果寒气再往里深入一点，到了小肠一带，就可能会拉肚子。

热气留于小肠，肠中痛，瘅热焦渴，则坚干不得出，故痛而闭不通矣。

讲了那么多条，这一条是唯一一条热导致的痛。热也可以导致痛！大便太硬，排不出来，也会导致痛。因为缺少津液，肠子里的宿便就形成瘀堵，"闭而不通"导致痛。

帝曰：所谓言而可知者也。视而可见奈何？

岐伯曰：五脏六腑固尽有部，视其五色，黄赤为热，白为寒，青黑为痛，此所谓视而可见者也。

这时黄帝又问岐伯："你说的这些东西，我们看得见吗？听你讲完，我是明白了，但是这些内容能不能看到呢？"岐伯说："我们的脸是与我们的五脏六腑相应的，通过颜色就可以看出来。人脸的上、下、左、右、中对应着五行。上部对应什么？——心、左肝、右肺、下肾、中脾，根据这些对应关系就可以发现问题。然后再看五色，"黄赤为热，白为寒，青黑为痛，此所谓视而可见者也"，这是可以看见的。有一个朋友来我这里，我看他的脸色有一些发白，还咳嗽。我说："你这是肺受寒了？"他说："你怎么知道？"我说："看你的脸色发白，就知道你受寒了。"肺受寒，又咳，肯定是吃了什么冷东西，再加上吹空调。这个咳嗽还比较浅，肯定才只到第一层。我马上给他吃一些东西，调理一下。寒邪一排出来，他的脸色很快就红润了，也不咳了。这是我们用眼睛能看到的。

帝曰：扪而可得奈何？

岐伯曰：视其主病之脉，坚而血及陷下者，皆可扪而得也。

黄帝又问，如何摸脉、如何触诊呢？岐伯说，如果病人的脉是硬的、凸起的，或者是陷下去的，都可以"扪而得也"，可以通过触诊来判断。一般的说法是，实的脉会鼓起来，虚的脉会凹下去。我们要判虚实，实者泻之，虚者补之。这就是黄帝讲的，既可以视，又可以摸，通过观察相应的那条脉，就可以知道五脏六腑的情况。现在人看病多数都不触诊，其实我们中医的触诊很好，一摸就能知道病人的状况。比如按摩师，一摸就知道哪里鼓起来，产生了一个结节；哪里虚，凹下去了。你要懂得起伏！有的地方的肉紧紧的，有的地方肉松松散散的，通过这些就能知道病人的虚实。不管是下针，还是按摩，知道了虚实，就能知道补泻之方法。

帝曰：善。余知百病生于气也。怒则气上，喜则气缓，悲则气消，恐则气下，寒则气收，灵则气泄，惊则气乱，劳则气耗，思则气结。九气不同，何病之生？

黄帝又说："善哉，我听说一切病都来自气。"这里说了九种情况，都与七情相关。七情很重要！七情影响人的气，从而形体，其实很多病往往是从七情生出来的，所以调节情绪太重要了。

岐伯曰：怒则气逆，甚则呕血及飧泄，故气上矣。

我们每个人都发过怒。一发怒，气就往上冲，"怒发冲冠"，甚至更猛，血都吐出来！吐血，呕血！因为木克土。肝气克土，夹胃气上行，人就会呕，厉害的话血都会呕出来。有的人气直接冲到大脑，马上中风，当下晕倒。有的人生气的时候，肝气会向下走。他的肺气比较厉害，抑制住肝气，使肝气往下走。这样一来就会搞到肠胃，导致拉肚子，其实也是木克土，为"飧泄"。因此，发怒有两种状况，上吐和下泻。有的人一生气，吃不下饭，因为肠胃被搞惨了。怒是最厉害的，《黄帝内经》把它放在最前面，所以我们说"火烧功德林"。我们本来练功练得蛮好的，一发怒，气都耗掉了。生完气以后，都不知道脑部是些什么东西了！这个很容易导致脑出血，尤其是血压高的人，一生气血压飙升，脑血管"啪"一下就爆掉了。平时血压低的人生气时气容易往下走，就会拉肚子。

喜则气和志达，荣卫通利，故气缓矣。

喜是好事，但是大喜过望，气就会散；气散掉以后，人就会软而无力，气会缓。这时可以酸收之。

悲则心系急，肺布叶举，而上焦不通，荣卫不散，热气在中，故气消矣。

悲是很伤人的。悲与怒正好反过来，一个伤肺一个伤肝。人一悲伤，气就往里收，肺就打不开。肺本来是主宣降的，现在宣不了了！人体的能量要靠毛孔来排，以维持人体的温度。此时热量排不出来，闷在里面；闷在里面气就耗掉了，所以"上焦不通，荣卫不散"。因此悲很伤气。我们看见悲伤的人脸色都很憔悴，这是收的状态，跟刚刚的怒是相反的。

恐则精却，却则上焦闭，闭则气还，还则下焦胀，故气下行矣。

恐则精气向下走、向下漏，甚则小便失禁。精气不达上焦，故而上焦闭塞，闭则气向下降，故而下焦胀，"气下行矣"。

喜怒哀乐这几种情志都是很伤人的；是我们上次讲的"中和"，就是喜怒哀乐未发；"守中"，就是守住这个"中"。大家要体会喜怒哀乐未发的那个状态，不走极端。我上次提到六祖慧能大师说的那个"不思善，不思恶"的状态，你们要找到那个东西。此外，喜怒哀乐比"思善思恶"还要命，因为已经属于情了。

寒则腠理闭，气不行，故气收矣。
炅则腠理开，荣卫通，汗大泄，故气泄。

一种是寒，收引；一种是热，腠理开，冒汗。这一阵子热了挺长时间，基本处于炅的状态，大家总是开空调，因此不得泄。我们要调和阴阳，不能走极端。

惊则心无所倚，神无所归，虑无所定，故气乱矣。

受惊的状态可以通过打坐体会一下。本来在打坐，突然受惊，如果定力不够，气一下子就乱了。所以我们的定力要充足。我见到一些人打坐，随便有个人走过来就会受惊，这说明气场太小，定力不够。定力够的人，"泰山压顶而不惊"。

劳则喘息汗出，外内皆越，故气耗矣。

有的时候我们过于劳累，身体脏器第一个受影响的是肺，肺"喘息"；第二个是肾，"汗出"，因为我们的肾不固。所以，这相当于一内一外皆受影响。相对而言，肺属外，肾属内，内外都耗损，"喘息汗出"，消耗我们的精气。所以我们说不要劳动过度。

思则心有所存，神有所归，正气留而不行，故气结矣。

现在人喜欢思，但是思这个东西很搞人。执着于一个东西，左想右想，这个时候神定在哪个地方，气就凝结在哪个地方。我们以前说过，古代有一个将军要攻打一座城池，久攻不下。将军吃了一点粽子，食管堵住了，吐不出也拉不下。后来请了位名医，收费很高，拿了很多黄金，开了个方子就走了。将军打开方子一看，什么字也没有。将军很生气，心想："拿了我这么多钱，竟然忽悠我！"一气之下就把粽子吐出来了。因为木克土，思伤脾，食物堵在食管里；一生气，木往上走，就把那口粽子吐出来了。吐出粽子后，将军把那位神医抓回来，问他："你为什么骗我？"神医回答："你不是好了吗？"这是真的神医！所以啊，因为情志生的病，药很难治。对情志而言，药都是假的，二者不属于一个系统。拿一点草木之药就能调节人的心灵吗？不容易的！所以大家一定要珍惜自己的神，那个是真东西！如果一个人的情志在"焚烧"，那么再怎么下药补津液水气也治不好，必须调他的心。"心藏神"——心才是我们生命活动的主宰。

腹中论篇第四十

　　黄帝问曰：有病心腹满，旦食则不能暮食，此为何病？

　　岐伯对曰：名为鼓胀。

　　帝曰：治之奈何？

　　岐伯曰：治之以鸡矢醴，一剂知，二剂已。

　　帝曰：其时有复发者，何也？

　　岐伯曰：此饮食不节，故时有病也。虽然其病且已时，故当病气聚于腹也。

　　腹部是我们的下丹田，是人的根，很重要。肝脾肾都位于腹部，心肺位于胸部。从三焦的角度来讲，小腹下焦主肝肾，中腹中焦主脾胃，胸腔上焦主心肺。我们学习很久以后发现，《黄帝内经》对冲脉很重视，正好腹部是冲脉的起点，是冲脉的根。所以我们一定要了解冲脉的重要性，因为我们修行最重要的部位——下丹田正好位于冲脉的开端，就是小腹胞宫的位置；再往下走是会阴，无论是任脉、督脉还是冲脉，都从这里发起。因此腹部很重要。

　　黄帝问，心腹满为何病？岐伯说，是鼓胀。现在我们大多数人，大腹便便，就像铜鼓那样；以前人鼓胀的少一点，现在人中年以后鼓得厉害的有不少。这里说的鼓胀是吃多了以后不消化的那种，鼓鼓囊囊的。治之奈何呢？此处经文说，用鸡屎泡酒当药。"鸡矢"就是鸡拉出来的那个白色的粪便。先把它晒干，再拿来泡酒，一剂就有效果，两剂下去病就好了。这个方子疗效很不错!《黄帝内经》里开的药方不多，但是一出来都是奇方。但是现在的鸡都是饲料喂养的，不知道鸡屎还有没有疗效。以前的鸡都是啄石头的，吃虫，吃石子，这些东西含有大量的钙和很多其他成分。用这样的鸡屎泡酒，治疗鼓胀很有效。这是因为鸡在卦相里面对应肝。鸡爪子有三个趾头，三即是震卦，对应肝脏。辅以酒力，鸡屎能够更快入肝，所以对肝脾的调和有速效。你看，鸡的消化能力很强，石子之类的东西吃进去以后也能消化。鼓胀一般都是肝脾引起的。脾虚，肝气又不足，导致了鼓胀，严重的还会引起腹水。这些症状鸡屎可以治疗。

但是鼓胀治好后为什么又会复发呢？因为吃东西不节制！吃得过多，当然消化不了。要么就是不吃，病气聚于腹。这还属于气聚的腹胀，还不是腹水；如果是肝腹水，跟这个鼓胀不一样，鸡屎治不了，要调肝脾。这一章讲腹部，很有意思，我们慢慢看。

帝曰：有病胸胁支满者，妨于食，病至则先闻腥臊臭，出清液，先唾血，四肢清，目眩，时时前后血，病名为何？何以得之？

岐伯曰：病名血枯，此得之年少时，有所大脱血。若醉入房，中气竭，肝伤，故月事衰少不来也。

帝曰：治之奈何？复以何术？

岐伯曰：以四乌鲗骨，一藘茹，二物并合之，丸以雀卵，大小如豆，以五丸为后饭，饮以鲍鱼汁，利肠中，及伤肝也。

黄帝问得很细，好像在给别人看病一样。这里所说的病的名字叫血枯。为什么叫血枯呢？因为年少脱血，或者喝醉后行房事。现在有很多人反而喝酒壮阳去行房事，这是很危险的！伤肝，因为肝藏血，所以女子就会月事衰少。同时还会出现很多其他症状，例如，首先会闻到腥味。这股腥味来自哪里呢？一般而言，这股腥味来自肺。肺如果伤得厉害，会流清鼻涕，而且还会唾血。臊来自肝脏；

肝脏如果出问题了，还会目眩。臭来自肾脏；如果肾脏出问题了，会"时时前后血"。出现这些症状，说明肺、脾、肾都伤到了。黄帝问岐伯，有什么方法可以治疗？于是岐伯又开了一个方子——在《黄帝内经》中很少能看到这样的方子——乌贼骨，就是墨鱼中间那根白色的骨头。乌贼骨很轻，尝起来咸咸的，有点涩。四根乌贼骨加上芦茹，就是现在我们说的茜草，再加上麻雀蛋，三种东西混合在一起，制作成药丸，每次用五丸，饭前服用；服用的时候以鲍鱼汁来送（以前鲍鱼汁不贵，现在很贵）。这个方子里，鲍鱼汁是养肝的，麻雀蛋是养肾的，乌贼骨主要用于止血，同时还可以辅助茜草补血。因为病人有血枯的症状，这几种东西混合起来以后能把血补上，而且能使肝肺肾一起得到滋养。这一篇名叫腹中论，讲到肝肾等少阴、厥阴的腹部疾病。

帝曰：病有少腹盛，上下左右皆有根，此为何病？可治不？

岐伯曰：病名曰伏梁。

"伏梁"是什么？通常说"结梁子"，这里说的是生疮，是痈啊！用现在的话讲，就是癌症。身体某个部位长了一个东西，上下左右还有根，类似牵扯状，所以有了"伏梁"这么一个名字。

帝曰：伏梁何因而得之？

岐伯曰：裹大脓血，居肠胃之外，不可治，治之每切按之致死。

这个"梁"一般长在哪里呢？一般也长在我们刚刚讲的膏肓那一类地方。"膏"是哪里呢？是我们心包的脂肪。"肓"呢？就是腹腔肠胃里空隙的脂肪。往往梁也长在这些地方。由于在肠胃之外，所以不能乱治。

帝曰：何以然？

岐伯曰：此下则因阴，必下脓血，上则迫胃脘，出膈侠胃脘内痛，此久病也，难治。居脐上为逆，居脐下为从，勿动巫夺，论在《刺法》中。

这里说，身上如果长了"梁"，你不要总想着去弄它！现代人如果身上长了个瘤，都会想尽办法去弄它，动不动就微创；《黄帝内经》是说不要去动它，动它会死人。

帝曰：人有身体髀股胻皆肿，环脐而痛，是为何病？

岐伯曰：病名伏梁，此风根也。其气溢于大肠而著于肓。肓之原在脐下，故环脐而痛也。不可动之，动之为水溺涩之病。

这是在大肠下面，在肓的位置出现的肿，相当于腹股沟的肿瘤，而且环脐周而痛，牵扯到肚脐，其实是小肠里长了个东西，所以不能乱动。所以按摩要注意，不是什么病都能按的！比如这种"伏梁"的病按摩起来就很危险，可能会导致尿不出来，所以一定要诊断。

帝曰：夫子数言热中、消中，不可服高梁、芳草、石药。石药发瘨，芳草发狂。夫热中、消中者，皆富贵人也，今禁高梁，是不合其心；禁芳草石药，是病不愈，愿闻其说。

"热中、消中"具体怎么治疗呢？不宜使用开刀或按摩之类的方法，可以用中药。现在中医也治好了很多这一类的疾病。张仲景真的很厉害！他在《黄帝内经》的基础上，结合《汤液经法》，创作了《伤寒论》和《金匮要略》，这是对人类的巨大贡献！《黄帝内经》注重对机理的阐述，很少开具体的方子。

这是黄帝为糖尿病患者向岐伯提的问题。现在的糖尿病是富贵病。"热中，消中"在于脾胃——中消是吃多少都会饿，上消是喝多少都渴，下消是尿多。这是消渴病人的一般状况。这里说"不可服高粱、芳草、石药"。什么是石药呢？就是一些金石之药，像是雄黄啊、丹砂啊之类的。孙思邈早年也搞这些，服用了不少金石之药，后来浑身生疮，把自己吓死了。所以说金石药物本身具有毒性，吃了容易让人癫痫；而芬芳的香草一类的药物吃了容易发狂。"中消"提醒人，身体里有热。热是什么呢？就是体内津液不足。我们为什么吃了东西以后还会觉得饿？因为身体里有热，食物一进去就化掉了。

　　岐伯曰：夫芳草之气美，石药之气悍，二者其气急疾坚劲，故非缓心和人，不可以服此二者。

　　帝曰：不可以服此二者，何以然？

　　岐伯曰：夫热气慓悍，药气亦然，二者相遇，恐内伤脾。脾者土也，而恶木。服此药者，至甲乙日更论。

　　岐伯已经告诉黄帝为什么不能服用这些药物了，黄帝进一步追问原因。岐伯说，因为芳草气味芳香，石药性慓悍，很猛；患者本来已经热中、消中了，现在还要下猛药，不是雪上加霜吗？黄帝问，何以然？岐伯回答，因为木克脾土，导致脾土受伤。

　　这一段主要是说，糖尿病患者不可以用芳草、金石这两类药物。我经常跟糖尿病患者说，你这个病是因为津液少，体内热。为什么会血糖高呢？不是因为糖多，而是因为血液中水的比例不足！糖多怎么会全身发软、无力呢！所以其实是缺糖，水也不够。如果津液够，血糖比例就会下去，吃饭也就没问题了。现在治疗糖尿病的方法就是不让病人吃饭，因为粮食里有糖，但这样一来病人更惨！本来津液就不足，现在还不给吃饭，导致糖也不足；还要持续使用胰岛素，使病人自身的胰岛细胞被破坏，更加不分泌胰岛素，导致胰岛的机能也丧失了，所以病人被搞得很惨。所以我们要注意，治疗糖尿病的方式，应该是给病人补充津液。要知道，糖尿病患者经常肝脾气虚，阳又不足，所以要补肝脾的阳气，还要补肾，同时也要补津液。以肝脾的阳气护固住津液，这样才能把糖尿病治好。

帝曰：善。有病膺肿，头痛胸满腹胀，此为何病？何以得之？

岐伯曰：名厥逆。

黄帝问，这是什么病啊？为什么会得这种病？其实这是冲脉的问题，整条冲脉都有反应。这个时候你可以帮助病人调理冲脉。

帝曰：治之奈何？

岐伯曰：灸之则喑，石之则狂，须其气并，乃可治也。

灸也不得，石也不得。"石"是什么呢？就是拿石头去给病人放血。这里在讲我们的冲脉。冲脉为气血之海，血向上走的时候，需与气相合。但是当它逆行的时候，血不能排泄，气就往外散，特别是脾的气。这时如果用灸，容易把阳气引导到血里，以致外面的阳消失不见，人就喑了，说不出话来。反过来，如果泻它，阳气就会外散，往外冲。所以必须"气并"——使气与血相合，阴阳合，这样才能够治疗。

帝曰：何以然？

岐伯曰：阴气重上，有余于上，灸之则阳气入阴，入则喑；石之则阳气虚，虚则狂。须其气并而治之，可使全也。

逆的时候，"阴气重上，有余于上，灸之则阳气入阴"，这时阳气进入血里，说不出话来。"石之则阳气虚"，虚则外散，所以人会发狂。"须其气并而治之，可使全也"，使他的气血相交，这样才可以治疗。这个病，整条冲脉都有反应，属于冲脉的疾病。

帝曰：善。何以知怀子之且生也？

岐伯曰：身有病而无邪脉也。

腹部怀了小孩儿，你怎么知道呢？身体有症状，但是脉是好的，你摸一下脉很柔和，正气很足，那就是好的。

帝曰：病热而有所痛者，何也？

岐伯曰：病热者，阳脉也。以三阳之动也。人迎一盛少阳，二盛太阳，三盛阳明，入阴也。夫阳入于阴，故病在头与腹，乃膜胀而头痛也。

帝曰：善。

这一段与前面讲冲脉的那一段事实上是连着的。在这里，你需要明白阴阳间的关系。正常人一呼一吸之间，脉跳五下。当阳偏盛的时候，摸病人的寸口脉，即人迎这个部位，一呼一吸之间跳动超过了五下。此处所说的"一盛、二盛、三盛"是指脉的速度。人迎脉一呼一吸之间跳六下是少阳病，跳七下是太阳病，跳八下是阳明病。阳盛了以后，邪气沁入血液，在头就会引发头痛。因为冲脉一直往上走，一直到头上，当邪气进去就会头痛，这是阴阳不和导致的。

这一篇讲腹部，其实是讲冲脉的元气。糖尿病实际上也是因为元气不足导致的。下丹田的元气不足，就是下消；中焦元气不足，就是中消；上焦元气不足，就是上消。这就是"三消"的来源。当你把元气调节好，使三焦元气都得以充足，这些病就好了。腹部的根在冲脉，冲脉是生命的根本，它是众脉之海，气血最后汇归到这里。

刺腰痛篇第四十一

　　足太阳脉令人腰痛，引项脊尻背如重状，刺其郄中，太阳正经出血，春无见血。

　　上一篇讲腹部，这一篇讲腰部。腰痛往往是因为寒气沁入脉里。此处直接讲症状。这一篇列举的症状往往跟某一条脉的具体部位有关。此外，本篇还详细介绍了针刺哪些穴位等治疗方法，和前面的举痛论相呼应。

　　本篇首先讲的是足太阳脉。《黄帝内经》讲了十二经脉，还讲了奇经八脉，只不过是用其他名词来代指奇经八脉，所以总共有十二加八，合起来二十种症状。从事按摩、推拿的师傅必须懂得奇经八脉。

　　现在很多医生对奇经八脉不是很了解，但是不懂奇经八脉是不行的！因为奇经八脉对于治疗疾病，以及调整身心而言，都有着很大的帮助。

　　我们接着讲太阳经。以前的医书说"腰背求委中"，腰背痛，刺委中穴，但是春天不要让它见血，就是经文所说的"太阳正经出血，春无见血"。

　　一般来说，春天对应太阳，夏天对应少阳，秋天对应阳明。这三阳很重要。

　　少阳令人腰痛，如以针刺其皮中，循循然不可以俯仰，不可以顾。刺少阳成骨之端出血，成骨在膝外廉之骨独起者，夏无见血。

这种少阳的症状是半表半里、"循循然"的，不像太阳的症状那么猛烈，如同针刺于皮中。少阳有病的时候无法"前俯后仰，左顾右盼"。因为少阳经在身体两侧，主转动，而俯仰往往是太阳和阳明。此时，"刺少阳成骨之端出血"，成骨指的是膝部的阳关穴。

阳明令人腰痛，不可以顾，顾如有见者，善悲。刺阳明于骱前三痏，上下和之出血，秋无见血。

"阳明令人腰痛，不可以顾，顾如有见者，善悲。"这是气降不下来导致的。"骱前"指的是足三里，"上下"指的是上巨虚与下巨虚。"秋无见血"，秋天的时候不宜见血。

足少阴令人腰痛，痛引脊内廉。刺少阴于内踝上二痏。春无见血；出血太多，不可复也。

这里在讲少阴。少阴与太阳相表里。"二痏"指的是复溜穴。

厥阴之脉令人腰痛，腰中如张弓弩弦。刺厥阴之脉，在腨踵鱼腹之外，循之累累然，乃刺之。其病令人言，默默然不慧，刺之三痏。

解脉令人腰痛，痛引肩，目䀮䀮然，时遗溲。刺解脉，在膝筋肉分间，郄外廉之横脉出血，血变而止。

此处意指针刺蠡沟穴。"刺解脉，在膝筋肉分间，郄外廉之横脉出血"，这时出来的血颜色不正；只有当血的颜色变得正常了，流血才能停止。

解脉令人腰痛如引带，常如折腰状，善恐。刺解脉，在郄中结络如黍米，刺之血射以黑，见赤血而已。

解脉是足太阳的脉。解脉上肯定有一个点——"郄"，其位置在委中穴。针刺它时，往往会出血。刺出的血是黑的，一定要等到血变红了再停止针刺。

同阴之脉令人腰痛，痛如小锤居其中，怫然肿。刺同阴之脉，在外踝上绝骨之端，为三痏。

接下来开始讲奇经八脉了。这里所说的"同阴之脉"事实上是指阳跷脉，在外踝上。它的穴位是阳辅穴。

阳维之脉令人腰痛，痛上怫然肿。刺阳维之脉，脉与太阳合腨下间，去地一尺所。

阳维脉是诸阳脉交会之处——所谓"阳维"，就是维护三阳的意思，所以它与三阳脉必定有所相交。如果腰的这个区域疼痛，应该刺哪个穴位呢？经文说，"与太阳合"，还要"离地一尺所"，即为承山穴。这个穴位离地面一尺左右。承山穴是阳维脉与太阳脉交会的地方。

衡络之脉令人腰痛，不可以俯仰，仰则恐仆，得之举重伤腰。衡络绝，恶血归之。刺之在郄阳、筋之间，上郄数寸，衡居为二痏出血。

衡络脉指的是带脉，在肚脐和命门之间，环腰一圈。衡络脉有疾，可以刺委阳穴和膏门穴。刺这两个穴位常用透针，一针下去，将两个穴位穿透，就像内关透外关那种扎针法。

会阴之脉令人腰痛，痛上漯漯然汗出。汗干令人欲饮，饮已欲走。刺直阳之脉上三痏，在跻上郄下五寸横居，视其盛者出血。

会阴之脉指的是什么呢？事实上就是任脉和督脉的相交之处。因为任督二脉出了问题，所以出现以下症状——腰痛，出汗，口渴想喝水，喝了痛就游走。这种症状其实是气的升降出了问题。这时可以刺太阳经的承筋穴，在小腿那里。这个穴位可以通过膀胱经激活督脉，把尾椎连接起来，并将其引动、疏通。

这段经文又说刺直阳脉，其实指的还是太阳经。"郄下"就是委中穴。"跻"指的是申脉。"五寸横居"，指的是委中与申脉的连线，由委中下来五寸的地方。针刺横居下五寸。

飞阳之脉令人腰痛，痛上怫怫然，甚则悲以恐。刺飞阳之脉，在内踝上二寸，少阴之前，与阴维之会。

内踝上两寸是阴维脉。阴维脉刺哪个穴位呢？刺筑宾穴，即经文所说的"飞阳"，在"少阴之前，与阴维之会"。这就是阴维脉，我们奇经八脉中的一条脉，是维护全身之"阴"的一条脉，所以它与诸阴脉相交。这里说的是筑宾穴，在阴维脉与少阴脉交会的地方。

昌阳之脉令人腰痛，痛引膺，目䀮䀮然，甚则反折，舌卷不能言。刺内筋为二痏，在内踝上大筋前太阴后，上踝二寸所。

这里讲的是昌阳脉，其实也是阴跷脉。阴跷脉的针刺穴位选的是交信穴。

散脉令人腰痛而热，热甚生烦，腰下如有横木居其中，甚则遗溲。刺散脉，在膝前骨肉分间，络外廉束脉，为三痏。

接下来说的是散脉，事实上即是冲脉。我们说冲脉有三根，下面一根沿着少阴一直往下走，所以会产生遗尿。膝盖旁边有个穴位，叫作内膝眼，是冲脉的穴位。刺这个穴位。

肉里之脉令人腰痛，不可以咳，咳则筋缩急。刺肉里之脉，为二痏，在太阳之外，少阳绝骨之后。

"在太阳之外，少阳绝骨之后"，这个穴位其实还是阳辅穴。"肉里"不属于奇经八脉。

腰痛挟脊而痛至头，几然，目䀮䀮欲僵仆，刺足太阳郄中出血。

这里讲的"腰痛挟脊而痛至头，几然，目䀮䀮欲僵仆"，明显是足太阳的症状，所以此时可以"刺足太阳郄中出血"，这里的"郄"就是委中穴。

腰痛上寒，刺足太阳、阳明；上热，刺足厥阴；不可以俯仰，刺足少阳；中热而喘，刺足少阴，刺郄中出血。

治疗"腰痛上寒"可以运用"上病下治"的原理。我们还是刺足三里，刺阳明经。此外，一般还可以刺足厥阴经的太冲穴，一刺气就下来。"不可以俯仰，刺足少阳"，这里说的是刺足少阳阳关穴。"刺郄中出血"，就是刚刚讲的刺足少阴的筑宾穴。

腰痛上寒，不可顾，刺足阳明；上热，刺足太阴；中热而喘，刺足少阴；大便难，刺足少阴；少腹满，刺足厥阴。如折，不可以俯仰，不可举，刺足太阳；引脊内廉，刺足少阴。

如果足阳明有病，则刺足三里。足太阴的病刺地基穴。足少阴的病刺筑宾穴。"大便难"，也刺足少阴经，可以刺涌泉穴、井穴。"少腹满"，刺足厥阴下的太冲穴。"如折，不可以俯仰，不可举"，刺足太阳经的委中穴。"引脊内廉，刺足少阴"，这里还是刺筑宾穴。

腰痛引少腹控眇，不可以仰，刺腰尻交者，两髁胂上。以月生死为痏数，发针立已。左取右，右取左。

这里说的是尾椎，尾闾那个地方的八髎穴。这个地方很重要。此处的经文说，刺这个部位要依照月亮的情况来下针，"以月生死为痏数，发针立已。左取右，右取左"，左刺右，右刺左。那个穴位尾椎两边各有一个。月初一（阴历）刺一下，初二刺两下，一直刺到十五日，刺十五下。过了十五日则递减刺数，一直到三十日，减至刺一下。"以月生死为痏数"，因为月亮会影响那个地方。

所以说，尾椎真的很重要！它影响人的整条脊柱。骶部一旦不正，整条脊柱都会不正。所以尾椎那个地方是"风向标"，比如观察动物，尾巴一翘就知道它在干什么。鱼也是这样，它的尾巴通过一整条脊柱控制其所有运动的方向。而且，尾椎对我们血的影响也很大，它跟月亮是相应的。再比如冲脉，像是我们上次讲到风，风就是从风池那个穴位一层层地进入体内，汇入冲脉后再一层层往上走，之后再从身体后面一层层下行。冲脉上行的速度很快。但是尾椎那里的几个穴位很容易偏，通过针刺很容易将其调整回来，刺多少下则根据阴历月的日数；再判断是"左病"还是"右病"，"左病"右刺，"右病"左刺，使它平衡，把它调节回来。

《黄帝内经》把这些东西讲得很详细。我们的腰很重要，其核心部位最后落在尾椎上。腰部和腹部的衔接处就在尾椎和会阴。一些腹部疾病，比如大小便失禁，医治尾椎和会阴，就有可能治愈。疏通尾椎的气，使气可以从这里顺畅通过，由尾椎进入冲脉。所以我们懂得这个道理以后，就要掌握这条气脉的治疗方法，使气血能够从后面的脊柱进入前面的冲脉，因此尾椎和会阴两处很重要。如果这两个地方堵了，腰肯定会痛。为什么会痛？因为气降下来后，回不去了，进入不了冲脉，卡在那里，你说能不痛吗！所以，"腰痛引少腹"，针刺那里，使尾椎和冲脉连起来，就不痛了。就是这么简单！所以你必须懂得气脉的走向，懂得气如何在经脉里运行。

风论篇第四十二

　　黄帝问曰：风之伤人也，或为寒热，或为热中，或为寒中，或为疠风，或为偏枯，或为风也，其病各异，其名不同。或内至五脏六腑，不知其解，愿闻其说。

　　岐伯对曰：风气藏于皮肤之间，内不得通，外不得泄。

　　风者，善行而数变，腠理开，则洒然寒，闭则热而闷。其寒也，则衰食饮；其热也，则消肌肉，故使人怢栗而不能食，名曰寒热。

　　古人讲"避风如避矢"。风为百病之长，风可以夹杂所有病邪。风一旦进入皮肤里，则出不去、内不通，所以会出现各种症状。正常人的体温是恒定的，需要通过毛窍来排热；如果毛孔闭塞，人就会发热；风一吹，就会将体表的热量带走。如果风吹到身体里面再出来，就会把体内的热量带走，造成"洒然寒"，人会发冷，打寒战。"闭"是因为风把身体气脉堵住了，"则热而闷"。如果体内寒冷，热量不足，消化功能就会变差，人食欲不振，吃不下东西，肌肉无法得到充实；或者由于体内的热消灼津液，肌肉也得不到充实，容易萎缩，人就会变瘦。所谓"瘦人火多，胖人痰湿多"，风热也会"消肌肉"。

　　风气与阳明入胃，循脉而上至目内眦，其人肥，则风气不得外泄，则为热中而目黄；人瘦则外泄而寒，则为寒中而泣出。

风气与太阳俱入，行诸脉俞，散于分肉之间，与卫气相干，其道不利。故使肌肉愤䐜而有疡，卫气有所凝而不行，故其肉有不仁也。

有的人眼睛发黄，因为其体内有热，是风气引起的。"人瘦则外泄而寒"，同时眼泪也会跟着胃经里的风跑出来。风会到处窜，游走全身五脏六腑、十二经脉、奇经八脉，无处不到，看其症状可知其风在何处。如果风是从太阳脉进入身体的，会先行至腧穴。由于俞穴是通五脏六腑的，风邪进去后会先到分肉之间，与卫气相干。卫气是保卫人体的一股阳气，若有风邪堵在那里造成气机不行，就会发热而生疮。风和卫气相干而凝结不通，那么血也到不了那里，"血不养则不营"，导致手脚麻木。

疠者，有荣气热胕，其气不清，故使其鼻柱坏而色败，皮肤疡溃。风寒客于脉而不去，名曰疠风，或名曰寒热。

"其气不清"，指的是风不干净，带有细菌、病毒，相当于传染性疾病。这种疠气与体内的荣气交结，纠缠在一起，到哪儿都会导致机体腐败，比如到了鼻子，会让鼻柱坍塌，这是麻风病，一种严重的传染病。风可以通过阳脉进入人体。人体前面是阳明，后面是太阳，风可以从这两条经脉进去，再按照经脉的线路游走。如果风是从太阳经进来的话，一般会从脊柱开外0.5寸的腧穴进入肌肉；风堵在肌肉那里，就会生疮。如果风不干净的话，进入人体就会引发类似麻风病的症状。风走到胃阳明，要么会出现热，要么会出现寒。热者，"眼内眦"，眼睛会发黄；寒者会流眼泪。这里讲了风的特点，下面继续讲不同季节风进入脏腑的不同情形。

以春甲乙伤于风者为肝风，以夏丙丁伤于风者为心风，以季夏戊己伤于邪者为脾风，以秋庚辛中于邪者为肺风，以冬壬癸中于邪者为肾风。

春天的风是温和的，容易与肝相应。夏天天热火旺，风入心。长夏之时，风易入脾。四季之风各有不同。这说明，天时对人体有重要的影响。

风中五脏六腑之俞，亦为脏腑之风，各入其门户，所中则为偏风。

风气循风府而上，则为脑风；风入头系，则为目风，眼寒。

风会进入五脏，还会进入六腑。风从风府穴进入经脉，上行到脑，病人就会迎风流泪。

饮酒中风，则为漏风。

饮酒后，人的毛窍打开，这时风吹进体内，称为"漏风"。

入房汗出中风，则为内风。

房事时出汗吹风，称为"内风"。

新沐中风，则为首风。

洗澡时，特别是洗头时，或者女性月经期间洗头，湿漉漉的，风一吹进去就是"首风"，之后天气变化会头痛。古人对洗澡是很讲究的。如果正气不足，洗澡的时候容易生病。

久风入中，则为肠风，飧泄。

受风久了，肠胃变虚；风入肠胃，导致拉肚子。

外在腠理，则为泄风。

有的人不停地冒汗，不明原因，无风也冒汗，有风也冒汗。这是风邪在肌表导致的。

故风者，百病之长也，至其变化，乃为他病也，无常方，然致有风气也。

风邪数变，到处乱窜，又属于阳邪，很容易使人体出汗，而且风邪容易夹带其他邪气。风是百病之长，但是没有风就没有生命——如前所述，没有风的话，连体内的热都排不出去。因此，对于风，关键是既不能太过，也不能不及。

帝曰：五脏风之形状不同者何？愿闻其诊，及其病能。

岐伯曰：肺风之状，多汗恶风，色皏然白，时咳短气，昼日则差，暮则甚，诊在眉上，其色白。

黄帝又问，五行的风是什么样的？可见，五行思想深深融贯于《黄帝内经》之中。其实，五行观念也是《黄帝阴符经》的总纲——"天有五贼，见之者昌"——春夏秋冬、喜怒哀乐都与五行相关。"诊在眉上"，眉属胆经，为少阳；两眉之间是印堂，在面诊中印堂对应肺。这里的"诊在眉上"指的是诊断眉毛之上的区域和两眉之间的部分，"色皏然白""其色白"，如果病人还兼有咳嗽短气，那么即为风邪在肺腑。

心风之状，多汗恶风，焦绝善怒，赫赤色，病甚则言不可快，诊在口，其色赤。

无论是"肺风"还是"心风"，都有多汗恶风的症状。寒在体内就会恶寒，风在体内就会恶风，热在体内人就会怕热，这都是"同气相求"的原理。而且，风是阳邪，容易把人的汗发出来，则易引发表虚，病容易走到三阳，导致善怒，面色发红。又心伤于风，而心开窍于舌，所以会说话不利索。

肝风之状，多汗恶风，善悲，色微苍，嗌干善怒，时憎女子，诊在目下，其色青。

肝风，"多汗恶风"，色青，"时憎女子，诊在目下"，这里的"目下"大概就是眼睛下方卧蚕纹的位置。肝伤风的时候，这个地方发青。肝主筋，肝伤风后病人的筋容易变虚，又易怒，这时病人往往会"宗筋不利"，而且性功能下降，对女子比较厌恶。由于肝经经过生殖器，肝厥阴经受风寒的时候，生殖器容易收缩，热了以后又易导致萎症。

脾风之状，多汗恶风，身体怠惰，四肢不欲动，色薄微黄，不嗜食，诊在鼻上，其色黄。

由于脾主四肢，脾受风的人会有一种懒惰无力的感觉，同时不想吃饭，鼻子发黄。

肾风之状，多汗恶风，面痝然浮肿，脊痛不能正立。其色炲，隐曲不利，诊在颐上，其色黑。

肾受风会导致人体水分排泄不利，头面浮肿，面部颜色偏黑，像锅底一样。此外，还会导致小便、月事不利，腰痛不能站立。

胃风之状，颈多汗，恶风，食饮不下，膈塞不通，腹善满，失衣则䐜胀，食寒则泄，诊形瘦而腹大。

风进入胃腑，则会导致颈部多汗，中焦不通畅，不想吃饭，腹胀。吃冷的东西会拉肚子，腹大形瘦。

首风之状，头面多汗，恶风，当先风一日，则病甚，头痛不可以出内，至其风日，则病少愈。

"首风"的症状是，风还没到，病人提前一日就有头痛的感觉，不能出门见风；风来了以后，病人反而会觉得好一些。

漏风之状，或多汗，常不可单衣，食则汗出，甚则身汗，喘息恶风，衣常濡，口干善渴，不能劳事。

喝酒漏风的人，出汗多，身体比较虚，又因为怕冷，衣服不能少穿。这种病人能量漏得太厉害，一吃东西就会发很多汗，衣服都是湿的，口很干。

泄风之状，多汗，汗出泄衣上，口中干，上渍其风，不能劳事，身体尽痛，则寒。

"泄风在表"，在体表形成虚寒症。

帝曰：善。

风邪导致的疾病是各种各样的。本篇经文再次体现了"风为百病之长"。

痹论篇第四十三

黄帝问曰：痹之安生？

岐伯对曰：风寒湿三气杂至，合而为痹也。其风气胜者为行痹，寒气胜者为痛痹，湿气胜者为著痹也。

痹是由风寒湿三邪夹杂而成的。风为百病之长，夹杂寒邪和湿邪一起进入人体成为痹。这一篇开篇即讲病机。风气多在人体内窜动的是行痹；寒多的是痛痹；湿气多，闭而不通的是著痹。

帝曰：其有五者何也？

岐伯曰：以冬遇此者为骨痹，以春遇此者为筋痹，以夏遇此者为脉痹，以至阴遇此者为肌痹，以秋遇此者为皮痹。

病的部位不一样，深度也不一样，这里用五行来区分。春、夏、秋、冬、长夏的痹症各有不同，风寒湿侵入的深度也不同，其在身体的表现部位亦各有差别，产生种种痹症。例如，秋天邪气侵入得浅，为皮痹；冬天邪气侵入得深，为骨痹，等等。这些都逃不出五行，其病机的核心是风寒湿三种邪合在一起致病。

帝曰：内舍五脏六腑，何气使然？

岐伯曰：五脏皆有合，病久而不去者，内舍于其合也。故骨痹不已，复感于邪，内舍于肾；筋痹不已，复感于邪，内舍于肝；脉痹不已，复感于邪，内舍于心；肌痹不已，复感于邪，内舍于脾；皮痹不已，复感于邪，内舍于肺；所谓痹者，各以其时，重感于风寒湿之气也。

这些风寒湿邪气侵入人体后不会长期停留在表，而是会随着合穴、顺着经络进入五脏六腑。筋不好的人，邪气入而伤肝，皮肤不好的人邪气入而伤肺，等等。邪气侵入浅时，为骨、筋、脉、肌、皮五体的症状，侵入深时则为五脏的症状。

凡痹之客五脏者，肺痹者，烦满喘而呕。

心痹者，脉不通，烦则心下鼓，暴上气而喘，嗌干善噫，厥气上则恐。

肝痹者，夜卧则惊，多饮，数小便，上为引如怀。

肝痹的人，晚上睡不着，易惊醒。"上为饮如怀"，指的是肚子大得像怀孕的人，这是腹水的表现。

肾痹者，善胀，尻以代踵，脊以代头。

肾痹之时，病人用屁股代替脚来走路，脊柱畸形，比头还高，也就是驼背。这种驼背有点像庄子的一位朋友，他是一位得道高人，对身体这个臭皮囊完全不在乎。肾痹的表现类似《庄子》里的场景。

脾痹者，四肢解㒃，发咳呕汁，上为大塞。

脾痹患者四肢无力，呕吐，身体上下不通。

肠痹者，数饮而出不得，中气喘争，时发飧泄。

肠痹患者水气不化，拉肚子。

胞痹者，少腹膀胱按之内痛，若沃以汤，涩于小便，上为清涕。

胞痹是膀胱有问题，小腹内痛，下面小便排不出来，上面还流清涕。

阴气者，静则神藏，躁则消亡。饮食自倍，肠胃乃伤。

人体的五脏是藏精的，属阴；人一急躁就容易伤精、伤内脏。此外，"饮食自倍"——如果吃得太多，也会损伤胃。

淫气喘息，痹聚在肺；淫气忧思，痹聚在心；淫气遗溺，痹聚在肾；淫气乏竭，痹聚在肝；淫气肌绝，痹聚在脾。诸痹不已，亦益内也。其风气胜者，其人易已也。

淫气即风寒湿的邪气。如果痹聚在肺，人就会有喘息；如果痹聚在心，人容易忧思；如果痹聚在肾，人容易遗尿，小便失禁；痹聚在肝，就会伤血；痹聚在脾，人就会肌肉萎缩。如果不用药，完全靠自身调节的话，寒湿重的人不容易好，而风重的人容易好。痹越浅越好，病位深入后就难治了。

帝曰：痹，其时有死者，或疼久者，或易已者，其何故也？
岐伯曰：其入脏者死，其留连筋骨间者疼久，其留皮肤间者易已。
帝曰：其客于六腑者何也？
岐伯曰：此亦其食饮居处，为其病本也。六腑亦各有俞，风寒湿气中其俞，而食饮应之，循俞而入，各舍其腑也。
帝曰：以针治之奈何？
岐伯曰：五脏有俞，六腑有合，循脉之分，各有所发，各治其过，则病瘳也。

六腑在膀胱经上，脊柱旁开 0.5 寸的地方皆有各自对应的腧穴。

如果吃了不适当的饮食，又感受了风寒湿的邪气，两者相合，就容易使邪气从腧穴进入六腑。治疗的时候可以针刺膀胱经上五脏各自的腧穴，以及六腑的合穴。如果是筋受了邪，就找出其对应的经络，用针灸的各种手法把风寒湿的邪气泻出来。

帝曰：荣卫之气，亦令人痹乎？

岐伯曰：荣者，水谷之精气也，和调于五脏，洒陈于六腑，乃能入于脉也。故循脉上下，贯五脏，络六腑也。卫者，水谷之悍气也。其气慓疾滑利，不能入于脉也，故循皮肤之中，分肉之间，熏于肓膜，散于胸腹。逆其气则病，从其气则愈，不与风寒湿气合，故不为痹。

人的身体里有荣气和卫气，荣气行于脉中，卫气行于脉外。卫气比较彪悍，能帮助我们排除邪气，起到固护身体机表的作用；荣气是滋养身体的。如果荣气和卫气两者周流不虚，则身体不虚；荣气、卫气很足的时候，风寒湿邪也进不来，所谓"正气存内，邪不可干"，所以关键是要固本培元，而不是总是想着怎么把邪气排出去。体魄越强健的人，对这些邪气越有感知力，也越发善于回避；而一般人都比较麻木，风寒湿侵进身体了也不知道。老子说"柔弱胜刚强"，所以真正厉害的人是很敏感、很柔和的。小孩子经不起风吹雨打，但是其元气很足，生病了很容易好。有些武功高手看起来肌肉很发达、很强大，其实是把正气都放到了肌肉上，体内都空了，这不是真正的强大，是没有用的。

帝曰：善。痹或痛、或不痛、或不仁、或寒、或热、或燥、或湿，其故何也？

岐伯曰：痛者，寒气多也，有寒故痛也。其不痛不仁者，病久入深，荣卫之行涩，经络时疏，故不痛，皮肤不营，故为不仁。

"不仁"即麻木、没感觉，是荣气不能滋润患处导致的；痛还好，还有感觉。"不仁"就麻烦了。

其寒者，阳气少，阴气多，与病相益，故寒也。其热者，阳气多，阴气少，病气胜，阳遭阴，故为痹热。

这里说的是阴阳寒热的辨证。

其多汗而濡者，此其逢湿甚也。阳气少，阴气盛，两气相感，故汗出而濡也。

这是湿邪多汗的症状。

帝曰：夫痹之为病，不痛何也？

岐伯曰：痹在于骨则重，在于脉则血凝而不流，在于筋则屈不伸，在于肉则不仁，在于皮则寒。故具此五者，则不痛也。

这是五种不痛的痹病，分别在骨、脉、筋、肉、皮。

凡痹之类，逢寒则急，逢热则纵。

这里总结了寒热对痹病的影响。

帝曰：善。

风寒湿邪伤人，正气足的人身体会自我修复，因为精气神足。所以人需要修行，使精气神充足。七情不调，吃东西不节制，加上劳累疲倦，睡眠不足，这些都会损耗人的精气神，所谓"邪之所凑，其气必虚"，所以要内炼精气神。

痿论篇第四十四

黄帝问曰：五脏使人痿，何也？

岐伯对曰：肺主身之皮毛，心主身之血脉，肝主身之筋膜，脾主身之肌肉，肾主身之骨髓。

这一篇讲的是痿病，就是肌肉、筋等萎缩了，类似水果干枯的状态。对于人体而言，热和湿都会让人痿。

故肺热叶焦，则皮毛虚弱、急薄，著则生痿躄也。

肺像一朵倒挂的莲花，心在两片肺叶下方中间的位置。肺受热以后焦枯了，那么它的开合就不行了，人体的皮毛也就随之变焦了。肺主开合，亦主一身之气。肺不好，肾也会变得不好，因为金水是一家的，"金生水"。金不行，则不能够降气，精降不下来，肌肉就会痿痹，脚踩不到地。

心气热，则下脉厥而上，上则下脉虚，虚则生脉痿，枢折挈，胫纵而不任地也。

无论是心热还是其他脏腑的热，都会导致严重的痿病。热会使津液枯竭，人就痿了。

肝气热，则胆泄口苦，筋膜干。筋膜干则筋急而挛，发为筋痿。

　　脾气热，则胃干而渴，肌肉不仁，发为肉痿。

　　肾气热，则腰脊不举，骨枯而髓减，发为骨痿。

　　这里说的都是热邪，与现代人用冰箱保存食物的道理相同。痿症的病机主要就是热邪。热邪伤到不同的脏器会有不同的症状，关键是把握病机。

　　帝曰：何以得之？

　　岐伯曰：肺者，脏之长也，为心之盖也，有所失亡，所求不得，则发肺鸣，鸣则肺热叶焦。故曰，五脏因肺热叶焦，发为痿躄，此之谓也。

　　"肺者，脏之长也"，这里是说肺脏处于五脏中最高的位置。有的小孩子很小就有痿痹的症状，就是"热过头"，这时候需要诊断，不能再吃扶阳的药，以免把阴气都消耗了。我有个朋友脚不能着地，他每天吃扶阳药，伤阴很严重。另外还有一些人，追求的东西很多，每天很执着，内心很烦躁，所求不得，扰乱心神，从而产生内热，时间长了就会咳嗽，这实际上是肺在发出求救信号。病人如果还不改变心志，继续咳嗽的话，那么肺里的津液就会耗竭。所以说，人的情志对生命的影响是很大的。因此不要乱动欲望，要修心，否则稍有不慎，就会内生疾病。

　　悲哀太甚，则胞络绝；胞络绝，则阳气内动，发则心下崩，数溲血也。故《本病》曰：大经空虚，发为肌痹，传为脉痿。

　　如果病人悲哀太甚，膻中就会堵塞；膻中堵了以后脉会空虚，血流不畅，血液就会从下面排出去，出现小便带血。七情有病是很可怕的，会让整个人废掉。

思想无穷，所愿不得，意淫于外，入房太甚，宗筋弛纵，发为筋痿，及为白淫，故《下经》曰：筋痿者，生于肝使内也。

有的人经常胡思乱想。"宗筋弛纵"指的是生殖器的问题，可能是阳痿或者遗精早泄。"宗筋"有两个意思，一个是指全身的筋，另一个指的是生殖器。

有渐于湿，以水为事，若有所留，居处相湿，肌肉濡渍，痹而不仁，发为肉痿。故《下经》曰：肉痿者，得之湿地也。

人天天浸泡在湿气里，湿气留于肌肉，形成肉痿。

有所远行劳倦，逢大热而渴，渴则阳气内伐，内伐则热舍于肾。肾者，水脏也。今水不胜火，则骨枯而髓虚，故足不任身，发为骨痿。故《下经》曰：骨痿者，生于大热也。

若是劳作过度，或者天天跑步，运动量很大却不喝水，就会导致肾精耗竭，全身津液不足，引发痿痹。以上讲的"五脏致痿"中，四脏是由于热，一脏是由于湿。

帝曰：何以别之？

岐伯曰：肺热者，色白而毛败；心热者，色赤而络脉溢；肝热者，色苍而爪枯；脾热者，色黄而肉蠕动；肾热者，色黑而齿槁。

有的人短期内头发变白，有可能是热导致的。五脏被热侵犯，都会有相应的症状。有的人牙齿又干又黑，其实是因为肾热，这时应该补阴。所以说，痿主要是热邪导致的。湿热共同导致痿病的产生。

帝曰：如夫子言可矣。《论》言治痿者，独取阳明，何也？

岐伯曰：阳明者，五脏六腑之海，主润宗筋。宗筋主骨而利机关也。冲脉者，经脉之海也，主渗灌溪谷，与阳明合于宗筋，阴阳总宗筋之会，会于气街，而阳明为之长，皆属于带脉，而络于督脉。故阳明虚，则宗筋纵，带脉不引，故足痿不用也。

男性在 64 岁以后阳具不举，是因为阳明脉和冲脉都虚了。阳明脉和冲脉分别是水谷之海和血海；前者是气，后者是血。只有气血充足了，阳具才能启用，其启用与否与带脉和督脉有关。带脉相当于一个机关，可以束缚住两边，同时把督脉引下来，共同汇聚在宗筋处。气街是两个穴位，练功的人有时候这两个穴位汇聚于下丹田，使下丹田气旺，出现阳举。因为阳明、冲、任、督、带诸脉都在气街这里汇聚；汇聚到此后，气血津液精华便聚于此。女性子宫的收缩也是靠筋、肌肉、血来运作的，靠的是冲脉和阳明脉的力量，使气下达气街。如果收缩功能变差了，则会出现痿症的症状。所以男女是一样的。气街、生殖器在这里相当于一个关窍。可见，奇经八脉非常重要！特别是冲脉，为诸脉之海、诸血之海。

帝曰：治之奈何？

岐伯曰：各补其荥而通其俞，调其虚实，和其逆顺，筋、脉、骨、肉各以其时受月，则病已矣。

帝曰：善。

痿症主要是由于热，实则为津液不足，所以要按月时来调，通过荥和腧穴来调理，前面说的痹症则是通过腧穴和合穴来调理。所以，我们对五腧穴要很了解，要能够根据每条经腧穴的五行来行补泻。

厥论篇第四十五

黄帝问曰：厥之寒热者，何也？

岐伯对曰：阳气衰于下，则为寒厥；阴气衰于下，则为热厥。

帝曰：热厥之为热也，必起于足下者，何也？

岐伯曰：阳气起于足五指之表，阴脉者，集于足下而聚于足心，故阳气胜则足下热也。

帝曰：寒厥之为寒也，必从五指而上于膝者，何也？

岐伯曰：阴气起于足五指之里，集于膝下而聚于膝上，故阴气胜，则从五指至膝上寒。其寒也，不从外，皆从内也。

学过《伤寒论》的人都知道"四肢厥冷"的症状，张仲景专门讲过。所谓"厥冷"，就是冷到四肢、膝盖和肘。这个"厥"是指什么呢？"厥"首先有一个"极处"的意思。那么我们身体的极处在哪里呢？实际上就在四肢的末梢，还有头顶，这也叫作"五体"。如果五体的极处产生了"逆走"的症状，就是所谓的"厥逆"。为什么会出现这样的情况呢？

这一篇首先讲寒热。厥有寒厥和热厥。岐伯在这里主要讲的是足。足三阳和三阴交接在什么地方？就在脚的趾间井穴。观察我们全身十二经络的走向就可以知道，三阳经从头走足，三阴经从足走腹。相对来讲，足三阴的中心位置就是涌泉穴，而足三阳基本就在脚面上，所以这些阴阳交接的地方就是极处。事实上，手三阴和三阳也在指尖交接。那么，头顶这个地方是三阳——阳和阳的交接处；手指和脚趾是阴和阳的交接处。《黄帝内经》讲得很细，把疾病和治疗的原理总结出来了，所以很重要。很多人不学《黄帝内经》，直接学《伤寒论》，这样一来就会搞不清楚什么叫"厥逆"，比如厥冷是什么原因造成的？为什么要用四逆汤？为什么要用那么多附子去补肾阳？还要用姜和甘草，是什么原理？一般都是因为阴阳的交接出了问题，阳气不能入阴。阴盛，人肯定发冷。"故阳气盛则足下热也。"反过来，阴气盛则寒。所以厥是阴阳交接的时候，身体里阴阳失去平衡导致的一种症状，分为热厥和寒厥。

这里首先讲热厥。阳气从头走足，走到了五个脚趾，而阴气聚于足心，那么阳气盛的时候就会逼进去，阴阳交接则不平衡，人肯定会发热，因为阴不足。反过来，寒厥是阴气盛、阳气不足导致的，它从脚心这儿返上来，从阳面上来，冷到膝盖。这里讲得很清楚。

寒厥，"阴气起于足五指之里"，其实这是从涌泉穴来看的。阴经从里面出来，然后逆走向上，自然汇集于膝下。膝下是我们的合穴。

帝曰：寒厥何失而然也？

岐伯曰：前阴者，宗筋之所聚，太阴、阳明之所合也。

这是厥论篇，把寒厥、热厥的原理都总结出来了。黄帝问，为什么会出现寒厥？岐伯回答说，"前阴者，宗筋之所聚，太阴、阳明之所合也"，其实冲脉等这些东西都在这里面。因为所有能量都汇聚在冲脉里，它是诸脉之海，而冲脉的精气就储存在前阴这个地方，所以它是很重要的，"宗筋之所聚"，是我们身体的玄关窍。

春夏则阳气多而阴气少，秋冬则阴气盛而阳气衰。此人者质壮，以秋冬夺于所用，下气上争，不能复，精气溢下，邪气因从之而上也。气因于中，阳气衰，不能渗营其经络，阳气日损，阴气独在，故手足为之寒也。

如果一个人身体太强壮了，他的欲望就会很强，本来秋冬应该藏精的时候他去行房事，放纵自己的欲望，这样一来精气被夺，则溢下。本来生命的能量储存在冲脉里，我们的五脏六腑在不断运转的过程中，内脏强盛时才能够产生精气能量，储存在冲脉里；如果在天地秋冬本来应该储存能量的时候将它释放了，你想想看这是什么状况！精气溢下、精气被夺，这个时候身体里面就空虚了。

精实际上是什么呢？是阳气！但是，相对于气而言，精为阴，所以叫"阴精"，可以认为它是由气凝聚而形成的一种液体，所以精其实是我们身体里的阳气凝聚而成的。精相对于气而言为阴，相对于血而言为阳，要懂得区分！阴阳是相对的，不是固定的。精泄掉以后，阳气就会衰弱，由于"气因于中"，阳气一衰，不能浸润其经络，"阳气日损，阴气独在，故手足为之寒也"。阳气都衰掉了，人能不寒吗？而且阳气是在秋冬的时候从中间这个地方泄掉的。这时，冲脉的气不足，阳气衰弱；本来冲脉有一条支脉，是从脚开始，沿着足少阴，一直到照海穴和公孙穴。公孙穴是冲脉的一个交会点。现在阳气不足了、寒了，在这种情况下，寒气反逼阳气往膝盖上走，导致膝盖以下全是寒冷的，所以叫"寒厥"。《黄帝内经》太厉害了，讲得很细致、很精彩、很透彻！

帝曰：热厥何如而然也？

岐伯曰：酒入于胃，则络脉满而经脉虚。脾主为胃行其津液者也，阴气虚则阳气入，阳气入则胃不和，胃不和则精气竭，精气竭则不营其四肢也。此人必数醉若饱以入房，气聚于脾中不得散，酒气与谷气相薄，热盛于中，故热遍于身，内热而溺赤也。夫酒气盛而慓悍，肾气有衰，阳气独胜，故手足为之热也。

此处，黄帝问"热厥"的病症，岐伯先讲饮酒。他说"酒入于胃，则络脉满而经脉虚"。一喝酒啊，酒气就会带动气血往体表走——现代人称之为毛细血管——所以会脸红，气血全部往毛细血管跑了，身体中间能不空吗？络脉满的时候经脉就虚了，身体中间就空了。脾是主滋润的，属阴；而胃是多气多血的，属阳。人的气如果全都走到表了，阳就会很盛，身体中间又是空的，太阴就会不足，这个时候身体会发热，一身的热气都走到四肢末梢，所以体内阴虚，精气衰竭。"必数醉若饱以入房"，这个人除了中焦脾胃被搞颠倒以外，更关键的是，他的下焦、下丹田又漏空了——醉酒后入房，又把精给漏了，因此精气津液全空了，留了一大堆火气在身体里灼烧，很快把全身津液烧干，连尿都变成红色的了。为什么这些人天天手脚发热？其实是因为肝津液不足，脾的津液完全被那股酒气和身体里的热烧掉了，同时还漏精，完全没办法平衡阴阳之气，于是身体里一片火在燃烧，产生热厥。我们可以看到，在《黄帝内经》里，岐伯非常重视人体的精！不管是热厥还是寒厥，首要的原因都是漏精。所以道家养生一上来就告诉你，精气神是人身的"三宝"。

帝曰：厥或令人腹满，或令人暴不知人，或至半日、远至一日，乃知人者，何也？

岐伯曰：阴气盛于上则下虚，下虚则腹胀满；阳气盛于上，则下气重上，而邪气逆，逆则阳气乱，阳气乱则不知人也。

黄帝问岐伯，为什么会出现这些症状？岐伯解释道，有两个原因，一个原因是前面说的阳气本来交会于头，如果降不下来，则阳气暴逆向上，人就会直接昏倒。从人体的整体角度来讲，水在上、火在下的时候，叫"既济"，是平衡的，应该是上面清、下面暖的正常状态；现在颠倒了，上面热、下面寒，那么人会怎么样呢？上实下虚！当一个人上实下虚的时候，就会出现上述症状。上面的阳气太过，肯定会脑压增高、血管爆裂、晕倒，眼睛迷蒙、耳朵暴聋，等等。这是因为三阳全部聚在头上降不下来。如果阳气降不下来，下面肯定是阳不足而阴充满，就会腹满。从整体上讲，就是阴阳颠倒，则会出现"火水未济"，症状严重的还会死人，魂飞魄散——魂往上走，魄往下跑，所以下面大小便失禁，"阴阳离决，谓之死"。一般来讲，厥逆就是这么一种状态。

帝曰：善。愿闻六经脉之厥状病能也。

岐伯曰：巨阳之厥，则肿首头重，足不能行，发为眴仆。

黄帝想了解得更细致一点，他请岐伯细化到六经中每一条经络的厥病，逐个讲解。此处《黄帝内经》基本上还是用针刺来治疗，但是用针的难度相对较高，而且病人体虚的时候用针很难补，还得用药补一下。我们还是要学习张仲景的那一套治疗方法，比如用四逆汤，可以让病人回阳。

岐伯先从太阳经开始讲。太阳经从头走足，"肿首头重"，因为阳气在上面降不下来，头部就会鼓起来，像个气球一样；"足不能行"，因为下面虚了，厥逆发作的时候人会直接晕倒，"发为眴仆"就是这样。

阳明之厥，则癫疾欲走呼，腹满不得卧，面赤而热，妄见而妄言。

如果阳明厥逆，气本来应该是往下降的，现在降不下来，全部往头上走，病人首先会癫狂、裸奔，因为热啊，大便排不出来，所以会腹满，睡不着，"不得卧"，一般都是因为"肺胃不降"。阳明经从面部一路下行到脚。阳明经逆走，面部肯定会发热；肠胃沼气还会熏到大脑，导致"妄言"，对空讲话。

少阳之厥，则暴聋，颊肿而热，胁痛，胻不可以运。

少阳经在身体两侧。"少阳之厥"首先会引发耳聋、暴聋，这一类的发热肿痛肯定是经络病。两胁痛，"胻不可以运"，主要是因为经络逆走，下面没有力量。

太阴之厥，则腹满䐜胀，后不利，不欲食，食则呕，不得卧。

三阴也一样。阴脉的逆行是不能升，刚才我们说的脾胃等阳脉的逆行是不能降。太阴脉的走向是到腹部。

少阴之厥，则口干溺赤，腹满心痛。

少阴之厥的症状是口干。少阴经从涌泉一直到舌下的廉泉穴。这条脉主生津，如果气脉上不来就生不了津液，肯定会口干，同时腹满心痛，小便黄赤。

厥阴之厥，则少腹肿痛，腹胀，泾溲不利，好卧，屈膝，阴缩肿，胻内热。

厥阴经正常是从下往上走的，不能逆走！一逆走，阴就会缩肿，筋不利。厥阴肝经是主筋的。

盛则泻之，虚则补之，不盛不虚，以经取之。

这里给出了一个治疗原则，"盛则泻之，虚则补之，不盛不虚，以经取之"，讲的都是针灸。

太阴厥逆，骱急挛，心痛引腹，治主病者。

少阴厥逆，虚满呕变，下泄清，治主病者。

厥阴厥逆，挛，腰痛，虚满，前闭，谵言，治主病者。

三阴俱逆，不得前后，使人手足寒，三日死。

太阴，指的是手太阴和足太阴。这里所谓的"主病"，就是看其主要症状在哪里，在手还是在脚。比如"少阴厥逆"，由于少阴主二便，厥逆了就会上实下虚，大小便失禁，"下泄清"，上部满，就是这么一种状态！厥阴也一样，上面变成阳亢，下面变成阳虚，所以上面的症状就是人乱讲话，下面的症状是痛、肿胀。如果是三阴俱逆，那么首先是手足寒，"三日死"。张仲景的疗法好像可以把这样的病人救过来——用四逆汤救逆。所以张仲景是很厉害的，他的用药理念已经把《黄帝内经》的思想完全贯通了！能够总结出这样的方剂，真是造福人类！

太阳厥逆，僵仆，呕血，善衄，治主病者。

少阳厥逆，机关不利。机关不利者，腰不可以行，项不可以顾，发肠痈，不可治，惊者死。

阳明厥逆，喘咳身热，善惊，衄，呕血。

太阳厥逆，是阳在上时出现的症状。"少阳厥逆，机关不利。机关不利者，腰不可以行，项不可以顾，发肠痈，不可治，惊者死。阳明厥逆，喘咳身热，善惊，衄，呕血。"这是厥逆已经影响到肺、影响到脏腑了，所以病人出现喘咳身热、呕血善惊、鼻出血等症状。

手太阴厥逆，虚满而咳，善呕沫，治主病者。

手心主少阴厥逆，心痛引喉，身热，死不可治。

这里一路讲下来，先讲足三阴三阳，然后讲手三阴三阳。手太阴肺经、手厥阴心包、手少阴心经，这是手的三阴。少阴和厥阴，一个是相火一个是君火，君相二火都厥逆会出现什么症状呢？会出现"心痛引喉，身热，死不可治"，直接就烧起来，两个火都是经脉逆走。

手太阳厥逆，耳聋泣出，项不可以顾，腰不可以俯仰，治主病者。

手阳明、少阳厥逆，发喉痹、嗌肿、痓，治主病者。

手太阳为小肠经。小肠是管津液的，由于津液逆走，故"泣出"。身体的各个部位如果得不到津液的滋润，便会"不可以顾"，腰也"不可以俯仰"。手阳明和手少阳的病症同时发作，如果逆行的话，和刚才的厥阴、少阴病一样，直接导致呕逆！阳明为燥，少阳为火，燥火产生厥逆，喉咙就会痹掉，然后肿、痓。我们看过张仲景关于发痓病的描述，整条脊柱都硬掉了，僵直甚至反弓，因为燥，没有津液。所以张仲景经常用葛根汤来调治，把胃里的津液透到脊柱、到太阳经。张仲景用药的确很精彩！

病能论篇第四十六

黄帝问曰：人病胃脘痈者，诊当何如？

岐伯对曰：诊此者，当候胃脉，其脉当沉细，沉细者气逆。逆者，人迎甚盛，甚盛则热。人迎者，胃脉也，逆而盛，则热聚于胃口而不行，故胃脘为痈也。

这一篇的内容事实上很简单，先举几个病例，然后对几个名词进行解释，最后给全篇安一个名字，叫"病能论"。

先说"痈"病。痈就是胃里长的一个东西，现在的医学诊断可能是胃癌——现在的医生会直接告诉你，得了胃癌要切除；长的这个东西到底是良性的还是恶性的，要先化验一下。现在基本上就是这么一种诊疗模式。我们古代的中医是先摸脉，摸胃脉，一个是趺阳脉，一个是寸口脉的右手关脉。此处的经文说，脉很沉细，但是病人的人迎又很旺盛。这时摸的人迎是天部，那么这个"上面盛、下面沉细"意味着什么？这其实意味着热已经聚集在胃里导致胃气不行——有一大堆热能聚集在胃口那个地方，所以长出痈来了。

帝曰：善。人有卧而有所不安者，何也？

岐伯曰：脏有所伤，及情有所倚，则卧不安，故人不能悬其病也。

帝曰：人之不得偃卧者，何也？

岐伯曰：肺者脏之盖也。肺气盛则脉大，脉大则不得偃卧，论在《奇恒阴阳》中。

黄帝又问了第二个问题，"人有卧而有所不安者，何也"？睡下了，但睡不安，这是为什么？岐伯回答道，"脏有所伤"，首先是人的内脏有损伤。因为五脏是藏精的，睡觉的时候气要回到内脏里，从阳入阴嘛！如果五脏受伤了，就会卧不安，所以第一种可能是五脏有伤。第二种可能呢，是精神有所寄托，人才能睡得安；如果精神、思想、情绪没有寄托、不安稳，那人就会睡不好，脑子里东想西想，肯定睡不着。所以睡不好基本上有两种可能，一种是生理上的，一种是心理上的。

所以有的人睡觉的时候不躺下不咳，一躺下就咳，这是因为肺有问题，躺下去的时候气和水液容易往上走，站着的时候往下走。肺是一个华盖，它代表天，在身体里就是上焦，是覆盖下来的，所以肺对睡眠的影响很大。如果胃气逆走，就会直接搞到肺，人肯定就睡不好了。"肺气盛，脉大"，说明肺气逆走了。我们摸肺脉的时候要知道它在哪里。在右寸！右寸浮大，说明肺气不降了，所以人肯定睡不好，"脉大则不得偃卧"。

帝曰：有病厥者，诊右脉沉而紧，左脉浮而迟，不知，病主安在？

岐伯曰：冬诊之，右脉固当沉紧，此应四时；左脉浮而迟，此逆四时。在左当主病在肾，颇关在肺，当腰痛也。

帝曰：何以言之？

岐伯曰：少阴脉贯肾络肺，今得肺脉，肾为之病，故肾为腰痛之病也。

黄帝问，摸脉时，右边的脉沉紧，左边的脉浮迟，这到底是怎么回事？岐伯说，如果冬天摸脉的话，本来冬天时右脉沉而紧，是没什么问题的，"左脉浮而迟"肯定是逆四时了。岐伯根据脉象判断病人的腰痛肯定跟肺有关。事实上，金水一家，木火一家。大家记住，这是春夏阳、秋冬阴。所以在我们的《河图》《洛书》里，金在《河图》中对应的数字是多少？是四。水是多少？是一。四加一等于五。肝在左，木三，火二，三加二等于五。中土那个地方就是五。这就是《河图》的三个五，精气神，木火是一家，金水是一家。这两个东西再加上中间的五，就是三个五，是很平衡的。所以，肾和金是分不开的，肝和心是分不开的，它们是一家人。这一点大家要注意！在匹配的时候呢，要反过来——我们要"金木交并""水火相交"，这也是道家炼丹术的原理。我们在治疗的时候，要注意这些事物之间的关联。中土的五，是主运化的，关乎四季。

帝曰：善。有病颈痈者，或石治之，或针灸治之，而皆已。其真安在？

岐伯曰：此同名异等者也。夫痈气之息者，宜以针开除去之。夫气盛血聚者，宜石而泻之。此所谓同病异治也。

这里又继续讲解了一个病例。刚才讲了胃痈，现在讲颈痈。"病颈痈者"，这里不讲脉了，直接说治疗方法。颈部这个地方比较容易用针治疗，或者用砭石，或者用灸，都可以。这是为什么呢？因为痈是"气之息者"，只要用这些疗法把它打开，让这个息释放出来，病就好了。就是这个原理。"此所谓同病异治也"，同样一种病，用不同的方法都可以治疗。

帝曰：有病怒狂者，此病安生？
岐伯曰：生于阳也。

此处说到"狂"，而且这种发狂的病人可能还会打人，有暴力倾向。现在有很多精神病人会打人，甚至还拿刀！黄帝问，这种病是怎么来的？岐伯回答，是因为阳。所以说，癫狂的"狂"肯定是阳的问题，"癫"却是阴有一些问题。

帝曰：阳何以使人狂？

岐伯曰：阳气者，因暴折而难决，故善怒也，病名曰阳厥。

阳气很猛的人是很刚的；反过来，阴是柔和的。对于那些很暴躁的人，想压抑他们是很难的。他们善怒，"病名曰阳厥"。

帝曰：何以知之？

岐伯曰：阳明者常动，巨阳、少阳不动。不动而动，大疾，此其候也。

这些病症需如何诊断得知呢？岐伯说，要看太阳脉和少阳脉。这两条脉本来是不会随便乱动的，现在突然动起来，那么肯定是有大问题了。

帝曰：治之奈何？

岐伯曰：夺其食即已。夫食入于阴，长气于阳，故夺其食即已。使之服以生铁洛为饮。夫生铁洛者，下气疾也。

治疗方法很简单，不能给病人吃东西，要让病人绝食，辟谷！辟谷效果很好。"夺其食即已"，不给病人吃东西就好了。岐伯说，这个阳病啊，是因为吃了东西以后，人一怒，化成了阳。"使之服以生铁洛为饮。夫生铁洛者，下气疾也。""生铁洛"是什么东西？是金。金当然是主降的了！病人发怒的状态是肝木往上升腾，这时需要用金来克制。我们现在喜欢用代赭石。代赭石是一种矿物质，也是有金性的。这里直接用铁。生铁烧红了以后放到水里，叫"生铁洛"。生铁烧了以后放进水里，水就有了铁的味道，以此生铁洛为饮，可以降气。实际上是补金气。

帝曰：善。有病身热解墯，汗出如浴，恶风少气，此为何病？

岐伯曰：病名曰酒风。

帝曰：治之奈何？

岐伯曰：以泽泻、术各十分，麋衔五分，合以三指撮为后饭。所谓深之细者，其中手如针也，摩之切之。聚者，坚也；博者，大也。《上经》者，言气之通天也；《下经》者，言病之变化也；《金匮》者，决死生也；《揆度》者，切度之也；《奇恒》者，言奇病也。所谓奇者，使奇病不得以四时死也；恒者，得以四时死也。所谓揆者，方切求之也。言切求其脉理也。度者，得其病处，以四时度之也。

这个"酒风"，我们讲过了，是喝酒当风引起的。此处，岐伯直接给出治疗方法，这在《黄帝内经》里很少见。"泽泻、术各十分，麋衔五分"，这三味药，"合以三指撮为后饭"。这是《黄帝内经·上经》的最后一篇。《上经》讲的是什么呢？主要讲"气通天"。之后的《下经》主要讲病的变化。还有一本《金匮》，讲怎样测度生死；《揆度》讲切度之理，就是我们说的"三部九候"之类的东西。"《奇恒》者，言奇病也。"这里的奇病是一种不按照正常时间死亡的病；"恒病"则是一种按照正常时间死亡的病，可以测度。这里是几条名词解释。

《黄帝内经》有些篇章的安排不是很有章法。经过长时间的流传，经文里的很多内容可能是后世的医家对《黄帝内经》的解说，添入到经文里，被当成了原文。这也很正常。我相信，《黄帝内经》最早的时候是很简单的，没有那么多语言，可能最早的内经里多数内容是图画。所以，这么多语言肯定有后人添加的成分。这与《易经》类似。《易经》最早就是伏羲八卦，很简单。伏羲八卦是先天八卦，后来变成后天八卦，之后又变为《周易》。《周易》就开始搞文字层面的东西了——不光有图像，还有很多文字，比如爻辞、卦辞这些；然后孔子又搞象辞，文字越来越多了。所以《黄帝内经》等古代经典是后人不断补充的产物；但是它的源头、最早期的东西，肯定是很简单的，就是八卦甲子那一套系统，之后讲天人合一、五脏六腑和经脉，讲这些原理，经脉如何运转，然后讲一些病……那么这些东西肯定有很多是后人添加进去的，慢慢形成了今天的文本。古时候哪有那么多文字啊？但是变成文字境界，内容就多了。

奇病论篇第四十七

黄帝问曰：人有重身，九月而喑，此为何也？

岐伯对曰：胞之络脉绝也。

帝曰：何以言之？

岐伯曰：胞络者，系于肾，少阴之脉贯肾，系舌本，故不能言。

帝曰：治之奈何？

岐伯曰：无治也，当十月复。《刺法》曰：无损不足，益有余，以成其疹。所谓无损不足者，身羸瘦，无用镵石也；无益其有余者，腹中有形而泄之，泄之则精出而病独擅中，故曰疹成也。

这里讲的是奇病，刚才讲的是病能。此处举了好几个奇病的例子。我们来看第一个。黄帝问道，妇女怀孕九个月了，突然说不出话来，是什么原因？岐伯回答道："胞之络脉绝也。"子宫胞络、肾脉，是连着舌根的。怀胎九个月的时候，有的人的胞络会被胎气压迫到，肾气上不来，导致说不出话来。这个时候怎么治疗呢？岐伯说，不需要治疗，到了第十个月就好了，"当十月复"。

如果胡乱治疗，比如针刺，就会出问题。"无损不足，益有余。"这时如果针刺，之后容易生疹，"以成其疹"。"所谓无损不足者，身羸瘦"，病人虚的时候不要去泻。"无益其有余者，腹中有形而泄之"，本身她就怀有胎儿，你如果去泄她，那么精就漏了，这样一来孕妇反而容易得瘖病。这里讲的是奇病的第一个案例。

帝曰：病胁下满气逆，二三岁不已，是为何病？

岐伯曰：病名曰息积，此不妨于食，不可灸刺，积为导引服药，药不能独治也。

说到第二个奇病，有一个真实案例。当年有个武功高手叫万籁声。万籁声曾跟孙中山的保镖杜心五学武功，学了一套叫作"自然门"的功夫，手上套子母环，走猫步，站桩——类似于太极的低桩。练了一段时间以后，膻中穴堵住了。这是因为呼吸不当，导致气停聚，但是吃东西没有问题，"不妨于食"。这个病他怎么治都治不好，他的师父杜心五也治不了。后来，杜心五和万籁声碰到一个高人。这个高人很厉害，杜心五想拜他为师。高人说，你"艺比天高命如此"——杜心五的武艺很高，但是命不好，所以不肯教他。然后他又对杜心五说，你这个徒儿还可以！他说万籁声还行。当时万籁声家里有钱，给那个高人很多供养。高人给万籁声治病，收钱收得很多，一般来讲都是多少多少大洋。治疗的时候基本上就是坐在病人对面，对坐的距离大概三尺，然后就是发功。对坐一个星期，基本就能把病治好。他把万籁声治好以后，对万籁声说："你这个病啊，是气的问题，所以一定要用气来治疗，用药是治不好的。"于是就教他练功调息。所以，《黄帝内经》此处也说要导引服药，"药不能独治也"。这种病不是单纯用药就能治好的，必须用呼吸、用气治疗。这个案例我当时看过以后很震撼。这是万籁声自己写的。他说他奶奶的奶奶早就见过这个高人了。万籁声说，这一次我碰到了他，一定要拜他为师。我看过万籁声保留在书里的那个高人的图片——一个老人家，眼睛像小孩儿，像婴童的那种眼神，一点混浊都没有，黑白分明，太厉害了！看到《黄帝内经》里这个病例的时候，我就想起万籁声的故事。

帝曰：人有身体髀股胻皆肿，环脐而痛，是为何病？

岐伯曰：病名曰伏梁，此风根也。其气溢于大肠而著于肓。肓之原在脐下，故环脐而痛也。不可动之，动之为水溺涩之病也。

第三个病例说的其实是癌症。肓那个地方长了一个东西。岐伯说不能乱动这个东西，因为这是奇病。《黄帝内经》说不能随便切！这里又讲了一个奇病。

帝曰：人有尺脉数甚，筋急而见，此为何病？

岐伯曰：此所谓疹筋，是人腹必急，白色黑色见，则病甚。

"尺脉数甚"，又数又甚，很厉害，此外"筋急而见"。筋是什么东西？这里说，又是在腹部那个地方，"此所谓疹筋，是人腹必急"。我们的筋啊，很多最后汇集在腹部这个地方。"急"，颜色还"变黑变白"，所以病情很严重！这时要摸尺脉。尺脉是什么？不是肾，就是膀胱，所以也是腹部。

帝曰：人有病头痛以数岁不已，此安得之？名为何病？

岐伯曰：当有所犯大寒，内至骨髓。髓者，以脑为主。脑逆，故令头痛，齿亦痛，病名曰厥逆。

帝曰：善。

这里又讲了另外一个奇病。多年头痛好不了，这是怎么回事？岐伯说，是因为寒，"当有所犯大寒，内至骨髓"。这个寒太厉害了！寒进入了骨髓，脑为髓之海，所以肯定会脑痛，"脑逆，故令头痛"。不仅头痛，"齿亦痛，病名曰厥逆"。那么怎么治疗呢？张仲景有个方子，叫"头风摩散"，用的是附子和盐，治疗这种疾病肯定有效。

盐是咸的，入肾，所以能入骨髓。另外比较简单的经方还有麻黄附子细辛汤，治病的道理是一样的——附子细辛从骨髓里、肾里上来，将病从头顶打散，也可以治好。

帝曰：有病口甘者，病名为何？何以得之？

岐伯曰：此五气之溢也，名曰脾瘅。夫五味入口，藏于胃，脾为之行其精气。津液在脾，故令人口甘也。此肥美之所发也！此人必数食甘美而多肥也。肥者令人内热，甘者令人中满，故其气上溢，转为消渴。治之以兰，除陈气也。

嘴巴总是黏糊糊的，有甘甜的感觉，这里说是"脾瘅"。因为脾，"此肥美之所发也！此人必数食甘美而多肥也。肥者令人内热，甘者令人中满，故其气上溢，转为消渴。治之以兰，除陈气也"。兰就是佩兰。此处给出了方子，治疗方法很简单。

帝曰：有病口苦，取阳陵泉。口苦者，病名为何？何以得之？

岐伯曰：病名曰胆瘅。夫肝者，中之将也，取决于胆，咽为之使。此人者，数谋虑不决，故胆虚，气上溢，而口为之苦。治之以胆募俞，治在《阴阳十二官相使》中。

"帝曰：有病口苦"，只要出现口苦，不说病因，直接取阳陵泉，这就是直接治疗。只要有口苦的症状，就是胆经有问题，用阳陵泉泻之，对症治疗，真是太简单了！"口苦者，病名为何？何以得之？"先治了以后再讲道理。"岐伯曰：病名曰胆瘅。夫肝者，中之将也"，肝是将军之官。"取决于胆，咽为之使"，所以这种病肯定会出现口苦。"此人者，数谋虑不决，故胆虚，气上逆，而口为之苦。治之以胆募俞，治在《阴阳十二官相使》中。"《阴阳十二官相使》是一本书。总体而言，这一段说的是口苦就用阳陵泉，直接对症。

帝曰：有癃者，一日数十溲，此不足也。身热如炭，颈膺如格，人迎躁盛，喘息气逆，此有余也。太阴脉微细如发者，此不足也。其病安在？名为何病？

再下来又说了另一种病，出现胃气逆走，很热很盛，身热如炭这些症状。这些属于阳明病，走的是颈啊、阴啊、人迎穴这些部位，而且"喘息气逆"，影响到肺。这是阳明有余逆走的病症，同时"太阴脉微细如发者，此不足也"。太阴不足，阳明太过，这是什么病呢？

岐伯曰：病在太阴，其盛在胃，颇在肺，病名曰厥，死不治。此所谓得五有余，二不足也。

岐伯说，病在太阴，治不了。但张仲景对此却有药方。"此所谓得五有余，二不足也。"这里事实上讲的是后天八卦的数字。在《洛书》的数字中，二是坤卦，是脾；五在中间，是胃。所以，这里的"五有余"就是胃气太过，"二不足"就是脾不足，用"五、二"来代指。

帝曰：何谓五有余？二不足？

岐伯曰：所谓五有余者，五病之气有余也，二不足者，亦病气之不足也。今外得五有余，内得二不足，此其身不表不里，亦正死明矣！

脾胃不行了人可能会死。但是在张仲景那儿却有对治的方子。这里用了"五、二"，我们可以看到，古人对《河图》《洛书》太熟了，讲到这些数字都不用解释。现代人看不懂，五和二到底代表什么？中国文化发展到今天，古人与今人的很多文化背景和语言已经不一样了，所以现在学这些东西会有一点儿难度。我们还是要熟悉中国传统文化的这些语言表达。

帝曰：人生而有病癫疾者，病名曰何？安所得之？

岐伯曰：病名为胎病，此得之在母腹中时，其母有所大
惊、气上而不下，精气并居，故令子发为癫疾也。

黄帝说，人一生下来就有癫疾，这是为什么呢？这里指的是癫
痫，就是突然晕倒或者像是羊癫疯那种吐泡沫的症状。岐伯说，"病
名为胎病，此得之在母腹中时"，孕妇怀孕的时候受惊了，"气上而
不下，精气并居"。天人合一，母子也合一。母亲怀孕时，身体如果
受到惊吓，气逆走的时候胎儿的气也会逆走，所以"精气并居"，令
孩子发为癫疾。这又是一种奇病，岐伯没有给出治疗方法。

帝曰：有病痝然，如有水状，切其脉大紧，身无痛者，形
不瘦，不能食，食少，名为何病？

岐伯曰：病生在肾，名为肾风。肾风而不能食，善惊。惊
已，心气痿者死。

帝曰：善。

肾风，我们上次在讲肾气的时候解释过，有肾风、肾水，逆走
以后会导致脸肿的是肾风。这也是一种奇病。

大奇论篇第四十八

　　这一篇讲的是脉法，通过把脉来诊断疾病，而且诊断的都是一些奇病，事实上是通过脉法来诊断五脏六腑的情况。把脉是中医具有鲜明特色的标志之一。三根手指往手腕上一搭，是不是感觉挺神秘的？不会把脉就不像一个"老中医"，所以还是要好好学把脉。尽管如此，张仲景《伤寒论》里所载的疾病诊断方法主要是看症状，多是"舍脉从症，以症为主"，不过张仲景有时候也看一下脉，只是相对很少。再看"望闻问切"，"切"放在最后。脉这个东西，会经常变化，可能你出去走一圈回来脉就变了，心情变了脉又变。所以，一般来说，早上刚起床的时候把脉是比较准的。接下来，我们看看这篇"大奇论"讲的是什么。

　　肝满、肾满、肺满，皆实，即为肿。肺之雍，喘而两胠满；肝雍，两胠满，卧则惊，不得小便；肾雍，脚下至少腹满。胫有大小，髀䯒大跛，易偏枯。

　　肝、肾、肺的满与实，指的是什么呢？如果你不会把脉，就无法理解这里说的是什么。这里说的是，把脉的时候，脉象有一种满和实的感觉，这时就可以判断患者体内有肿，"皆为肿"，经文已经下结论了。如果脉象又满又实，那么肯定是肝脉有问题，肝肯定肿。肝肿现在叫什么？肝肿大，也可能是肝里长东西了。经文接着说"肺之雍"。"雍"是什么？拥堵。肺部区域已经拥堵了，很可能长东西了，所以很容易产生痈。这里先逐个解释三个内脏的脉象——肯定"壅"了，才会产生"满、实"。肺壅了以后，还会出现喘。肺壅了以后，里面往往又满又实，而且肯定很热，实邪很重。肺里充满热的邪气，所以立即会出现喘；同时，会感觉到两胁发胀。"卧则惊"，卧也卧不了，因为肺部已经撑住了，气降不下来；气不降则睡不着。此外，肺壅肯定会影响肝脏，还会影响大小便，特别是小便，所以"不得小便"。可见，一旦肺产生了壅，各种症状就来了，这相当于现在人所说的肺癌。同理，肾也是一样。肾里开始长东西，拥堵了。肾是管小腹、管大小便的，而且肾经一直连到脚，所以"肾壅"时，小腹肯定胀满，大小便也会出问题，脚胫会浮肿，容易出现跛脚、偏跛，也容易产生偏枯。

心脉满大，痫瘛筋挛；肝脉小急，痫瘛筋挛；肝脉鹜暴，有所惊骇，脉不至若喑，不治自已。

"心脉满大"，气血全部聚集在心脏，降不下来，滋润不了全身，金得不到滋润——金一定要得到血的滋润，否则肯定会出现痉挛。这些都是热症。反过来呢，"肝脉小急"，刚才是"大满"，现在是"小"，小就是虚。脉又小又细，把脉的时候感觉脉很短，又很急。"急"相当于紧脉，又急又弦，寒气太重。大急就是大寒，小急就是小寒。"肝脉小急"，说明肝脉里有寒。肝脉有寒，血自然流通不畅。肝藏血，又主筋，与"心脉满大"相反，同样也滋润不了，肯定也会出现痉挛。那么反过来，肝脉如果"鹜暴"呢？会"有所惊骇"。"鹜暴"就是猛、往外冲的意思。此时肝脉是"不至"的，摸不到，这里指的是脉不通，经常停，脉的声音出不来，但是时间到了，这些症状会自己消除，所以是"不治自已"。等到脉一通，病人又能讲话了。

肾脉小急，肝脉小急，心脉小急，不鼓皆为瘕。

"肾脉小急"，说明有寒。"肾脉小急""肝脉小急""心脉小急"，肾、肝、心这三个小急，"不鼓"，不往外膨胀，不往外泄，其实是被寒困住了，"皆为瘕"，都会出现"瘕"。"瘕"是什么？寒气凝聚在身体某一部位，形成一个块状的凸起，摸上去很硬，这叫作"瘕"。因为有寒，所以脉会凝结。

肾肝并沉为石水，并浮为风水，并虚为死，并小弦欲惊。

那么，如果是"肾肝并沉"，同时这两条脉都是沉的，"并沉"，说明什么呢？这就是"死水"。水和木都变沉了，还升得上去吗？能量肯定上不去了。水和木都沉了，阳气就升不上去，水就在下面变成死水。反过来，"并浮"，水和木同时浮，说明有风带着水往上跑，所以"为风水"，身体里有水往上涌。同时，肝、肾两个脏都虚了，也会有生命危险——生命运转不动了。所以，此处说为死症。那么，同时是"小弦"，说明什么呢？说明有风。弦是木气，所以有风，有一点情志上的问题。一般如果出现这样的脉象，这个人就会莫名其妙地惊慌，情志出现问题。

肾脉大急沉，肝脉大急沉，皆为疝。

肾肝之脉又急又沉，就是"疝"。这是很寒的，寒到什么程度？气根本不可能升上去，直接就在下面。气在下面升不上去就会变成"疝气"。肝肾脉大急沉，急就是非常紧、非常寒。关于"疝"和"瘕"，"瘕"是小急，大急则变为"疝"。因此，把脉是很讲究的。如果你熟悉脉的话，一摸上去就能知道基本的病情。那些真正的老中医把脉都很快。

心脉搏滑急为心疝。肺脉沉搏为肺疝。

心脉有搏动，又滑，是有湿气；急，是有寒。这叫作"心疝"。"肺脉沉搏为肺疝。"

三阳急为瘕，三阴急为疝，二阴急为痫厥，二阳急为惊。

此处又是总结性的言论。"三阳"指的是太阳经，而不是三条阳经。"三阴"指的是太阴经。"二阴"指的是少阴经。少阴急为痫厥，"厥"是手脚冷；少阴急，说明人受寒了，受寒则阳气无法出来，那么肯定会出现上述症状。"二阳"是指阳明经；阳明急，也是受寒引起的，脉里有寒气在凝聚，把脉时可以察知。"急"在现代的脉法里，就是紧脉。

脾脉外鼓，沉为肠澼，久自已。肝脉小缓为肠澼，易治。肾脉小搏沉，为肠澼下血，血温身热者死。

此处说的是脾脉。"外鼓"指的是浮取，"沉"指的是沉取。浮取的时候有鼓动，沉下去的时候没有力度。出现这种情况，说明脾脉很虚，但是它又是往表走的；浮取的时候是鼓动的，说明脉有瘀阻，这时往往湿气重。湿气一重，脾土变虚，脾运化不了；脾运化不了，往往就会出现这些症状。气又要往外走，又要升上去，所以应该是要鼓的，但是此时它又鼓不动，本身又沉，都是湿气太重导致的。湿气太重的时候，肝的木气被困住，升不上去，人就会"郁"。因为肝脾是同升的，脾胃又是中土，是带着四个脏转动的。脾升上去，肝才能升；胃降下来，肺才能降。所以，我们说戊己是中土的"情意"——意是往上升的，情是往下坠的；戊土往下，己土往上。它们的方向是这样的。但是湿气重了以后，升不上去，肝气就会郁积；郁积的时候，气就往下沉；肝气往下沉，则出现肠癖，便血。如果湿气化掉了，久而久之身体自然会变好。所以，从脾脉来看，肠癖就是这样的情况。那么，肝脉小缓也会导致肠癖。为什么会出现小缓呢？也是因为受瘀阻，所以变缓了；气往下冲的时候就会出现肠澼。肾脉小搏也是这个原因。"小搏"就是阴阳相交，打仗。"小搏沉"说明寒气胜了，这个时候水不能涵养木，木气不能往上升，也是开始往下沉，所以出现了肠澼。因此，这些脏器动态的力量关键在肝，升上去的力量关键在木；升不上去，气就往下沉。因为肝是"将军之官"，力量很大。肝气如果往下沉，就会出现肠澼，下血。如果病人同时"血温身热"，那就完蛋了。如果肝胆"相火不藏"的话，血就存不住。血又温，身又热，正说明"相火不藏"，那么这个人就是快要死了。从中医的角度来说，你要懂得怎样把"相火潜藏"。

心肝澼亦下血，二脏同病者可治。其脉小沉涩为肠澼，其身热者死，热见七日死。

心和肝主血脉，如果下了一点血，一般情况下还是可以医治的，但是如果病人身热的话，治疗就困难了。不过现在的医学技术还是可以治疗的，病毒性的也能治。

胃脉沉鼓涩，胃外鼓大；心脉小坚急，皆隔偏枯。男子发左，女子发右，不喑舌转，可治。三十日起，其从者喑，三岁起。年不满二十者，三岁死。

胃脉也是这个道理。"胃脉沉鼓涩，胃外鼓大"，把胃脉的时候，沉取则"鼓涩"，浮取则"鼓大"。"鼓涩"，有一种往外鼓的力量，但是又很虚弱。"涩"是流动不畅的意思。"沉鼓涩"，说明胃里的营养流动已经很虚了。"胃外鼓大"，浮取时鼓大，说明气往外涌，往表走，这是第一个症状，属胃脉。接下来，第二个症状是心脉的。把心脉的时候，"小坚急"，脉又硬又紧，说明里面有寒，脉被堵住了，这样的病叫作"皆隔偏枯"，膈被堵住了。这里的堵不一定是中风，而是堵在心和胃之间的位置。膈堵了，意味着阳明不降，心火也下不来。心火不能潜藏，阳明又不降，这个人的血压就降不下来，气也不能升上去，导致气血不能左右转动。因为中间堵了，所以容易导致偏枯，身体的一边会枯掉。所以，《黄帝内经》对脾胃、中土看得很重。男主气，左边为血，"男子发左"，发在左边；本来左边就虚，还要再"发"，那就更严重。"女子发右"，女子本来主血，现在是气发的病，也是很严重的，这叫作"逆"。如果这个人还能说话，舌头还可以转动，那么还可以治疗。我们知道，心开窍于舌。所以，舌还能转动的话，就是还有希望，还有救。如果是自我修复能力强的人，"三十日起"，三十天后就能好转；但如果不仅"不起"，"其从者喑"，说不出话来，那么三年以后才能好转，时间就会很长。如果年纪不满二十，"三岁死"，年纪轻轻的，不满二十岁就患上这样的病，说明先天不足，后天的脾胃也生长不好，缺血，供养不够，这种情况三年就死了。此处讲的是这个意思。本来应该是"男主气，女主血"，所以在发病的时候，男的从左到右是顺，从右到左是逆；女的从右到左是顺，从左到右是逆。

脉至而搏，血衄身热者死。

搏是阴阳之气在交战。刚才不是说过，是阳明不降吗？这个时候是鼻出血，身又热，为死症。

脉来悬钩浮，为常脉。

说明此人的心脉是正常的。

脉至如喘，名曰暴厥。暴厥者，不知与人言。

"如喘"，脉很"数"，呼吸很快，"数"的同时容易出现停顿，这就是"暴厥"，阳明逆走的时候气往上冲，太热了。"暴厥者，不知与人言"，人突然晕倒，手足冰冷，上实下虚，阳气全部往上冲，整个人就会晕倒；身体下面为阳虚，所以手脚冷，这叫作"厥"。前面我们讲厥病的时候提到过阴阳交结的地方，一个在头，一个在四肢。阳交结在头，阴阳交结在四肢末梢。厥冷，阳气全部往头上走，头上就"暴"了，人会晕倒；由于阳气不在下面，所以手脚是冷的，这叫"暴厥"。"不知与人言"，说不出话来。

脉至如数，使人暴惊，三四日自已。

这种症状，通过把脉很容易判断。

脉至浮合，浮合如数，一息十至以上，是经气予不足也，微见九十日死。

呼吸一次，脉跳动十次以上。本来呼吸一次脉跳五下是正常的；这里的跳动十次，已经快到什么程度了？说明病人经气不足，所以"微见九十日死"，因为人太虚了，经气不足，而且很热。

脉至如火新然，是心精之予夺也，草干而死。

这里讲解脉的语言有一种诗情画意。"火新然"，火苗表面是热的，中间是空的，所以此处用这种方式来表达。把脉的时候，表面好像有东西，按下去就没有了，说明是一种虚相。"心精之予夺也"，心里的精气已经没有了，空了。我们把这样的脉称为"芤脉"，表面好像有东西，里面是空的，就像火烧木柴一样。"草干而死"，冬天草木干枯，火被水克，所以是冬天死。这些语句带有一种诗意，以此推测，这些内容应该不是黄帝的著述，而是后世读书的注解和笔记，文笔很优美，有浓厚的诗意。

脉至如散叶，是肝气予虚也，木叶落而死。

本来正常的肝脉应该是弦的，现在却如散叶，气散掉了，那么肯定没有木气了，肝气一定是虚的。

脉至如省客。省客者，脉塞而鼓，是肾气予不足也，悬去枣华而死。

"脉塞"，脉堵住了。"省客"就是客人。客人一般是来去自由的，不像店主始终在店内。客人来来去去是正常现象。如果把脉的时候，感觉到脉一会儿有，一会儿没有，是无常的，不按常规跳动，就是此处所说的"省客"。此外，把脉时还有"塞下去"的感觉和"鼓"——往外涌的感觉，说明肾气不足。"枣华"，枣树开花，很有诗意。

脉至如丸泥，是胃精予不足也，榆荚落而死。

丸泥又干又硬，比喻这种脉摸上去完全是一颗一颗的、硬硬的感觉，说明胃津不足。本来胃脉应该是很柔和地流动着的。我们讲过，胃脉很重要，有没有真气就看这个胃脉，如果摸上去像丸泥一样，那么胃脉肯定是不行了。"榆荚落而死"，榆荚落是在什么时候？春天，木克土的时候。胃脉为土，故木旺时死。

脉至如横格，是胆气予不足也，禾熟而死。

"横格"，指把脉的时候感觉像是横着堵住了，说明胆气不足。"禾熟而死"，金克木，秋天死。

脉至如弦缕，是胞精予不足也，病善言，下霜而死，不言可治。

"脉至如弦缕"，脉很细，一丝一丝的，把脉的感觉像是基本上没东西了，说明胞精不足。"下霜"指初冬。"不言可治"，病人的阳气全部往外走，里面已经没有东西了，这时人本来就胞精不足，如果还总是讲话，阳气全部向外泄，那么肯定会死。如果不讲话，或许还能医治。

脉至如交漆。交漆者，左右傍至也，微见三十日死。

把脉的时候，感觉好像中间没有东西，边上有一点点，说明身体已经虚了，就像黄河断流一样，没有水流。"微见三十日死"，人肯定是不行了。

脉至如涌泉，浮鼓肌中，太阳气予不足也。少气味，韭英而死。

"脉至如涌泉"，而且是"浮鼓肌中"，一直往外涌，说明阳不潜藏。所以，太过和不及都不行。现在这种症状是因为太阳气不足，导致气全部往太阳外跑，而且"浮鼓肌中"，一直鼓到肌肉，说明少阴里的精气全部往太阳鼓动，像涌泉一样涌出来。这样一来，里面也会空掉，所以"韭英而死"，如果病发得很快，则会死。这是夺人的精气，使内部空掉。

脉至如颓土之状，按之不得，是肌气予不足也。五色先见黑，白垒发死。

"颓土"，浮土，黏黏的。"肌气"，肌肉。"五色先见黑"，脾土不得，水就会侮土；"见黑"，说明肾水泛出来了。"白垒发死"，春天死。

脉至如悬离，悬离者，浮揣切之益大，是十二俞之气予不足也。水凝而死。

"悬离者，浮揣切之益大"，说明经脉里的气血全部浮在表，里面没东西。"十二腧"，膀胱经的十二腧穴。"水凝"，冬天结冰的时候。

脉至如偃刀。偃刀者，浮之小急，按之坚大急，五脏菀熟，寒热独并于肾也。如此其人不得坐，立春而死。

"偃刀"，是指把脉的时候首先感觉很细，像刀割，然后是急、紧，又细又紧。接着，"寒热独并于肾也"，说明寒热交并，寒把热给闭在里面了。"独并于肾"，沉取，越往下按越明显，说明寒热在肾里。"如此其人不得坐"，这个人就不能坐，寒热交并在腰里，肯定会痛，坐不了，只能卧，到了立春的时候人就死了。

脉至如丸滑，不直手。不直手者，按之不可得也。是大肠气予不足也。枣叶生而死。

"脉至如丸滑"，脉像丸一样滑。"枣叶生"，盛夏时枣叶生。大肠属金，火旺的时候被克，则人死。

脉至如华者，令人善恐，不欲坐卧，行立常听，是小肠气予不足也。季秋而死。

"华"，就是花，很软，摸脉的时候感觉软绵绵的。"行立常听"，指经常去偷听别人讲话，说明小肠气不足。心和小肠相表里，小肠气不足的人会出现精神问题，容易恐惧，坐也坐不好，睡也睡不好，还经常喜欢偷听别人讲话，多疑，怀疑别人是不是在讲他。这一类症状是小肠出现问题引起的，秋季时死。

这一篇叫作"大奇论"，讲的是脉法。

脉解篇第四十九

太阳所谓肿，腰脽痛者，正月太阳寅；寅，太阳也。正月阳气出，在上而阴气盛，阳未得自次也，故肿，腰脽痛也。

首先讲太阳经。正月为太阳。我们知道，太阳经是一路沿着背，从脚跟走到头顶，这是人体的表。正月是阳气处上、阴气较盛的时候，就是"一阳"初生，阳气刚刚升上来的时候。那么，这时容易身体肿、腰椎痛，因为这个时候阳气虽然初生，但是还升不上去，同时阴气又旺，腰自然就会肿，腰椎容易痛。阳气刚刚升起来冲击腰部区域，腰椎肯定会又肿又痛。这里的经文用气机的升降来表达。太阳的气机是升的，所以我们说太阳为开，补气是"开太阳"。

病偏虚为跛者，正月阳气冻解，地气而出也。所谓偏虚者，冬寒颇有不足者，故偏虚为跛也。

如果阳不足，人就容易跛。

所谓强上引背者，阳气大上而争，故强上也。所谓耳鸣者，阳气万物盛上而跃，故耳鸣也。

硬是把阳气引上来，就容易出现耳鸣。

所谓甚则狂颠疾者，阳尽在上而阴气从下，下虚上实，故狂巅疾也。

阳气上升得太过，老往上冲，降不下来，人体下面就会虚掉，人变得癫狂。

所谓浮为聋者，皆在气也。

阳气上升得太过，人也容易聋，因为阳气全部往上走了，导致脸红耳聋；身体下面没东西，则变得虚弱。

所谓入中为喑者，阳盛已衰故为喑也。

病情继续发展，人就说不出话来了。为什么？少阴里没东西，舌头的屈伸出现鼓胀，人肯定就"喑"了。

内夺而厥，则为喑俳，此肾虚也，少阴不至者厥也。

"内夺而厥"，指少阴里没有东西，四肢发冷，这被称为"厥"。厥的同时，嘴巴肯定也说不出话来。原因是肾虚。肾气全部鼓动出来了，全部往太阳冲，冲到耳聋、头暴，整个人就会晕倒，这时少阴里没东西了，所以会出现这些症状。"少阴不至者厥也"，四肢发冷；这时可以用四逆汤。但如果身体里的精都没有了，四逆汤肯定也救不了。也就是说，如果平时把精都消耗掉了，"冬不藏精"，春气很旺的时候，阳气都往上跑，这时候人就会生病，从正月开始显现。

少阳所谓心胁痛者，言少阳戌也。戌者，心之所表也，九月阳气尽而阴气盛，故心胁痛也。

这篇脉解是讲六经的。在六经里，太阳之后是少阳。少阳为戌，为九月。少阳气是相火，相火是往下降的。如果这个时候生病了，那么首先会出现心气和血降不下去的症状，因为君、相二火堵在那里，所以会心痛，两胁的少阳脉也会痛。"盛者，心之所表也"，这里说的是君、相二火。九月是阳气尽、阴气盛的时候，是降、潜藏的时间。

所谓不可反侧者，阴气藏物也。物藏则不动，故不可反侧也。

如果阳气潜藏不了，潜藏的全是阴气，那么枢机肯定转不动、不灵，因为少阳是枢，阳气降不下去，"故不可反侧也"。

所谓甚则跃者，九月万物尽衰，草木华落而堕，则气去阳而之阴，气盛而阳之下长，故谓跃。

当阳气降下去的时候，"甚"，太过——刚刚提到的是不及——现在是降得太过，就会出现阳气往下潜藏的问题。这个季节虽然是"草木华落而堕"，但是因为气甚，"甚则跃者"，所以阳气变得异常活跃，往下潜藏进去了。这是少阳相火的动态，是往下降的，而太阳是往上升的。所以这些都是因为少阳降不下去而出现的症状。

阳明所谓洒洒振寒者，阳明者午也，五月盛阳之阴也。阳盛而阴气加之，故洒洒振寒也。

阳明为午月，属戊土。"五月盛阳之阴也"，五月是一阴生的时候；"阳盛而阴气加之"，突然间来了一股阴气，就容易出现"洒洒振寒"的症状。刚进入秋季的时候，人们开始出门游玩。之前的夏天，人们都觉得很热，衣服穿得很少也不觉得凉；现在秋天刚到，尽管天气还是很热，却有一股寒气侵入人体里，所以会出现"洒洒振寒"的感受。我们要知道，太阳经在表、在背后，阳明经在里。

所谓胫肿而股不收者，是五月盛阳之阴也。阳者衰于五月，而一阴气上，与阳始争，故胫肿而股不收也。

如果阳明降不下来，人就会生病，同时阴气也会往上逆走。这时往往是脾阴向上——脾阴本来要降下去的，现在反而升上来了，导致"胫肿而股不收"，因为有湿气、水气；由于太阴主湿，所以出现肿。

所谓上喘而为水者，阴气下而复上，上则邪客于脏腑间，故为水也。

所谓胸痛少气者，水气在脏腑也。水者，阴气也。阴气在中，故胸痛少气也。

所谓甚则厥，恶人与火，闻木音则惕然而惊者，阳气与阴气相薄，水火相恶，故惕然而惊也。

"甚"为太过，这里指阴气太过，手脚开始发冷。由于脾主四肢，四肢被寒气、水气所逆走浸淫，导致阳气温不了四肢，故而出现厥。"闻木音则惕然而惊者"，土衰以后，碰到木气人就受惊，因为土怕木气。

所谓欲独闭户牖而处者，阴阳相薄也。阳尽而阴盛，故欲独闭户牖而居。

"欲独闭户牖"，把自己关起来，不愿意走出去接触外部世界，这是因为阴太盛，阴与阳作斗争，阴战胜阳，这个时候人就会把自己封闭起来。

所谓病至则欲乘高而歌，弃衣而走者，阴阳复争而外并于阳，故使之弃衣而走也。

反过来，如果阳战胜了阴，人就会发热，开始走向另外一个极端，不仅想要出门，还会"弃衣而走"，说明阳明偏盛，过热了。

所谓客孙脉，则头痛鼻衄腹肿者，阳明并于上，上者则其孙脉络太阴也，故头痛鼻衄腹肿也。

阳明与太阴交战，阳明侵入太阴。太阴主腹部，所以会出现腹肿。太阴的络脉在头，太阴被逼，就会出现头痛、流鼻血等症状。这些是阳明与太阴交战引起的。

在这里，我们把阳明病讲解了一遍。阳明病往往容易在午月出现。阳明本来该降时不降，同时太阴逆走，阴乘阳而上。

太阴所谓病胀者，太阴子也，十一月万物气皆藏于中，故曰病胀。

阳明为午月，太阴为子月，阴历十一月。十一月本来应该是万物潜藏的，但是现在藏不住了，人就会发胀。

所谓上走心为噫者，阴盛而上走于阳明，阳明络属心，故曰上走心为噫也。

"所谓上走心为噫者，阴盛而上走于阳明"，这里还是在说阴阳颠倒的问题，因为阳明络属心，所以人会噫气。

所谓食则呕者，物盛满而上溢，故呕也。

如果湿气逼着胃，阳明不得潜藏，人就会吃不下东西，想吐。

所谓得后与气则快然如衰者，十一月阴气下衰而阳气且出，故曰：得后与气则快然如衰也。

到了十一月，阳气开始有些萌生了，这时身体开始好转。"得后与气则快然如衰"，阳气鼓动一下，人可能会放屁，腹胀也开始减轻了。

这里是在描绘阴阳，以脾胃为中轴线，作为子午。太阳是表，阳明是里；太阳升，阳明降。升不上去会出问题，降不下来也会出问题。经文接着讲少阳相火，讲升降出入，用"寅午戌"和"申子辰"的水火两个和局来描述天地二气的升降出入及其与人的相应情况。讲得很精彩，经文里藏着很多真理。

少阴所谓腰痛者，少阴者，申也；七月万物阳气皆伤，故腰痛也。

少阴是申。"七月万物阳气皆伤"，阳气开始下降，所以会腰痛。这是很简单的道理。

所谓呕咳上气喘者，阴气在下，阳气在上，诸阳气浮，无所依从，故呕咳上气喘也。

所谓邑邑不能久立久坐，起则目眈眈无所见者，万物阴阳不定，未有主也。秋气始至，微霜始下，而方杀万物，阴阳内夺，故目眈眈无所见也。

这里描述的是少阴、肾。少阴升的时候，天地阳气开始潜藏。如果原本就肾精不足，此时则没有东西可潜藏了，这样一来就会生病，先是腰痛，然后咳嗽，又呕又咳，"上气喘"，因为阳气浮，"无所依从"。阴精不足，阳气便无法潜藏；阳气潜藏不住，浮出来就引发上述症状。肾虚，人不能久站久坐，眼睛也看不清楚。

本篇事实上都是在讲真气的运行。精和气不足的时候，人肯定会生病，所以我给本篇取了一个名字——六经欲病时。

所谓少气善怒者，阳气不治；阳气不治，则阳气不得出。肝气当治而未得，故善怒；善怒者，名曰煎厥。

如果"水不涵木"，则肯定肾虚善怒。"善怒者，名曰煎厥"，人直接晕倒。

所谓恐如人将捕之者，秋气万物未有毕去，阴气少，阳气入，阴阳相薄，故恐也。所谓恶闻食臭者，胃无气，故恶闻食臭也。

肾主恐，同时肾和胃的关系是非常密切的，一个先天，一个后天。如果没有肾少阴的阳气去温暖胃，基本上就没有胃气，不能吃东西了。所以，胃脉应该是柔和的，因为其中有真气；而真气是由肾精生化出来的。我们要懂得这些原理。

所谓面黑如地色者，秋气内夺，故变于色也。
所谓咳则有血者，阳脉伤也。阳气未盛于上而脉满，满则咳，故血见于鼻也。

这里讲的是手少阴的情况。手少阴是心。

厥阴所谓癞疝，妇人少腹肿者。厥阴者，辰也。三月，阳中之阴，邪在中，故曰癞疝少腹肿也。

大家都知道厥阴的脉是过腹部的。厥阴对应辰月，是阴阳交争、阴气入阳气出的时节。"厥"有极端的意思；"厥阴"是指阴到了极点，阳气将要浮出来的时候。因此取在三月，三月的时候是阴进阳出的。

所谓腰脊痛不可以俯仰者，三月一振，荣华万物，一俯而不仰也。

所谓癫癃疝肤胀者，曰阴亦盛而脉胀不通，故曰癫癃疝也。

所谓甚则嗌干热中者，阴阳相薄而热，故嗌干也。

这些都是因为阳使厥阴受阻，气升不上去而产生的病症。厥阴受阻的时候就会产生肿、胀、痛、疝。刚才我们说过，厥阴的脉象是大急。如果把脉时发现厥阴大急的话，就可判断病人会出现"癃疝"，所以这个病是"当生不能生"。春天三月份的时候，肝阳本来应该往上走，现在升发不上去就会生病。出现的病症首先就是疝，其次是女子少腹肿，所以欲病之时肝气会不足，升不上去。

这一篇内容看着简单，实际上很有用。

刺要论篇第五十

黄帝问曰：愿闻刺要？

岐伯对曰：病有浮沉，刺有浅深，各至其理，无过其道。过之则内伤，不及则生外壅，壅则邪从之。浅深不得，反为大贼，内动五脏，后生大病。

病分表里，治疗时根据病位来进行针刺。如果里面没问题而刺得过深，则会伤到五脏；若不及，不达病所，则邪气排不出来。

故曰：病有在毫毛腠理者，有在皮肤者，有在肌肉者，有在脉者，有在筋者，有在骨者，有在髓者。

是故刺毫毛腠理无伤皮，皮伤则内动肺，肺动则秋病温疟，泝泝然寒栗。

刺皮无伤肉，肉伤则内动脾，脾动则七十二日四季之月，病腹胀烦，不嗜食。

刺肉无伤脉，脉伤则内动心，心动则夏病心痛。

刺脉无伤筋，筋伤则内动肝，肝动则春病热而筋弛。

刺骨无伤髓，髓伤则销铄胻酸，体解㑊然不去矣。

这一篇讲针刺。过去用的是九针，比较粗，和现在的毫针不一样。以前扎针容易伤到患者，现在一般不易误伤。接下来讲的是针刺的深浅。黄帝说，"愿闻刺要"。岐伯说，"病有浮沉"，病在表、在里有所不同；针刺时自然要根据病的位置来下针，所以"刺有浅深，各至其理，无过其道"，不要太过，过犹不及。"过之则内伤，不及则生外壅。"病在里，你却刺表伤表，反其道而行，则会出大问题，"反为大贼，内动五脏，后生大病"。

这里讲针刺要恰到好处。所以诊断要仔细，五体要分清。勿太过和不及，以平为期。

刺齐论篇第五十一

黄帝问曰：愿闻刺浅深之分。

岐伯对曰：刺骨者无伤筋，刺筋者无伤肉，刺肉者无伤脉，刺脉者无伤皮，刺皮者无伤肉，刺肉者无伤筋，刺筋者无伤骨。

帝曰：余未知其所谓，愿闻其解。

岐伯曰：刺骨无伤筋者，针至筋而去，不及骨也。刺筋无伤肉者，至肉而去，不及筋也。刺肉无伤脉者，至脉而去，不及肉也。刺脉无伤皮者，至皮而去，不及脉也。

所谓刺皮无伤肉者，病在皮中，针入皮中，无伤肉也。刺肉无伤筋者，过肉中筋也。刺筋无伤骨者，过筋中骨也。此之谓反也。

这一篇都是白话，是说病在哪儿就下针刺哪儿。不能刺得太深、太过，也不能太浅、不及。针刺时，心中要明了，指下要仔细。

刺禁论篇第五十二

黄帝问曰：愿闻禁数？

岐伯对曰：脏有要害，不可不察。肝生于左，肺藏于右，心部于表，肾治于里，脾为之使，胃为之市。膈肓之上，中有父母；七节之傍，中有小心。从之有福，逆之有咎。

刺中心，一日死。其动为噫。

刺中肝，五日死。其动为语。

刺中肾，六日死。其动为嚏。

刺中肺，三日死。其动为咳。

刺中脾，十日死。其动为吞。

刺中胆，一日半死。其动为呕。

刺跗上中大脉，血出不止死。

刺面中溜脉，不幸为盲。

刺头中脑户，入脑立死。

刺舌下中脉太过，血出不止为喑。

刺足下布络中脉，血不出为肿。

刺郄中大脉，令人仆脱色。

刺气街中脉，血不出，为肿鼠仆。

刺脊间中髓为伛。

刺乳上，中乳房，为肿根蚀。

刺缺盆中内陷气泄，令人喘咳逆。

刺手鱼腹内陷为肿。

无刺大醉，令人气乱；无刺大怒，令人气逆；无刺大劳人；无刺新饱人；无刺大饥人；无刺大渴人；无刺大惊人。

刺阴股中大脉，血出不止，死。

刺客主人内陷中脉，为内漏为聋。

刺膝髌出液为跛。

刺臂太阴脉，出血多，立死。

刺足少阴脉，重虚出血，为舌难以言。

刺膺中陷中，肺为喘逆仰息。

刺肘中内陷气归之，为不屈伸。

刺阴股下三寸内陷，令人遗溺。

刺腋下胁间内陷，令人咳。

刺少腹中膀胱溺出，令人少腹满。

刺腨肠内陷，为肿。

刺匡上陷骨中脉，为漏为盲。

刺关节中液出，不得屈伸。

从第二段开始，刺中肺、刺中心这些内容都可以从现代解剖学中得到印证。这里也提到"血出不止死"，因为刺中了动脉、血脉。

"黄帝问曰：愿闻禁数？"岐伯对曰："脏有要害，不可不察。肝生于左。"根据现代解剖学对内脏的定位，肝脏肯定在右边；但是"脏"在古代典籍中绝对写作"藏"，而不是"脏"，现代很多版本都写错了。我个人认为，这一段是《黄帝内经》最核心的内容——"肺藏于右，心部于表，肾治于里，脾为之使，胃为之市。膈肓之上，中有父母；七节之傍，中有小心，从之有福，逆之有咎"事实上，这一段内容是中医的"甚深密法"。它描述的是膻中这个地方。膻中附近的区域有五方，前面是火，后面是水，左边是木，右边是金，左为肝、右为肺，中有父母阴阳相抱，是一个坛城，是神之居所，也是五脏的核心。这是核心内容，我们后面会在"五运六气"的系统里展开来讲。

这一段的其他内容比较简单，根据现代解剖学也能解释，比如不可以刺中大脉，否则会"血出不止死"；如果刺到眼睛，刺到头中脑户，刺到脑子，等等，都有生命危险。"刺舌下中脉太过，血出不止"，说不出话来，不过现在用毫针，扎进舌下那个部位应该没事。以前那种针粗，扎下去确实容易血出不止。"中脉血不出为肿，穴中大脉委中"，用现在的毫针刺肯定没事。"刺气街中脉，血不出"，气街在腹部。"刺缺盆中内陷"，伤到肺，令人喘。另外，人发怒的时候不能刺，太累的时候不能刺，吃得太饱的时候不能刺，太饿的时候也不能刺，口太干的时候不能刺，醉酒时不能刺，受惊时不能刺。"阴谷中大脉"，腹股沟那里脉跳得很厉害，如果针太粗，刺进去会"出血不止"。"刺少腹中膀胱"，膀胱被刺穿了，尿都出来了，这是刺得太猛导致的。"刺匡上陷骨中脉"，把眼睛刺瞎了。刺关节，关节液都流出来了，那么肯定"不得屈伸"……从解剖学的角度来看，这些都很简单。中医的重点不在解剖学，而在于经络穴位。针法注重的是五腧穴——井、荥、俞、经、合——属于五行，也可以归入五脏。只调理五腧穴就可以调五脏，这对于针法来说很重要。

刺志论篇第五十三

黄帝问曰：愿闻虚实之要。

岐伯对曰：气实形实，气虚形虚，此其常也，反此者病。谷盛气盛，谷虚气虚，此其常也，反此者病。脉实血实，脉虚血虚，此其常也，反此者病。

这一篇主要在讲病的状态。黄帝认为虚实很重要。岐伯说，形和气是同步的，如果不同步，肯定会生病。这里先讲气，然后讲谷，然后讲脉和血，总共是气、血、水谷这三种。我们说，这其实是"四海"，一个是气海，一个是水谷之海，一个是血海，还有一个，脑为髓之海。这四者一定要同步，它们是虚实之核心。现在人所谓的年纪大了健忘，老年痴呆，其实都是脑髓不足了。脑虚了，神也就虚了，这些是同步的。反过来，如果"脑实神虚"，那么就是有病了，故"反者为病"。我们要从这些角度来判断虚实。

帝曰：如何而反？

岐伯曰：气虚身热，此谓反也。谷入多而气少，此谓反也。谷不入而气多，此谓反也。脉盛血少，此谓反也。脉小血多，此谓反也。

黄帝非常详细地追问反常的病态。岐伯说："气虚身热，此谓反也。谷入多而气少，此谓反也。"如果吃的东西多，气反而少，这肯定有问题。"谷不入而气多"，如果吃不下东西，气反而多，这也是反常的。"脉盛血少""脉少血多""气虚身热""气实身寒"，这些都是反常的。

气盛身寒，得之伤寒；气虚身热，得之伤暑。

这里开始讲为什么会出现反常。因为有外邪寒气进入身体，所以气虽然盛，但是人却感觉很冷。"气虚身热，得之伤暑"，这也是外邪暑气进入身体导致的。

谷入多而气少者，得之有所脱血，湿居下也。

也许是内部损伤，或肝气下注，导致拉血，这时会血虚，所以说"得之有所脱血"。因此，虽然吃得很多，但是气反而少，这往往与肝热有关，"湿热下注"容易导致脱血。

谷入少而气多者，邪在胃及与肺也。

反过来，吃不下东西，但是气反而多，这是因为有邪气，邪实在身体里，在胃及肺。

脉小血多者，饮中热也。脉大血少者，脉有风气，水浆不入，此之谓也。

脉摸起来很小，但是里面血多，这是"饮中热"。脉大血少，风气鼓动，水浆不入，这是血和津液不足。

夫实者，气入也；虚者，气出也。气实者，热也；气虚者，寒也。入实者，左手开针空也；入虚者，左手闭针空也。

这里在讲针法。前面已经把虚实分辨清楚了，此处讲怎么治疗。若欲实之，就引气进去；若欲虚之，就用泻法把气调出来。补进去的时候病人会发热，泄出来的时候病人会感觉冷，这就是所谓的"烧山火"和"透天凉"的手法。其实就是导气。

行泻法的时候，必须用左手，不要封住穴位，这叫"左手开"，用于实病。行补法的时候，要"左手闭"，用左手封住那个穴位，不让气出来。这里讲的是引气出入的手法。

针解篇第五十四

黄帝问曰：愿闻《九针》之解、虚实之道。

这一篇解释了"九针"的含义，所以名为"针解篇"。"愿闻《九针》之解、虚实之道"，扎针关键要判断虚实。

岐伯对曰：刺虚则实之者，针下热也，气实乃热也。满而泄之者，针下寒也，气虚乃寒也。菀陈则除之者，出恶血也。

岐伯说，虚则用补法，补法就是"烧山火"；"气实乃热也"，补进去以后就实了。泻法，就是把气引出来，"气入则热，气出则寒"，关键在于虚实。还有一种瘀血症，像是菀陈、痈疮之类的，直接用针刺它会出血。那些毒啊、脓啊要排出来。

邪胜则虚之者，出针勿按。

"邪胜"即是"邪盛"的意思。如果要把邪气排出来，那么一定要用泻法，左手勿按，不要按那个针孔。

徐而疾则实者，徐出针而疾按之；疾而徐则虚者，疾出针而徐按之。言实与虚者，寒温气多少也。若无若有者，疾不可知也。察后与先者，知病先后也。为虚与实者，工勿失其法。若得若失者，离其法也。虚实之要，九针最妙者，为其各有所宜也。

这里说要看虚实，实则"徐出针而疾按之"，虚则"疾出针而徐按之"，这是一种补泻手法。邪气出来的时候，针下有寒感；正气补进去的时候，针下有热感。这是一个标准，也是一种气感的反应，病人应该有反应，医者应该也知道。虚实之法是大法，其中最妙的是"九针"，要用的得法。

　　补泻之时，以针为之者，与气开阖相合也。

　　这里说的是，泻法和补法一定要根据时间施行，而不是随便乱扎。天人相应的时候针刺效果最好。现在的针灸师基本上不懂时间，其实是不得法的。天地之气往里收的时候，你却搞泻法，这是逆着来！逆天而行会伤人，所以时间很重要。比如"子午流注"，子时，气走到胆经。在气刚进入胆经，以及循行胆经将要结束、马上要进入肝经的时候，就有个"迎随补泻"的问题——"迎而泻之，随而补之"。要懂得运用时间的能量，让天地帮你做功。外在天地的能量场一转动，人体内在的经脉就跟着转动。那么，你肯定要找到经脉气血的开阖，来衔接针法，寻找穴位，然后再用补泻的手法进行调理，这样一来，效果会非常好。春夏秋冬这四季也很讲究！春夏是阳升的时候，秋冬是气收进去的时候。你要学会应用这个能量，比如泻法尽量在春夏进行，补法尽量在秋冬进行。这是区分一个医者水平高下的关键。

　　九针之名，各不同形者，针穷其所当补泻也。

　　九种针各有不同的形态，不同的针适用于扎不同的位置。不同的形状也是为了扎针的方便，比如扎骨头的针与扎皮肤的针，在设计上就有所区别。

　　刺实须其虚者，留针阴气隆至，乃去针也；刺虚须其实者，阳气隆至，针下热，乃去针也。

这里夹杂了一段刺法。病是实邪，邪气在里面，则用泻法。这时如果针扎下去以后留针，邪气会聚集到针下，"阴气隆至"，会有一种针被邪气缠绕的感觉。那么要去针，把邪气排出来。正气虚的时候怎么补？如果病人感觉体内有热感，这是"阳气隆至"，你在感到针下发热的时候出针。

经气已至，慎守勿失者，勿变更也。

针下的气感已经来的时候，要抓住时机，果断地行针，该泻的泻，该补的补。

深浅在志者，知病之内外也。近远如一者，深浅其候等也。如临深渊者，不敢堕也。手如握虎者，欲其壮也。神无营于众物者，静志观病人，无左右视也。义无邪下者，欲端以正也。必正其神者，欲瞻病人目，制其神，令气易行也。

志其实就是心。神志一定要专注，扎针时要用心体会，所谓"上工守神，中工守气"，要去体会那个气感。施针者心神的力量要很强大，甚至要能控制病人的神。假如你自己心中的太极反而被病人控制了，那么你回去以后就会生病。关键是转这个太极，"神转不回，回则不转"，你把病人调回来，和天地的气场同步，病就治好了。这是扎针的奥秘。

所谓三里者，下膝三寸也。所谓跗之者，举膝分易见也。巨虚者，跷足䯒独陷者。下廉者，陷下者也。

这里介绍了几个寻找穴位的例子。现代人找穴位比较容易，一打开电脑就可通过 3D 图像查知。这里示范如何寻找上廉穴、下廉穴、足三里穴，还有摸下去就会跳的足阳明经的那个穴位。

帝曰：余闻九针，上应天地四时阴阳，愿闻其方，令可传于后世以为常也。

岐伯曰：夫一天、二地、三人、四时、五音、六律、七星、八风、九野，身形亦应之，针各有所宜，故曰九针。人皮应天，人肉应地，人脉应人，人筋应时，人声应音，人阴阳合气应律，人齿面目应星，人出入气应风，人九窍三百六十五络应野。故一针皮、二针肉、三针脉、四针筋、五针骨、六针调阴阳、七针益精、八针除风、九针通九窍，除三百六十五节气。此之谓各有所主也。

这里描述了九针的应用方法，根据病位、病态和虚实状况择针而用。这里列举了九针的不同形态，其应用位置也不一样，比如现在人用三棱针放血，也是这个道理。不同的针法要用在不同的地方。

人心意应八风，人气应天，人发齿耳目五声应五音六律，人阴阳脉血气应地。九窍三百六十五，人一以观动静，天二以候五色，七星应之，以候发母泽。五音一以候宫商角徵羽，六律有余不足应之二。地一以候高下有余，九野一节俞应之以候闭节。三人变一分，人候齿泄多血少十分角之变五分，以候缓急，六分不足三分，寒关节第九分四时，人寒温燥湿，四时一应之，以候相反，一四方各作解。

这些内容其实都是在讲天人合一——万物都归于一体——所谓"一粒粟中藏世界"，一个东西里全息地包含着所有的信息。这一篇讲解了九针的应用方法，何时刺皮，何时刺骨，等等，配合前文所述的虚实补泻，并与天地气机的时间对应，采用不同的手法，调动病人的气血，控制神气。

长刺节论篇第五十五

刺家不诊，听病者言，在头，头疾痛，为藏针之。刺至骨，病已止，无伤骨肉及皮。皮者，道也。

"刺家不诊，听病者言"，先不诊断，直接听病者说这是很老练的医生，"望而知治"了，哪里痛刺哪里，同时注意不要伤到骨肉和皮。多数医者，平时行针还是要按规矩来，要先诊断、摸脉、了解病情，不能走过来就刺。

阳刺入，一傍四处，治寒热。深专者刺大脏，迫脏刺背，俞也。刺之迫脏，脏会，腹中寒热去而止。与刺之要，发针而浅出血。

这里讲的是治寒热病的针法。先在中间刺一针，接着四周每边再刺一针。然后"阴阳相交"，寒的也刺，热的也刺，左右交流，寒热都被处理了，这是一种类似"布阵"的刺法。如果寒热已经进入身体里了，则要懂得选地方下针。可选择募穴和腧穴。背俞那些地方是和内脏相应的，前面的募穴和六腑相应。刺这些地方，把寒热邪气排出来。有时甚至还要放点血，"发针而浅出血"。

治痈肿者刺痈上，视痈小大深浅刺。刺大者多血，小者深之，必端内针为故止。

这里说的是"刺痈"。肿者，就看那个痈的大小，大的多放点血，小的刺深一点。刺得深的地方针要直，不要歪歪斜斜，要正对着痈的地方直直地刺下去。这是"刺痈"。这里不讲诊断，看到痈在哪里就直接刺哪里。

病在少腹有积，刺皮髓以下，至少腹而止。刺侠脊两傍四椎间，刺两髂髎季胁肋间，导腹中气热下已。

"少腹有积"，内有寒热相交，刺厥阴、少阳、肝俞，还有季胁肋间的京门穴。就是整条少阳经，把热引下来，从少腹到腹中，气热下移，引到胆经下面，就可以把那个积消掉。

病在少腹，腹痛不得大小便，病名曰疝，得之寒。刺少腹两股间，刺腰髁骨间，刺而多之，尽炅病已。

疝，肯定是寒，故"得之寒"。"刺少腹两股间，刺腰髁骨间"，让其得气，热了以后病自然就好了。刺了以后气血自然往那个地方走，这是利用了腰和两股。

病在筋，筋挛节痛，不可以行，名曰筋痹。刺筋上为故，刺分肉间，不可中骨也。病起筋炅，病已止。

正气一达，病就好了，所以要刺到位，不能太过、不及，这是我们前面讲过的。病在哪个层面，就刺到哪里，那个地方自然会发热，然后病就好了。

病在肌肤，肌肤尽痛，名曰肌痹，伤于寒湿。刺大分、小分，多发针而深之，以热为故，无伤筋骨；伤筋骨，痈发若变。诸分尽热，病已止。

"病在肌肉""无伤筋骨"，气血到了，身体热了，病也就好了。

病在骨，骨重不可举，骨髓酸痛，寒气至，名曰骨痹。深者刺，无伤脉肉为故。其道大分小分，骨热病已止。

"病在骨"，深刺，无伤脉肉。正气一到，发热即愈。

病在诸阳脉，且寒且热，诸分且寒且热，名曰狂。刺之虚脉，视分尽热，病已止。

刺到病人全身都热了，他的病就好了。所以《伤寒论》里说，寒热往来之时，如果热多于寒，病慢慢就好了。

病初发，岁一发；不治，月一发；不治，月四五发，名曰癫病。刺诸分诸脉。其无寒者，以针调之，病已止。

如果是这种症状，那么病人的身体里肯定有寒热。你调到他的寒没有了，病就好了。

病风且寒且热，炅汗出，一日数过，先刺诸分理络脉。汗出，且寒且热，三日一刺，百日而已。

正气一到，病人就开始排汗，这是因为针刺以后他那个正气来了，慢慢就能把邪气排出去，人就会发汗。

病大风，骨节重，须眉堕，名曰大风。刺肌肉为故，汗出百日；刺骨髓，汗出百日。凡二百日，须眉生而止针。

"大风"就是麻风病，眉毛都掉了。麻风病很早就有了，现在反而少了。麻风病人的病气既在肌肉，又在骨髓，所以要"先刺肌肉为故，汗出百日"，再刺骨髓，"汗出百日"。两百天，须眉自然再次生长出来，病就好了。所以，很多皮肤病其实都是因为邪气！风邪，各种各样的邪气贮藏在身体某个部位排不出来，因为正气不至；正气不至，身体就会堵住，慢慢地人就生病了。所以白癜风也好，疱疹也好，都是因为身体里有寒气，有病邪。邪气藏在里面，正气不足，无法把邪气排出来。西医会说，这是局部免疫力丧失。事实上，免疫力丧失就是气血不达，慢慢被邪气所侵，开始疼痛，因为有寒、有痛、有热，发肿。这时，我们只要用针把正气引过来，使气血能够到达那里，慢慢地它就开始排邪气；排完了，病就好了，根本不需要搞什么其他的东西。现代医学用抗生素为什么治不好盲肠炎？因为病人的气血到不了那个地方，用消炎针都没用！所以，在古代的治疗方法里，用针是第一。应用得当的话，一针就可以把全身的气血调动起来。

第四章

内经与性命

皮部论篇第五十六

从这一篇开始，《黄帝内经》开始详细阐述皮、脉、筋、骨、经络、气穴等对人的身体健康而言性命攸关的部位，及其相关的病因、医疗原理和方法等内容。

黄帝问曰：余闻皮有分部，脉有经纪，筋有结络，骨有度量，其所生病各异。别其分部，左右上下，阴阳所在，病之始终，愿闻其道。

岐伯对曰：欲知皮部，以经脉为纪者，诸经皆然。

这一篇主要讲经络。经络分三阴三阳，还有奇经八脉。身体有五体——从五脏发出来的皮、筋、肉、血、脉，深浅表里不同。皮是最表层的，外邪入侵时，症状先从皮部表现出来。人的皮部按照十二经来分属，所以有时候看病，只看皮肤就已经知道病在哪一条经络了。受的是寒还是热，病在表还是里，等等，这些都能通过皮肤看出来。所以扎针也好、按摩也好，首先要看这些东西，"望而知之谓之神"！总而言之，"望色"是非常重要的看病方法。

阳明之阳，名曰害蜚，上下同法。视其部中有浮络者，皆阳明之络也。其色多青则痛，多黑则痹，黄赤则热，多白则寒。五色皆见，则寒热也。络盛则入客于经，阳主外，阴主内。

"诸经"就是所谓的三阴三阳，"害蜚"是指阳明脉络，阳明为合。通过看病人的表皮颜色就能得知其寒热情况。痹是风与寒，这时往往在络脉上。此后邪气开始入里，由络走经。阳主外，阴主内；三阳主表，三阴主里。

　　少阳之阳，名曰枢持，上下同法。视其部中有浮络者，皆少阳之络也。络盛则入客于经，故在阳者主内，在阴者主出，以渗于内，诸经皆然。

　　"少阳之阳，名曰枢持"，枢持即枢纽，在阳明与少阳之间，在人体的侧面，可以往开的地方走，也可以往合的地方走。少阳病表现为寒热往来，正是因为它是枢纽。你看人体两侧的表层皮肤，正是少阳经的浮络。如果邪气过盛，就会从浮络进入少阳经。病在阳，邪气往里走；在阴，则浸出来。

　　太阳之阳，名曰关枢，上下同法，视其部中有浮络者，皆太阳之络也。络盛，则入客于经。

　　太阳经即三阳经的开关。太阳经在背部，主开；阳明经主合；少阳经主枢。这里讲的是三阳，通过皮肤来观察其络脉。

　　少阴之阴，名曰枢儒，上下同法，视其部中有浮络者，皆少阴之络也。络盛，则入客于经。其入经也，从阳部注于经；其出者，从阴内注于骨。

　　少阴经是枢纽，主上下通达。不管是手少阴经还是足少阴经，诊法都是一样的。少阴主要在身体的阴面，它所浮现出的络脉也是一样的道理。如果络脉的邪气过盛，就会向内传入于经，通过少阴经进入骨头里，因为少阴主骨，它的邪气会入侵骨头。

心主之阴，名曰害肩，上下同法，视其部中有浮络者，皆心主之络也。络盛则入客于经。

"心主"指的是手心包经，"心主之阴"指的是厥阴经的络，名叫"害肩"。少阴是枢，厥阴是合。手、足厥阴经的诊法是一样的，即诊察其上下分属部位所浮现的络脉。络脉的邪气过盛，就会向内传入经脉。

太阴之阴，名曰关蛰，上下同法，视其部中有浮络者，皆太阴之络也。络盛则入客于经。

太阴主开，名叫"关蛰"。太阴与厥阴相反。手、足太阴经的诊法是一样的。

凡十二经络脉者，皮之部也。是故百病之始生也，必先客于皮毛；邪中之，则腠理开，开则入客于络脉；留而不去，传入于经；留而不去，传入于腑，廪于肠胃。邪之始入于皮也，泝然起毫毛，开腠理；其入于络也，则络脉盛色变；其入客于经也，则感虚乃陷下；其留于筋骨之间，寒多则筋骨挛痛，热多则筋弛骨消，肉烁䐃破，毛直而败。

通过以上所述的十二经之皮肤络脉的情况，就可以判断病变发生在哪里。病的传变规律是由表入里。通过按摩可以察知人的皮肤，但有时候不方便，只能通过切脉望面进行诊断。事实上，通过看皮部可以很清楚地观察络脉的病变情况，因为皮肤肯定有颜色的变化，据此可知病变在哪条经上，根据其深浅判断是在阴经还是在阳经。所以我们要触诊！比如对于发烧病人，要摸他的手，看是阴面发热还是阳面发热，热是从哪里来的。病人哪里不舒服，可以看一下相应部位的皮肤。通过观察皮肤的状况，可判断三阴三阳的病变。搞按摩的人对触诊更是了然于胸！他们对皮肤颜色的变化、络脉上的血流、毛细血管这些都很敏感。这样一来，就能对人体的三阴三阳、任督二脉、冲脉等获得一个很清晰的认识，因为人身的各部位是一个整体，而颜色是一种波、一种振动频率，通过它可以看到人和天地沟通的情况。十二经络是一个整体，比全息还要直观。

帝曰：夫子言皮之十二部，其生病皆何如？

岐伯曰：皮者，脉之部也。邪客于皮，则腠理开，开则邪入客于络脉；络脉满则注于经脉；经脉满则入舍于腑脏也。故皮者有分部，不与而生大病也。

帝曰：善。

病从表入里，是有规律的。邪气一般是从表进入身体的，而邪气从里面出来则一般受情绪影响。病变在皮肤时，可以通过表来处理，这也是按照十二经络来进行治疗的。实际上，望诊、舌诊、摸脉体现的都是一种全息的理念，相对而言，看皮肤更直观。自己也可以从这个角度了解自己、调整自己。要在观察颜色的变化方面下功夫。

经络论篇第五十七

黄帝问曰：夫络脉之见也，其五色各异，青黄赤白黑不同，其故何也？

岐伯对曰：经有常色，而络无常变也。

帝曰：经之常色何如？

岐伯曰：心赤、肺白、肝青、脾黄、肾黑，皆亦应其经脉之色也。

帝曰：络之阴阳，亦应其经乎？

岐伯曰：阴络之色应其经，阳络之色变无常，随四时而行也。寒多则凝泣，凝泣则青黑；热多则淖泽，淖泽则黄赤。此皆常色，谓之无病。五色具见者，谓之寒热。

帝曰：善。

这一篇很短，其实是对上一篇的补充。络脉的变化要看皮肤。经脉有固定的颜色，是不变的，而络脉的颜色是变化的。五脏对应五色，也对应着春夏秋冬四季的交替变化，在一天里，则为子午卯酉四个时辰。五色也对应于东南西北中之五方，是一个定数。阳络是变化的，阴络和经同步；阳络在表，阴络在里，根据时间的变化而变化。见其青黑则知寒多，见其又黄又红则为热。如果是正常的颜色，则无病。五色交杂，则是寒热病。这一篇纯粹是对皮部论更深一层的注解。

气穴论篇第五十八

黄帝问曰：余闻气穴三百六十五以应一岁，未知其所，愿卒闻之。

岐伯稽首再拜对曰：窘乎哉问也！其非圣帝，孰能穷其道焉？因请溢意尽言其处。

帝捧手逡巡而却曰：夫子之开余道也，目未见其处，耳未闻其数，而目以明，耳以聪矣。

岐伯曰：此所谓圣人易语，良马易御也。

这里不同于我们平时看到的十二经脉划分法。黄帝向岐伯问道：我听说人体的气穴有三百六十五个，以应一年之日数，但不知其所在的部位，请您详尽地讲讲。岐伯回答道：你所提出的这个问题太重要了！若不是圣帝，谁能穷究这些深奥的道理？因此，请允许我将气穴的部位一一讲出来。黄帝拱手退让，谦逊地说：先生对我讲的道理，使我很受启发。虽然我尚未看到其具体部位，未听到其具体的数字，然而您已经使我耳聪目明地领会了。岐伯说：你领会得如此深刻，真是"圣人易语，良马易御"啊！

帝曰：余非圣人之易语也！世言真数开人意，今余所访问者真数，发蒙解惑，未足以论也。然余愿闻夫子溢志尽言其处，令解其意，请藏之金匮，不敢复出。

黄帝说道：我并不是易语的圣人。世人说气穴之数理可以开阔人的意识，现在我向您询问的是气穴的数理，主要是帮助人们发蒙解惑，还谈不上什么深奥的理论。我见过很多医家高手，但都不及您。我希望先生您将气穴的部位和理论尽情阐释出来，使我能了解其意义，并藏之于金匮之中，不敢轻易传授于人。

岐伯再拜而起曰：臣请言之，背与心相控而痛，所治天突与十椎及上纪下纪。上纪者，胃脘也；下纪者，关元也。背胸邪系阴阳左右，如此其病前后痛涩。胸胁痛而不得息，不得卧。上气短，气偏痛，脉满起，斜出尻脉，络胸胁，支心贯膈。上肩加天突，斜下肩交十椎下。

岐伯再拜而起，说道：我现在就谈谈吧！背部与心胸互相牵引而痛，其范围是膻中与背后第十椎之间，上极胃脘，下极关元，一路下来影响到冲脉。治疗时，取任脉的天突穴和督脉的中枢穴，以及上纪和下纪。上纪是胃脘部的中脘穴，下纪是关元穴。这里事实上在用病的形式描述中脉，描述中脉里的脉轮。脉满的时候，开始从尻脉斜出，络胸胁部，支心贯穿横膈，上肩而至天突，一路上最后也是影响至冲脉。之后再斜下过肩，交于背部第十椎节之下，影响着整条中脉。我们前面讲过，左肝右肺前心后肾，中间有"父母"，脾为使，胃为市。我们五脏的总机关就在这里，控制着十二经络。五应对应十天干，叫作十脉。在天为五运，五运在体内对应五脏。一脏有两脉，一阴一阳。这一篇的内容很深奥，一般人看不懂。

脏俞五十穴，腑俞七十二穴，热俞五十九穴，水俞五十七穴，头上五行行五，五五二十五穴。中膂两傍各五，凡十穴。

三阴经、五脏各有井、荥、俞、经、合五腧，五五二十五，左右共五十穴；三阳经六腑各有井、荥、俞、原、经、合六腧，六六三十六，左右共七十二穴。所以，十二经络的五俞穴在针灸中很重要，它们具有提纲挈领的意义。

治热病的穴位共有五十九个。从病的角度反过来寻找相应的治疗穴位。我们从"四海"的角度来解释，热可以藏在头髓海，五行中的每一行各有 5 个穴位；胸中气海，肺和阳明各 8 个穴位，胃海 8 个，血海 8 个，再加上膀胱经的前后各 5 个腧穴，总共 59 个穴位。这是治热病的穴位。

水肿用水穴治疗。主治水病的是肾，在脐轮和底轮之间。肚脐属地，肾和膀胱主气化水。仅仅一个尾闾部位就有二十五穴，再加上肾经和阳明经的穴位，共有五十七穴。据此，我们在治疗水病时，先调肾，或者从膀胱气化，例如医圣的方五苓散化水，玄武汤调肾。

头部也有五行，每一行五穴，五五二十五穴。五脏在督脉——背部脊椎两旁各有五穴，每一行 5 个穴位，共 10 个。虽然实际上穴位的总数不足 365 个，但这些穴位很实用。

大杼上两傍各一，凡二穴。目瞳子浮白二穴，两髀厌分中二穴，犊鼻二穴，耳中多所闻二穴，眉本二穴，完骨二穴，项中央一穴，枕骨二穴，上关二穴，大迎二穴，下关二穴，天柱二穴，巨虚上下廉四穴，曲牙二穴，天突一穴，天府二穴，天牖二穴，扶突二穴，天窗二穴，肩解二穴，关元一穴，委阳二穴，肩贞二穴，喑门一穴，脐一穴，胸俞十二穴，背俞二穴，膺俞十二穴，分肉二穴，踝上横二穴，阴阳跷四穴。水俞在诸分，热俞在气穴，寒热俞在两骸厌中二穴。大禁二十五，在天府下五寸。凡三百六十五穴，针之所由行也。

治诸水病的五十七穴，皆在诸经的分肉之间。治热病的五十九穴，皆在精气聚会之处。治寒热病之腧穴，在两膝关节的外侧，即足少阳胆经的阳关左右，共二穴。大禁之穴是天府下五寸处的五里穴。以上凡三百六十五穴，都是针刺的部位。这里所述皆为针法。

帝曰：余已知气穴之处，游针之居，愿闻孙络溪谷，亦有所应乎？

岐伯曰：孙络三百六十五穴会，亦以应一岁，以溢奇邪，以通荣卫。荣卫稽留，卫散荣溢，气竭血著，外为发热，内为少气。疾泻无怠，以通荣卫，见而泻之，无问所会。

黄帝问：我已经了解了气穴的部位，即是行针应刺的处所，还想请您讲解一下，孙络与溪谷是否也与一岁相应。岐伯说：孙络与三百六十五穴相会，对应一岁。若邪气客于孙络，溢注于络脉而不入于经，就会产生奇病。孙络是外通于皮毛，内通于经脉，以通行营卫；若邪客之，则荣卫稽留，卫气外散，荣血满溢，外则发热，内则少气。因此，治疗时应该用泻法，迅速针刺，以通畅营卫。凡见到荣卫有稽留之处，即泻之，不必问其是否为穴会之处。

帝曰：善。愿闻溪谷之会也。

岐伯曰：肉之大会为谷，肉之小会为溪。肉分之间，溪谷之会，以行荣卫，以会大气。

黄帝说：好，我还想听听溪谷之汇合是怎样的。岐伯说：较大的肌肉与肌肉汇合的部位叫谷，类似两山之间的山谷。较小的肌肉与肌肉汇合的部位叫谿。分肉之间，溪谷汇合的部位能通行营卫，汇合宗气。

邪溢气壅，脉热肉败，荣卫不行，必将为脓，内销骨髓，外破大䐃，留于节凑，必将为败。积寒留舍，荣卫不居，卷肉缩筋，肋肘不得伸，内为骨痹，外为不仁，命曰不足，大寒留于溪谷也。

若邪气溢满，正气壅滞，则脉发热，肌肉败坏，荣卫不能畅行，郁热必将使肉腐成脓，内则销烁骨髓，外则溃烂大肉。若邪气留连于关节肌腠，必使髓液皆溃为脓，亦使筋骨败坏。若寒邪留在谿谷之间，积留而不去，则荣卫不能正常运行，以致筋脉肌肉卷缩，肋肘不得伸展，内则发生骨痹，外则肌肤麻木。这是不足的症候，乃由寒邪留连谿谷所致。

溪谷三百六十五穴会，亦应一岁。其小痹淫溢，循脉往来，微针所及，与法相同。

溪谷与三百六十五个穴位相汇合，以应于一岁。若是邪气在皮毛孙络的小痹，则会随脉往来无定。下针要引导气血到邪气所在之穴，气血至则病解。用微针即可治疗，方法与刺孙络是一样的。

帝乃辟左右而起，再拜曰：今日发蒙解惑，藏之金匮，不敢复出。乃藏之金兰之室，署曰气穴所在。

黄帝乃避退左右，起身再拜，说道：今天承蒙您的启发，解除了我的疑惑。我会把这些口诀藏于金匮之中，不敢轻易拿出传给别人。于是将其藏于金兰之室，题名为"气穴所在"。

岐伯曰：孙络之脉别经者，其血盛而当泻者，亦三百六十五脉，并注于络，传注十二络脉，非独十四络脉也，内解泻于中者十脉。

岐伯说，孙络之脉是属于经脉别支的，其血盛而当泻的，也与三百六十五脉相同。若邪气侵入孙络，同样是首先传注于络脉，复注于十二经脉，因此不是仅仅十四络脉的范围；外有十二经及六气，故有十二经、十二络，内有五运、五脏。五脏经脉分阴阳，故有十条脉。事实上，此即为内外之意。

气府论篇第五十九

　　足太阳脉气所发者，七十八穴。两眉头各一。入发至顶三寸半傍五，相去三寸。其浮气在皮中者，凡五行，行五，五五二十五。项中大筋两傍各一。风府两傍各一。侠脊以下至尻尾二十一节，十五间各一。五脏之俞各五，六腑之俞各六。委中以下至足小指傍各六俞。足少阳脉气所发者，六十二穴，两角上各二。直目上发际内各五。耳前角上各一。耳前角下各一。锐发下各一。客主人各一。耳后陷中各一。下关各一。耳下牙车之后各一。缺盆各一。掖下三寸，胁下至胠，八间各一。髀枢中傍各一。膝以下至足小指、次指各六俞。足阳明脉气所发者，六十八穴，额颅发际傍各三。面鼽骨空各一。大迎之骨空各一。人迎各一。缺盆外骨空各一。膺中骨间各一。侠鸠尾之外，当乳下三寸，侠胃脘各五。侠脐广二寸各三。下脐二寸，侠之各三。气街动脉各一。伏菟上各一。三里以下至足中指各八俞，分之所在穴空。手太阳脉气所发者，三十六穴，目内眦各一。目外各一。鼽骨下各一。耳郭上各一。耳中各一。巨骨穴各一。曲掖上骨穴各一。柱骨上陷者各一。上天窗四寸各一。肩解各一。肩解下三寸各一。肘以下至手小指本各六俞。手阳明脉气所发者，二十二穴。鼻空外廉、项上各二。大迎骨空各一。柱骨之会各一。髃骨之会各一。肘以下至手大指次指本各六俞。手少阳脉气所发者三十二穴，鼽骨下各一。眉后各一。角上各一。下完骨后各一。项中足太阳之前各一。侠扶突各一。肩贞各一。肩贞下三寸分间各一。肘以下至手小指次指本各六俞。

这一篇讲十二经脉、奇经八脉、任督二脉及冲脉的具体穴位。本篇相当于上一篇的细化，对每一条经脉的穴位进行细致的讲解。首先讲了足太阳经的78个穴位，从两眉头、眼内眦开始，由头往后背走。这里有个很重要的概念——侠脊下至鸠尾的21节指——当时的算法是从大椎开始算起，直到尻尾。上次我们说过卫气中风的运行，从大椎起算，一路下去，21节一天；从冲脉上来9天；总共30天、一个月。按古时的算法，从大椎到头上的颈椎是三节；按照现在的算法，颈椎有7节。委中以下到足小趾旁，分布着阳经的井荥俞经合。接下来是少阳和阳明。这一篇描写得很细致。三阳经到此结束。

督脉气所发者，二十八穴。项中央二。发际后中八。面中三。大椎以下至尻尾及傍十五穴。至骶下凡二十一穴，脊椎法也。

督脉的气，大椎到尾椎是21节。曾经讲过的疟疾中卫气入风的时候是怎么走的，练功时要体会。

任脉之气所发者，二十八穴。喉中央二。膺中、骨陷中各一。鸠尾下三寸，胃脘五寸，胃脘以下至横骨六寸半一，腹脉法也。下阴别一。目下各一。下唇一。龈交一。冲脉气所发者，二十二穴。侠鸠尾外各半寸，至脐寸一。侠脐下傍各五分，至横骨寸一，腹脉法也。足少阴舌下、厥阴毛中急脉各一。手少阴各一。阴阳跻各一。手足诸鱼际脉气所发者。凡三百六十五穴也。

任脉 21 个穴位，冲脉 22 个穴位，这个就是我们讲的人体中心那一块儿区域。此外，这里还讲了三阴脉的几个表露出来的穴位，把阴经的很多穴位抽出来讲。实际上人体不止 365 个穴位，只是为了凑数应周天，故安立 365 穴。一年下来，六气的变化与"司天在泉"的旁边两个间期、后面两个间期相应，在人体有相应的穴位，左间升，右间降。我们懂得了这个道理，才能懂得天人合一的真谛，才能对五运六气有所感悟。

骨空论篇第六十

黄帝问曰：余闻风者百病之始也，以针治之奈何？

岐伯对曰：风从外入，令人振寒，汗出头痛，身重恶寒。治在风府，调其阴阳，不足则补，有余则泻。大风颈项痛，刺风府，风府在上椎。大风汗出，灸譩譆，譩譆在背下侠脊傍三寸所；厌之，令病人呼譩譆，譩譆应手。从风憎风，刺眉头。失枕，在肩上横骨间。折，使揄臂，齐肘正，灸脊中。脉络季胁引少腹而痛胀，刺譩譆。腰痛不可以转摇，急引阴卵，刺八髎与痛上。八髎在腰尻分间。鼠瘘，寒热，还刺寒府。寒府在附膝外解营。取膝上外者，使之拜；取足心者，使之跪。

骨头与骨头之间都有缝隙，圆的骨头都有中空，扁的骨头没有。本篇的篇名是以此而定的，但讲解的时候是从病开始的。

黄帝问风，"风为百病之始也，以针治之奈何？"汗出身重恶寒，这个病就是伤风。人会感觉到虚，冒汗，张仲景把这个状态叫作"脉浮缓"——摸到的脉是浮的、缓的，不紧。对于这种症状，《伤寒论》用桂枝汤治疗。张仲景在治疗严重伤风的时候，光凭药力不够，要先针刺风府，然后再服用桂枝汤。风府即是风所躲藏的一个窝点。这个风府在哪里呢？就在我们突出来的玉枕骨下面凹进去的地方。这个地方很重要！有的人这个地方脖子上的肉很厚，摸上去软软的，其实是因为寒湿太重了，这里瘀堵了，风在里面基本上出不来。我们经常在电影里看到，恶霸地主肥头大耳的，脖子后面一团肉，这个地方就是风府。风府边上有两个穴位，叫作风池。我们说，最怕"脑后风"。所以我们中国人的衣服有个衣领，因为害怕风从这里窜进去，然后会莫名其妙地冒汗，控制不住，这是因为风里往往夹了点寒或者热。不管是风热还是风寒，都很厉害。因为风是"百病之长"，它可以夹湿、夹寒、夹热，都会伤到人，虽然症状不一样。要把风赶出来，风府是一个很重要的穴位。事实上，我们修行的时候，意守这个穴位，通过呼吸就能把风排出来。只要你意守这个穴位，以肚脐命门为中心，一呼一吸就可以把风排出去；以膻中穴为中心也可以；甚至以上丹田脑部的眉心与后脑玉枕连线的中点为中心来呼吸，也可以将风排掉。要灵活运用！这就是风府。风府很重要，它可以调和阴阳。

不足则补，有余则泻。大风往往会引起项痛。"刺风府，风府在上椎。大风汗出，灸譩譆"，譩譆这个穴位，在夹脊旁三寸的膀胱经上，刚才说的风池穴则在督脉。伤风之后老出汗，可以灸刺譩譆穴。伤风，我们说其实是表虚，就像开关打开之后关不起来，控制不了，人就会虚掉，这是表虚症。对于这个表虚症，我们用灸法温补一下，把阳补上来。事实上，就是用膻中这一块的能量，把它给控制住。在张仲景的桂枝汤中，桂枝是温，芍药是收，一升一降，人就中和了。阴阳一调和，病自然就好了。所以，我们可以看出，《黄帝内经》描述的东西很细。譩譆这个穴位，你按一下，病人肯定有反应。寒胜时，譩譆穴一按进去会有呼吸声，这里用"令病人呼譩譆，譩譆应手"来表达。譩譆穴是一个阿是穴。我们以前说过，出门之前，可以把眉毛拉三下，起到防风的作用！因为这里有少阳经，少阳本身就是风之表，经文的意思是呼唤我们身体里少阳经的神灵——我要出门了，你要替我防风！拉拉眉毛，不怕风！攒竹穴是少阳的主穴。刺这个穴位，人就不怕风了。一提到风，经文就讲解了几个很要命的穴位，并且通过这些穴位来描述骨缝。

接下来开始讲"失枕"。这一篇讲的都是很实在的内容，教的都是具体哪一种病应该怎么治疗。我们睡觉的时候姿势有点不对，就会失枕。首先是肩，"肩上横骨间"，这个肘尖放下来、向着肩对过去的地方就是脊中。此处用肘来衡量这个位置。肩胛最低的那个位置对过来，就是可以灸的地方，用以提升阳气。把督脉命门的阳气一升上去，这个地方就可以打开。然后肩的横骨间，像肩井、肩枢、肩髎这些穴位都可以打开。往往堵就堵在这些地方。

直接针刺手少阳、外关这些地方也可以！我们的肝胆经脉会引发肚子痛，这时可以刺夹脊两旁三寸外的膀胱经。腰痛要刺尻尾，八髎穴在尾骨。说起寒热之病，很多人的结节就是由寒热导致的，应该取少阳经的寒府穴——这个穴位往往堵住了，有寒热瘀阻在此处——当你把寒府穴疏通，病就会好。所以，你看，奥妙吧！把这个地方一疏通，寒热之气就可以降下来了。否则，降不下来就会堵在那个地方。我们也可以用足临泣之类的穴位治疗。为什么叫它寒府？因为寒气聚集在那里，所以你要刺这个地方，把寒排出来，气就降下去了，经脉就通畅了。跪拜的时候，膝盖那个穴位就会露出来；足心，涌泉穴，也叫"跪位"，跪下去的时候会露出来。这是教你取穴的姿势。

任脉者，起于中极之下，以上毛际，循腹里，上关元，至咽喉，上颐循面入目。

冲脉者，起于气街，并少阴之经，侠脐上行，至胸中而散。

这里讲了任督二脉和冲脉，在讲脉的同时，也对病位作了定位。事实上，冲脉没那么简单，它跟着少阴经往下行。冲脉是诸脉之海，经文讲的很多督脉的内容其实也是冲脉的东西。

任脉为病，男子内结七疝，女子带下瘕聚。冲脉为病，逆气里急。督脉为病，脊强反折。督脉者，起于少腹以下骨中央。女子入系廷孔，其孔溺孔之端也。其络循阴器，合篡间，绕篡后，别绕臀，至少阴与巨阳中络者合，少阴上股内后廉，贯脊属肾，与太阳起于目内眦，上额交巅，上入络脑，还出别下项，循肩髆，内侠脊抵腰中，入循膂络肾。

任脉为病的时候，"男子内结七疝，女子带下瘕聚。冲脉为病，逆气里急。督脉为病，脊强反折"。督脉升上去以后又降下来，然后又上升，到腰中后再到肾，再到阴部，循茎下行。女子也一样，下来到少腹以后又上去。这个督脉，贯脐中央，上贯心，入喉上颐，环唇，上系两目之下中央。这里以环唇为督脉、冲脉的分界点，把冲脉的部位放进了督脉。

其男子循茎下至篡，与女子等。其少腹直上者，贯脐中央，上贯心，入喉，上颐环唇，上系两目之下中央。

此生病，从少腹上冲心而痛，不得前后，为冲疝。其女子不孕，癃痔，遗溺，嗌干。督脉生病治督脉，治在骨上，甚者在脐下营。

所以男人有胡子、喉结是冲脉之精气往上冲的缘故。男子主气，为动态；女子主血，偏静态，其精气只能沿冲脉到胸。有的女子也会长胡子，因为她的气很猛。所以，这是气血的问题。事实上，冲脉是在督脉里面。冲脉有三根，就是我们说的左脉、右脉和中脉。冲脉其实是我们生命的核心。女子不孕、痔疮、遗尿、喉咙干等都是冲脉的问题。督脉治病，"治在骨上，甚者在脐下营。"脊柱的病肯定归为督脉的问题，这是对的，也是"治在骨上"，所以驼背、脊髓炎等很多疾病都是督脉有问题。如果督脉不通，受到风、寒、湿等病邪长时间的痹阻，就会得脊髓炎。所以一定要把督脉打通，病才能好。督脉一疏通，气血一到，人就恢复了，这并不是不治之症。

我们再来强调一下冲脉的作用。首先，人体从胚胎时起，督脉就显示得很强大。我们看小孩子的模样，头很大，脊柱很明显，这就是督脉主骨头的作用，也就是我们所说的"天一生水"。所以说，"肾属髓"。"天一生水"还展现在脑海，脑海也属肾；天也在头上。

其次，胎儿的肚脐与母体相连。胎儿在吸收母亲血液的时候，靠的是人体的坤卦——地——即腹部。而血液属于火，通过肚脐从母体进入胎儿体内，再往上走，形成一个心脏，在那里跳动。这是很明显的脐带吸收的特征。血液到心脏这里来，使心脏跳动，就有了风，有了气，于是形成了脉。脉是因为气在其中流动而生的！譬如河床也是因为先有水流，之后才形成的。所以，先有风，随后生出脉，这叫"风生水起"。

调节生命活动的脉很重要，有很多条。冲脉贯穿顶轮、心轮、脐轮这三个最重要的脉轮，所以尤为重要！在这个基础上，我们再谈十二经脉，奇经八脉。冲脉是诸髓之海、诸脉之海、诸气之海，即是顶轮、心轮、脐轮三个脉轮。

其上气有音者，治其喉中央，在缺盆中者。其病上冲喉者，治其渐，渐者，上侠颐也。

寒，膝伸不屈，治其楗；坐而膝痛，治其机；起而引解，治其骸关；膝痛，痛及拇指，治其腘；坐而膝痛如物隐者，治其关；膝痛不可屈伸，治其背内；连骱若折，治阳明中俞髎。若别，治巨阳少阴荥，淫泺胫酸，不能久立，治少阳之络，在外踝上五寸。

辅骨上、横骨下为楗，侠髋为机，膝解为骸关，侠膝之骨为连骸，骸下为辅，辅上为腘，腘上为关，头横骨为枕。

这里说的是，不同的症状要用不同的穴位来治疗。"上气有音"，咳嗽，"治其喉中央"，也就是天突穴。"在缺盆中者"，缺盆有两个，中间是天突，上是侠颐。膝盖的背后叫腘，治太阳经、少阴经、荥穴。"淫泺胫酸，不能久立，治少阳之络，在外上五寸。辅骨上、横骨下为楗，侠髋为机"，这里讲了从腰到膝关节的部分，讲的是骨与骨之间的关节。

　　水俞五十七穴者，尻上五行，行五；伏菟上两行，行五，左右各一行，行五；踝上各一行，行六穴。

　　髓空，在脑后三分，在颅际锐骨之下，一在龈基下，一在项后中复骨下，一在脊骶骨上空，在风府上。脊骨下空，在尻骨下空。数髓空，在面侠鼻，或骨空在口下，当两肩。两髀骨空，在髀中之阳。臂骨空，在臂阳，去踝四寸两骨空之间。股骨上空在股阳，出上膝四寸。骶骨空，在辅骨之上端。股际骨空，在毛中动脉下。尻骨空，在髀骨之后，相去四寸。扁骨有渗理凑，无髓孔，易髓无空。

　　水液不行就会水肿，这可以从病人的面部、腹部和胫骨看出。水液由肾和膀胱主管。督脉的长强穴之上有 5 个穴位。伏菟穴是指膀胱经，它在督脉的 5 个穴位旁边。不是还有两根膀胱经吗？每边占 5 个穴位。中间一条督脉 5 行，每行 5 个穴位，一共 25 个穴位。接着说到脚，脚也属于肾经。从内踝上来 6 个穴位，两边共有 12 个穴位。前面的 25 个穴位加上这里的 12 个穴位，总共 37 个穴位。把这些穴位调治好，基本就能把水液控制住——不论是腹水还是脚下的浮肿。接下来说到头，比如脸肿，"在颅际锐骨之下"，一个是风府穴，在龈基下，另一个是承浆穴。"一在项后中复骨下"，指的是哑门；"一在脊骶骨上空，在风府上"，指的是脑户。"脊骨下空，在尻骨下空。数髓空，在面侠鼻，或骨空在口下。"

　　"股际骨空，在毛中动下"，指的是气冲穴，共 57 穴。事实上，这里指的是太阳、少阴，它们能够调治水气。根据病症的位置，刺这几个穴位，就能把水气调整过来。所以说，古人治病，是抓住问题的根本，然后用针刺进行刺激，恢复生命的功能。膀胱和肾的功能一恢复，水气就运转起来了。张仲景的疗法是，膀胱经用五苓散，少阴经用真武汤。两个方子相合，水肿一定消除；然后再配合使用一些调治阳明的药物，土克水，肿就降下去了。这些都可统合于脏腑思想里。

灸寒热之法，先灸项大椎，以年为壮数；次灸橛骨，以年为壮数。视背俞陷者灸之，举臂肩上陷者灸之，两季胁之间灸之，外踝上绝骨之端灸之，足小指次指间灸之，腨下陷脉灸之，外踝后灸之。缺盆骨上切之坚痛如筋者灸之，膺中陷骨间灸之，掌束骨下灸之，脐下关元三寸灸之，毛际动脉灸之，膝下三寸分间灸之，足阳明跗上动脉灸之，巅上一灸之。犬所啮之处灸之，三壮，即以犬伤病法灸之。

凡当灸二十九处。

伤食灸之，不已者，必视其经之过于阳者，数刺其俞而药之。

治疗寒热病，首先用扶阳、大椎穴，然后用长强穴，并且根据患者年龄来确定灸多少下。这样一来，督脉基本上就打开了。病人趴在那里，你看他的背部，哪里凹陷则哪里虚，之后就要补，整条督脉就打开。先治两头，再把中间凹陷的地方补起来。整条督脉是诸阳之海，用灸不用刺，起到扶阳的效果；再治两侧，把手臂举起来，凹陷下去的奇门、京门那些穴位也要灸。然后再灸少阳经的穴位。"足小指次指间（足临泣）灸之，腨下陷脉灸之。"简单地说，首先扶阳，然后看寒热，再看哪里痛。灸关元的目的是把元气调动起来，温热气轮。还可以用艾灸足三里、气冲穴等，最后灸百会，把阳气提上来，就可以把寒气、热气排出去。被狗咬，就灸那个被咬的地方"三壮"，气血一到，就可以把病菌杀掉；疱疹也用此法。如果病人是伤食的症状，阳过盛了，则先刺，再用药，最后灸。

水热穴论篇第六十一

黄帝问曰：少阴何以主肾？肾何以主水？

岐伯对曰：肾者，至阴也；至阴者，盛水也。肺者，太阴也；少阴者，冬脉也。故其本在肾，其末在肺，皆积水也。

帝曰：肾何以能聚水而生病？

岐伯曰：肾者，胃之关也。关闭不利，故聚水而从其类也。上下溢于皮肤，故为胕肿。胕肿者，聚水而生病也。

帝曰：诸水皆生于肾乎？

岐伯曰：肾者，牝脏也，地气上者属于肾，而生水液也，故曰至阴，勇而劳甚，则肾汗出，肾汗出逢于风，内不得入于脏腑，外不得越于皮肤，客于玄府，行于皮里，传为胕肿，本之于肾，名曰风水。所谓玄府者，汗空也。

帝曰：水俞五十七处者，是何主也？

岐伯曰：肾俞五十七穴，积阴之所聚也，水所从出入也。尻上五行、行五者，此肾俞。故水病下为胕肿大腹，上为喘呼不得卧者，标本俱病，故肺为喘呼，肾为水肿。肺为逆不得卧，分为相输俱受者，水气之所留也。伏菟上各二行，行五者，此肾之街也，三阴之所交结于脚也。踝上各一行、行六者，此肾脉之下行也，名曰太冲。凡五十七穴者，皆脏之阴络，水之所客也。

这一篇是解释上一篇的。我们人体饮用的水，都由肾来掌控。

水以肾为本，以膀胱为辅。气化之水肯定要从汗毛孔出来；肺主皮毛，毛孔可以呼吸，就像青蛙呼吸用的是表皮。我们的皮肤可以与天地交流。肺主治节。肺就是通过鼻子与二十四气相通，调节人体气机的。

帝曰：春取络脉分肉，何也？

岐伯曰：春者木始治，肝气始生。肝气急，其风疾。经脉常深，其气少，不能深入，故取络脉分肉间。

帝曰：夏取盛经分腠，何也？

岐伯曰：夏者火始治，心气始长，脉瘦气弱，阳气留溢，热熏分腠，内至于经，故取盛经分腠，绝肤而病去者，邪居浅也。所谓盛经者，阳脉也。

帝曰：秋取经俞，何也？

岐伯曰：秋者金始治，肺将收杀，金将胜火，阳气在合，阴气初胜，湿气及体阴气未盛，未能深入，故取俞以泻阴邪，取合以虚阳邪。阳气始衰，故取于合。

帝曰：冬取井荥，何也？

岐伯曰：冬者，水始治，肾方闭，阳气衰少，阴气坚盛，巨阳伏沉，阳脉乃去，故取井以下阴逆，取荥以实阳气。故曰：冬取井荥，春不鼽衄。此之谓也。

这一段讲了春夏秋冬的针刺方法。万物不外乎升降出入！我们把身体分成皮毛和骨头，一表一里，中间是肌肉和经脉。皮毛的气往上走，从骨头里的骨气开始往外行，就好像春天的气息往上走一般。气走到筋，就到肝了，然后再走到皮毛，就到了夏天。所以，阳气聚到皮毛的时候是夏天；从秋天开始，气就往里收，往肉那个层面迈进；到了冬天，气就到了骨头。就是这么一个循环。其实这个循环还是按照升降出入的方式进行的，所以在针刺的时候要注意这些。如果冬天刮痧，把气泻出来，就不太合适，是为逆天道而行。本来，春秋是要补的，春夏养阳，要排泄，让气升上去，秋冬要沉潜，要养阴。所以针刺要与这个规律同步，于春夏秋冬时遵循升降出入的原则诊断施治。

帝曰：夫子言治热病五十九俞，余论其意，未能领别其处，愿闻其处，因闻其意。

岐伯曰：头上五行、行五者，以越诸阳之热逆也。大杼、膺俞、缺盆、背俞，此八者，以泻胸中之热也。气街、三里、巨虚上下廉，此八者，以泻胃中之热也。云门、髃骨、委中、髓空，此八者，以泻四肢之热也。五脏俞傍五，此十者，以泻五脏之热也。凡此五十九穴者，皆热之左右也。

帝曰：人伤于寒而传为热，何也？

岐伯曰：夫寒盛则生热也。

这一篇在讲热病怎么治疗。通俗地说，热病就是发烧。治疗时，首先要辨别热在哪里。如果摸脉发现病人的内面发热，那就是手厥阴，说明热从胸中来；如果是外面发热，则说明热来自手三焦。刚才提到，治寒病是以灸为主，现在治热病则要用针——热要泻！将热从59个穴位里泻出来。我们知道，"寒从脚下起，热从头上来"，所以热先侵犯头部。"头上五行、行五者"，刚刚讲水也提到五行，现在这个火是头上的火。所以，病人发烧时，要先把他头上的热清掉，免得脑子被烧坏。如果小孩子发烧被烧死了，那么肯定是脑部烧坏了，因此我们要记住，发烧时先清脑热。脑热得通过五行来清。督脉在头部中间有5个穴位，这5个穴又各取5个穴，则变成了25个穴位，旁边两排是少阳。先从这25个穴位开始，把头脑的热泻出来。"头为父精"，必须清凉，所以脑部要清凉，必须把热从脑部泻出来。所以，头上热了就叫作"逆"；肚子寒也是"逆"，肚子本来应该是温的。肚子不温，头脑不清，就是阴阳颠倒！泻完头上的热以后，《黄帝内经》开始教我们怎么泻胸中的热。如果热是从胸中来的，就从大杼穴开始，通过大椎旁边的穴位，膺俞、缺盆、背俞，一路过来，每边4个穴位，总共8个穴位，把胸中的热泻掉。有些小孩儿是胃热导致的发烧，比如伤食，过多的牛奶留在胃里导致发热。这就要通过气街、三里、巨虚、上下廉，每边4个穴位，共8个穴位，把胃中的热泻掉。我们说，如果"四海"——髓海、血海、气海、水谷之海的热都被泻掉的话，"冲脉乃至阴之会"，它就不必再泻热了。再下来是四肢。事实上，气海和胃海还要配合五脏在膀胱经上的穴位，每边5个，合起来10个；加上泻四肢之热的穴位，每一肢5个，共20个。这30个穴位加上前面的25个穴位，就是55个穴位。运用好这些穴位，热就可以被泻掉。为什么伤寒反而会发烧呢？因为伤寒太过就会生热，事实上是因为毛孔闭阻，热排不出去，导致内郁发热。对于这种症状，张仲景会用开毛窍排汗的麻黄汤。但是当内热传到阳明的时候就不能用麻黄汤了，因为是腑热，所以得用大小承气汤。总结这一篇的内容，水肿可通过太阳经和少阴经来治疗。寒用灸，热用针。这已被前人检验过无数次，百试百灵！

调经论篇第六十二

黄帝问曰：余闻《刺法》言，有余泻之，不足补之。何谓有余？何谓不足？

岐伯对曰：有余有五，不足亦有五，帝欲何问？

帝曰：愿尽闻之。

岐伯曰：神有余，有不足；气有余，有不足；血有余，有不足；形有余，有不足；志有余，有不足。凡此十者，其气不等也。

帝曰：人有精气、津液、四肢、九窍、五脏十六部，三百六十五节，乃生百病。百病之生，皆有虚实。今夫子乃言有余有五，不足亦有五，何以生之乎？

这一篇调经论事实上在讲经脉的重要。调经就可以治病。但西方医学是无法调经的，他们甚至连经脉在哪里都不知道。经络学说是中医的特色。为什么调经能治病呢？因为调经就是泻与补。生命由神、气、血、形、志这五种东西组成，其不足或有余都会让人生病。神、气、血、形、志，调来调去，其实调的就是气血。实则泻之，虚则补之，就用这两种方法来调气血。那么，岐伯是怎么从人体的那么多东西中总结出神、气、血、形、志这五大要素的呢？

岐伯曰：皆生于五脏也。夫心藏神，肺藏气，肝藏血，脾藏肉，肾藏志，而此成形。志意通，内连骨髓而成身形五脏。

五脏之道，皆出于经隧，以行血气。血气不和，百病乃变化而生，是故守经隧焉。

神、气、血、形、志都是从五脏来的呀！"心藏神，肺藏气，肝藏血，脾藏肉，肾藏志，而此成形。"五种无形的东西生化出有形的东西。这个五脏我们前面讲过了，前有心，后有肾，左有肝，右有肺，中有"父母"阴阳相抱，以脾为使，以胃为市。刚才我们又说，天一生水、地二生火、天三生木、地四生金，肺和胃都是后天的。所以说，《河图》从胚胎的角度来说也是适用的——连释迦牟尼的《入胎经》都逃不出《河图》。

生命因五脏而成形，"志意通，内连骨髓而成身形五脏"。由五脏的相互交流产生了有形的生命，按照"天一生水，地二生火"的顺序而形成。生命在形成的过程中是有通道的，这些通道就是经脉。生命中无形物与有形物交合的过程产生了五脏六腑。脏腑是互为表里的，其中有经脉相连，所以经脉其实是气血的通道。"五脏之道，皆出于经隧，以行血气。血气不和，百病乃变化而生"，所以"守经隧"，调理经脉，能治百病。阅读《黄帝内经》这样的经典，不能急躁，要细细品读，"读书百遍，其义自见"。在《黄帝内经》的不同版本中，"藏"与"脏"总是混用。

帝曰：神有余不足何如？

岐伯曰：神有余则笑不休，神不足则悲。血气未并，五脏安定，邪客于形，洒淅起于毫毛，未入于经络也。故命曰神之微。

帝曰：补泻奈何？

岐伯曰：神有余，则泻其小络之脉出血，勿之深斥，无中其大经，神气乃平。神不足者，视其虚络，按而致之，刺而利之，无出其血，无泄其气，以通其经，神气乃平。

接下来，开始具体地讲神、气、血、形、志的有余和不足应该怎么用经络调节。实则泻之，虚则补之，但虚实的手法很讲究，要配合呼吸、按压、摇转乃至放血，等等。岐伯先讲神，调神也是调气血。如果有邪气进来，伤到了表，神也会不舒服，所以必须把邪气拔出来。补的时候要配合按摩的手法，比如四肢有寒气，可以先叩打按摩，让气血到四肢，使寒气通出去再刺。刺的时候，针下会有气感，等发热的时候再出针。出针的时候用手按住，不让气出来，这叫作"烧山火"。如果要泻，出针的时候就不要按，这叫"透天凉"。这里讲的是手法，但一般人看不懂。"烧山火"和"透天凉"这两个手法很重要；当然，还要配合呼吸。

帝曰：刺微奈何？

岐伯曰：按摩勿释，著针勿斥，移气于不足，神气乃得复。

帝曰：善。气有余不足奈何？

岐伯曰：气有余则喘咳上气，不足则息利少气。血气未并，五脏安定，皮肤微病，命曰白气微泄。

帝曰：补泻奈何？

岐伯曰：气有余，则泻其经隧，无伤其经，无出其血，无泄其气。不足，则补其经隧，无出其气。

帝曰：刺微奈何？

岐伯曰：按摩勿释，出针视之，曰：我将深之，适人必革，精气自伏，邪气散乱，无所休息，气泄腠理，真气乃相得。

接下来讲气。气不足或有余分别是怎样的情况呢？我们知道，气属肺。"气有余则喘咳上气，不足则息利少气。血气未并，五脏安定，皮肤微病，命曰白气微泄。"病到身凉。"取分肉间，无中其经，无伤其络，卫气得复，邪气乃索。"刚才讲的是络，现在讲的是经。络浅表一些，经则深一点。夏天是火；心属火，心藏神。接下来说的是气，属肺，主收敛，从身体的角度讲，就是从络到经了。这里重复讲了一遍，还是按照原来虚实补泻的手法，让"真气相得"。

帝曰：善。血有余不足奈何？

岐伯曰：血有余则怒，不足则恐。血气未并，五脏安定，孙络外溢，则络有留血。

帝曰：补泻奈何？

岐伯曰：血有余，则泻其盛经，出其血；不足，则补其虚经。内针其脉中，久留而视。脉大，疾出其针，无令血泄。

帝曰：刺留血奈何？

岐伯曰：视其血络，刺出其血，无令恶血得入于经，以成其疾。

接下来讲到血。肝藏血，肝属木。"血有余则怒，不足则恐。血气未并，五脏安定，孙络外溢，则络有留血。"血气盛的时候都到肝那里去了。肝对应春天。这里讲络里的血，刚才讲的是卫气营血。

帝曰：善。形有余不足奈何？

岐伯曰：形有余则腹胀，泾溲不利，不足则四肢不用。血气未并，五脏安定，肌肉蠕动，命曰微风。

帝曰：补泻奈何？

岐伯曰：形有余则泻其阳经，不足则补其阳络。

帝曰：刺微奈何？

岐伯曰：取分肉间，无中其经，无伤其络，卫气得复，邪气乃索。

这里讲的是形，其实就是脾、肚子。"形有余则泻其阳经，不足则补其阳络。"取肉与肉之间交会的地方，"无中其经，无伤其络，卫气得复，邪气乃索"。

帝曰：善。志有余不足奈何？

岐伯曰：志有余则腹胀飧泄，不足则厥。血气未并，五脏安定，骨节有动。

帝曰：补泻奈何？

岐伯曰：志有余则泻然筋血者，不足则补其复溜。

帝曰：刺未并奈何？

岐伯曰：即取之，无中其经，以去其邪，乃能立虚。

接下来讲志，也就是讲肾，因为肾主水。"志有余则腹胀飧泄，不足则厥。血气未并，五脏安定，骨节有动……志有余则泻然筋血者，不足则补其复溜。"这个穴位在内踝上，即太溪上两寸。"即取之，无中其经，以去其邪，乃能立虚"，一次就把五个东西全部说了。关于"刺气血"，"升"就是补，先是皮毛，深入一点的是精髓。虚是气血变化导致的。

帝曰：善。余已闻虚实之形，不知其何以生？

岐伯曰：气血以并，阴阳相倾，气乱于卫，血逆于经。血气离居，一实一虚。血并于阴，气并于阳，故为惊狂。血并于阳，气并于阴，乃为炅中。血并于上，气并于下，心烦惋善怒。血并于下，气并于上，乱而喜忘。

帝曰：血并于阴，气并于阳，如是血气离居，何者为实？何者为虚？

岐伯曰：血气者，喜温而恶寒。寒则泣不能流，温则消而去之，是故气之所并为血虚，血之所并为气虚。

帝曰：人之所有者，血与气耳。今夫子乃言血并为虚，气并为虚，是无实乎？

岐伯曰：有者为实，无者为虚，故气并则无血，血并则无气。今血与气相失，故为虚焉。络之与孙脉俱输于经。血与气并，则为实焉。血之与气并走于上，则为大厥，厥则暴死；气复反则生，不反则死。

这里是讲气血的分离。阴阳不调，人就会生病。气和血表示阴阳。血为阴，气为阳。打个比方，人为什么会惊狂？就是因为气在头、血在腹，阳上加阳，人自然惊狂发热；"血并于阳，气并于阴"，人自然会烦热。"血并于上，气并于下"，则为脑充血。"血并阳"，往头上走，气往下走，那么肯定会心烦善怒，容易得中风。"血并于上，气并于下"，血不养脑，这个人就容易脑缺氧、善忘。这些都说明，生病是气血乱导致的。为什么会这样呢？不外乎三个原因：内因是情志，比如人生气时气血往外走；外因是人受了风寒暑湿燥热等邪气；第三个原因是饮食失节。病就来自这三个方面，外为六淫邪气，内为情志、饮食、阴阳，不外乎气血产生的虚实之病。先讲"外淫"，得之，"虚则喜按，实则拒按"；然后讲"内伤"，比如人生气时，气往上逆，下面就会虚掉，所谓"怒发冲冠"，中风就是这种情况的实证。我曾经治疗过一个中风病人，舌下打结，给他放了舌下"金津玉液"的血。另外有一个病人已经昏迷得不省人事了，太阳穴经脉凸出。于是，我便刺他太阳穴的络脉放血。这种方法简单地说就是，哪里凸起就刺哪里。血一放，经络就通了，人就醒过来了，这是依据"实则泻之"的原理。饮食寒气会让气血不得流动，人就会虚。

帝曰：实者何道从来？虚者何道从去？虚实之要，愿闻其故。

岐伯曰：夫阴与阳皆有俞会。阳注于阴，阴满之外，阴阳匀平，以充其形，九候若一，命曰平人。夫邪之生也，或生于阴，或生于阳。其生于阳者，得之风雨寒暑；其生于阴者，得之饮食居处，阴阳喜怒。

这里讲阴阳。如果消耗过度，人也会虚；如果加上外有风寒暑湿，内外邪气夹杂在一起，人扛不住了，就会导致"阴阳相交"。这些病的病因不外乎上述这些东西。阳从外得，阴从内得，"阴阳匀平"，"命曰平人"。

帝曰：风雨之伤人奈何？

岐伯曰：风雨之伤人也，先客于皮肤，传入于孙脉；孙脉满则传入于络脉；络脉满则输于大经脉。血气与邪并客于分腠之间，其脉坚大，故曰实。实者，外坚充满，不可按之，按之则痛。

这是风雨传变伤人的规律。

帝曰：寒湿之伤人奈何？

岐伯曰：寒湿之中人也，皮肤收，肌肉坚紧，荣血泣，卫气去，故曰虚。虚者，聂辟气不足，按之则气足以温之，故快然而不痛。

这是讲寒湿中人的原理。

帝曰：善。阴之生实奈何？

岐伯曰：喜怒不节，则阴气上逆，上逆则下虚，下虚则阳气走之，故曰实矣。

帝曰：阴之生虚奈何？

岐伯曰：喜则气下，悲则气消，消则脉虚空。因寒饮食，寒气熏满，则血泣气去，故曰虚矣。

悲消，暗耗血气，则虚；怒则气上，则实。

帝曰：经言，阳虚则外寒，阴虚则内热，阳盛则外热，阴盛则内寒，余已闻之矣，不知其所由然也。

岐伯曰：阳受气于上焦，以温皮肤分肉之间。今寒气在外，则上焦不通；上焦不通，则寒气独留于外，故寒栗。

帝曰：阴虚生内热奈何？

岐伯曰：有所劳倦，形气衰少，谷气不盛，上焦不行，下脘不通。胃气热，热气熏胸中，故内热。

阳虚，卫气不能固表；阴虚，水谷不行，郁而成热。

帝曰：阳盛生外热奈何？

岐伯曰：上焦不通利，则皮肤致密，腠理闭塞，玄府不通，卫气不得泄越，故外热。

帝曰：阴盛生内寒奈何？

岐伯曰：厥气上逆，寒气积于胸中而不泻。不泻，则温气去，寒独留，则血凝泣；凝则脉不通，其脉盛大以涩，故中寒。

阳盛，外寒闭塞毛窍，卫气不得泻，导致发热。阴盛，寒气积于胸中，温气去，寒气留，血液凝泣，则内寒。

帝曰：阴与阳并，血气以并，病形以成，刺之奈何？

岐伯曰：刺此者取之经隧，取血于营，取气于卫，用形哉，因四时多少高下。

帝曰：血气以并，病形以成，阴阳相倾，补泻奈何？

岐伯曰：泻实者，气盛乃内针，针与气俱内，以开其门，如利其户，针与气俱出，精气不伤，邪气乃下，外门不闭，以出其疾，摇大其道，如利其路，是谓大泻，必切而出，大气乃屈。

这是在讲泄法。

帝曰：补虚奈何？

岐伯曰：持针勿置，以定其意，候呼内针，气出针入，针空四塞，精无从去，方实而疾出针。气入针出，热不得还，闭塞其门，邪气布散，精气乃得存。动气候时，近气不失，远气乃来，是谓追之。

这是在讲补法。

帝曰：夫子言虚实者有十，生于五脏，五脏五脉耳。夫十二经脉皆生其病，今夫子独言五脏。夫十二经脉者，皆络三百六十五节，节有病必被经脉；经脉之病，皆有虚实，何以合之？

岐伯曰：五脏者，故得六腑与为表里。经络支节，各生虚实，其病所居，随而调之。

病在脉，调之血；病在血，调之络；病在气，调之卫；病在肉，调之分肉；病在筋，调之筋；病在骨，调之骨。燔针劫刺其下及与急者。病在骨，焠针药熨；病不知所痛，两跷为上。身形有痛，九候莫病，则缪刺之；痛在于左而右脉病者，巨刺之。必谨察其九候，针道备矣。

这里讲针法。气出的时候进针，不让气在经脉里到处跑；发热时即出针，就是刚才说的"烧山火"的针法。但是，用针久了，病人会烦，所以要立刻出针，并用左手按住针刺的部位，同时谨记出针时让病人吸气，这样就能把他的气闭住，不让其外泄，防止热量跑出来。热是因为得气，气从外面进来；泄则相反。六腑其实归五脏统管。不同的病症要用不同的手法、不同的工具进行治疗。此处的"燔针"讲的是病在骨，要焠针、要烫。"焠针"就是拿布来把针擦热，用药来煮，再用纱布包起来；这样一来，针一靠近要治疗的地方就会发烫，特别有效。这种方法治疗那种很痛的"乌头"特别有效，症状很快就会消失。如果不知道病在哪里，就直接治疗病人的阴窍、阳窍，"呻吟则髎有病，刺之"。"缪刺"是刺尾闾的5个穴位；"巨刺"是刺经骨缝的郄穴，要摸"九候"才能知道病在哪里，才能懂得怎么治疗。在《黄帝内经》里，经很重要，这也是张仲景根据六经来治病的原因。我现在讲个案例。当年，北京附近的一个城市有一座化工厂发生了废气泄漏，厂里的工人和技术员全部中毒了。北京市政府知道消息后，派了一批西医过去，却无从下手。因为在他们的认知范围内，没有对症的解药，只能简单地消炎、输液以维持伤员的生命，但却一直退不了烧。此时，经方大师刘渡舟正在附近给一个中医团体讲课。刘渡舟先生知道了这件事以后，就带着他的学生前去义诊。郝万山当时提议用生甘草水和绿豆汤来解毒。刘渡舟先生并不吱声。到了现场，只见工人们个个头晕、呕吐。刘先生通过脉证，嘱予小柴胡汤；按胸下痛，嘱予小陷胸汤。两方合用，不到一小时工人们就好了。大家都很好奇，刚才刘渡舟先生对郝万山说了什么。这就是经方的魅力！人体有一定的修复能力，但修复不过来时就需要借助经方，把人体的机能调节回来。所以，中医调理的是我们的经脉、我们的五脏，调理的是我们生命本来就有的自我修复功能。我们中医不管具体是什么毒素引起的中毒，只管把生命功能调节复原，是地地道道地以人为本！针刺、用药、按摩、祝由、调风水，等等，只要能把生命机能修复就可以——这就是"神转不回，回则不转，天人合一"！

缪刺论篇第六十三

黄帝问曰：余闻缪刺，未得其意。何谓缪刺？

"缪刺"和一般的针刺有差别，事实上是放血疗法，而且针很细。"缪"的反义词是巨大的"巨"。现在人做了一种巨大的针；古代中医的"九针"中的巨针大概长 15 厘米，现代的巨针有 50 多厘米，治疗中风效果很好。事实上巨针主要用来刺经脉，几个穴位一针就刺穿了。巨针有它的长处；"缪刺"就是稍稍放一点血，主要是刺络脉，而不是刺经脉。黄帝听到"缪刺"，不知道是什么意思，岐伯就开始讲给他听。

岐伯对曰：夫邪之客于形也，必先舍于皮毛，留而不去，入舍于孙脉；留而不去，入舍于络脉；留而不去，入舍于经脉。内连五脏，散于肠胃，阴阳俱感，五脏乃伤。此邪之从皮毛而入，极于五脏之次也，如此则治其经焉。今邪客于皮毛，入舍于孙络，留而不去，闭塞不通，不得入于经，流溢于大络，而生奇病也。夫邪客大络者，左注右，右注左，上下左右与经相干，而布于四末。其气无常处，不入于经俞，命曰缪刺。

邪气首先进入皮毛，再深入进去就到孙脉了；孙脉再深入进去，就到了络脉；留在络脉不走，才会进入经脉。经脉是连着五脏六腑的，所以邪气从经脉深入进去就到五脏六腑了。进入脏腑以后，就是"阴阳俱感,五脏乃伤。此邪之从皮毛而入,极于五脏之次也,如此则治其经焉"。这种情况只能通过调经进行治疗,所以"调经论篇"里讲,经是连着皮肤脏腑的,所以经可以调脏腑。如果病邪还没有进入经,"今邪客于皮毛,入舍于孙络,留而不去,闭塞不通,不得入于经,流溢于大络,而生奇病也"。如果邪气只是在络脉里游走,不像邪气进入正经里的那种病,则称之为"奇病"——摸脉时好像没什么病,但病人就是身体不舒服,比如"三部九候"的脉摸起来都没什么问题,但就是头痛。这一类的病属于奇病,而不是正经的病,此时就要使用"缪刺"了。

"夫邪客大络者,左注右,右注左,上下左右与经相干,而布于四末。其气无常处,不入于经俞,命曰缪刺。"邪气客于皮肤,毛细血管堵塞了人就会难受,可以通过毛细血管放血把邪气放出来。

帝曰:愿闻缪刺,以左取右,以右取左,奈何?其与巨刺何以别之?

岐伯曰:邪客于经,左盛则右病,右盛则左病,亦有移易者,左痛未已而右脉先病。如此者,必巨刺之,必中其经,非络脉也。故络病者,其痛与经脉缪处,故命曰缪刺。

帝曰:愿闻缪刺奈何?取之何如?

这里说到"缪刺"。"巨刺"是用很长的针,而"缪刺"用短针就可以——相当于现在的毫针,一寸左右的针——轻轻一弹,刺出绿豆大的一点血就可以了。"邪客于经,左盛则右病,右盛则左病,亦有移易者,左痛未已而右脉先病。如此者,必巨刺之。""巨刺"用于经病。经病是什么呢?由于血旺的时候气往往会不足,所以左病反而在右面;反过来,气旺的时候左边就会生病。因为左边主血、右边主气,气血本来就是一体的,所以我们调经的时候也是通过左右来调节的,左病右治、右病左治、上病下治、下病上治。"巨刺"

也是这么刺，"必中其经，非络脉也"。气血病的时候不刺络脉，因为病人是整体的阴阳不和、偏颇，所以要用"巨刺"。那么如果是络脉的病呢？痛不在经上，而在皮毛脉络里，哪里堵哪里痛，根本没有常处，不按照经脉来。如果我们要消除这种疼痛，就要用缪刺。现在有很多中医专家在争论什么是缪刺，事实上《黄帝内经》已经把缪刺讲得很清楚了，没有什么可争论的。

岐伯曰：邪客于足少阴之络，令人卒心痛，暴胀，胸胁支满。无积者，刺然骨之前出血，如食顷而已；不已，左取右，右取左。病新发者，取五日，已。

这里的治疗还是按照六经来辨证，因为人体是按照六经来划分区域的，所以要按照这个坐标系来论述。

此处的"然骨"是一个穴位，在肾经，在脚。"如食顷而已"，吃一顿饭的时间就好了。"不已，左取右，右取左。病新发者，取五日，已。"需要五天的时间。很多奇病就是要放血治疗。

邪客于手少阳之络，令人喉痹、舌卷、口干、心烦、臂外廉痛，手不及头。刺手小指、次指、爪甲上，去端如韭叶各一痏，壮者立已，老者有顷已。左取右，右取左，此新病，数日已。

这里讲的是少阳经的中冲穴，就是井穴。我们的经脉发源于十个手指和十个脚趾。每条经脉里都有一个穴位，叫作"井穴"，是经脉的源头，放血时就刺这个穴位。哪条经有病，就找它的井穴，刺下去一放血就好。后面讲的全是这个道理。《黄帝内经》是一条经一条经地讲。手少阳从手的无名指指头开始；"小指、次指、爪甲上"，就是中冲穴。选好穴位，针刺一回放一次血，就像用灸一样。

邪客于足厥阴之络，令人卒疝暴痛。刺足大指爪甲上，与肉交者各一痏，男子立已，女子有顷已。左取右，右取左。

　　足厥阴病的治疗方法与前类似，"刺足大指爪甲上，与肉交者各一痏，男子立已，女子有顷已"，女子要慢一点才好。这就是井穴的治疗方法。

　　邪客于足太阳之络，令人头项肩痛，刺足小指爪甲上与肉交者，各一痏，立已。不已，刺外踝下三痏，左取右，右取左，如食顷已。

　　"邪客于足太阳之络，令人头项肩痛，刺足小指爪甲上与肉交者"，就是至阴穴。"各一痏，立已。不已，刺外踝下三痏"，这里说的是申脉穴，"左取右，右取左，如食顷已"。

　　邪客于手阳明之络，令人气满胸中，喘息而支胠，胸中热。刺手大指、次指、爪甲上，去端如韭叶，各一痏，左取右，右取左，如食顷已。

　　邪客于臂掌之间，不可得屈。刺其踝后，先以指按之痛，乃刺之，以月死生为数。月生一日一痏，二日二痏，十五日十五痏，十六日十四痏。

　　邪客于足阳跷之脉，令人目痛，从内眦始。刺外踝之下半寸所各二痏，左刺右，右刺左，如行十里顷而已。

　　人有所堕坠，恶血留内，腹中满胀，不得前后。先饮利药，此上伤厥阴之脉，下伤少阴之络。刺足内踝之下，然骨之前，血脉出血，刺足跗上动脉。不已，刺三毛上各一痏，见血立已，左刺右，右刺左。善悲惊不乐，刺如右方。

　　这里说的是有瘀血，先饮活血化瘀的药。"此上伤厥阴之脉，下伤少阴之络"，所以要刺足内踝之下，"然骨之前，血脉出血"，然后再刺足跗上动脉，就是冲阳穴，一个少阴、一个阳明。"不已，刺三毛上各一痏。""三毛"是脚大趾上长的几根毛，事实上这里是说病再不好就刺"三毛"这个地方，属于厥阴脉。"见血立已，左刺右，右刺左"，都是放血疗法，根据伤到哪条经络、瘀血在哪里，或者邪气藏在那条经脉上，就去找相应的穴脉或络脉针刺放血。一放血就好了！所以叫作"奇病"。如果根本不知道是什么病，怎么治都治不好，吃什么药都没用，但是一放血就好，这就是"奇病"。这一段说的是治"奇病"的方法。

邪客于手阳明之络，令人耳聋，时不闻音，刺手大指、次指、爪甲上，去端如韭叶各一痏，立闻；不已，刺中指爪甲上与肉交者，立闻；其不时闻者，不可刺也。耳中生风者，亦刺之如此数，左刺右，右刺左。

手阳明与手太阴相表里。"大指"就是手太阴肺经的井穴少商。这个穴位一放血，耳聋的病人马上就听得见。有时候有些人怎么都听不见，其实是受寒了，邪气侵扰手太阴肺经。这时候其实很简单，在这条经脉的井穴放血，病人立即就能听见。《黄帝内经》太厉害了，一下子就把这种聋病搞定了。"不已，刺中指爪甲上与肉交者，立闻；其不时闻者，不可刺也。"一会儿听得到、一会儿听不到是不可以针刺的。"耳中生风者，亦刺之如此数。"耳朵里嗡嗡响的也是一样，也是这些问题，通过手阳明和手太阴的两个井穴就可以搞定。你看古人的方法多神呀！"耳中生风"分很多种，有的人听到嗡嗡声，有的人听到鸣鸣声，有的像鼓声，有的像铃声，这是因为经络不同。如果是尖尖的声音，那么肯定是胆经；像鼓声那种很沉的声音肯定是肾经。我们对经络要有研究。

凡痹往来，行无常处者，在分肉间痛而刺之，以月死生为数。用针者，随气盛衰，以为痏数，针过其日数则脱气，不及日数则气不泻，左刺右，右刺左。病已，止；不已，复刺之如法。月生一日一痏，二日二痏，渐多之；十五日十五痏，十六日十四痏，渐少之。

痹是一会儿这个地方，一会儿又跑到另一个地方，没有常处。"在分肉间痛而刺之。"痛是什么意思？就是阿是穴，哪个地方痛就取哪里，找那个地方的分肉间，刺之。针刺的次数也很讲究，要按日子刺，初一就刺一次，初三就刺三次，十五日刺十五次，十六日以后往下减——十六日刺十四次，慢慢减下来。血和月亮相对应，月亮盈之时血就容易旺盛；月亏之时血就容易弱，这时候不能吃得太饱。这里再次体现了天人合一的思想。

邪客于足阳明之络，令人鼽衄，上齿寒。刺足小指、次指爪甲上与肉交者各一痏，左刺右，右刺左。

邪客于足少阳之络，令人胁痛，不得息，咳而汗出。刺足小指、次指爪甲上与肉交者，各一痏，不得息立已，汗出立止。咳者温衣饮食，一日已。左刺右，右刺左，病立已；不已，复刺如法。邪客于足少阴之络，令人嗌痛，不可内食，无故善怒，气上走贲上。刺足下中央之脉各三痏，凡六刺，立已。左刺右，右刺左。嗌中肿，不能内唾，时不能出唾者，缪刺然骨之前，出血立已。左刺右，右刺左。

"刺足下中央之脉"，就是涌泉。我们脚底中央那个地方的纹理形成一个三角。"各三痏，凡六刺，立已。左刺右，右刺左。嗌中肿，不能内唾，时不能出唾者，刺然骨之前，出血立已。左刺右，右刺左。"这里说的是少阴。有时候喉咙肿痛是因为邪气侵犯少阴，特别是寒气，很容易进去。有时候寒了又热，就开始肿了，扁桃腺发炎，吞东西都吞不下，甚至不能内唾，连吐也吐不出来。这时候就要缪刺然骨之节！咽喉这个地方痛，就要刺脚，上病下治。一刺气就下去了——邪气顺着经络跑。这就是我们中国人发现的生命的奥秘。点刺下面，上面的东西刹那间就跑掉，邪气就不见了，"出血立已"，马上就可以吃东西了。

邪客于足太阴之络，令人腰痛，引少腹控眇，不可以仰息。刺腰尻之解，两胂之上是腰俞，以月死生为痏数。发针立已，左刺右，右刺左。

邪客于足太阳之络，令人拘挛、背急、引胁而痛，内引心而痛刺之从项始，数脊椎侠脊，按疾之应手如痛，刺之傍三痏，立已。

怎么刺呢？从大椎一直往下，直到胸椎那个地方，再到夹脊那一带。先在那一带找到痛点，刺痛点；再到脊柱边，相当于膀胱经，找膀胱经痛的穴位，在痛的穴位上点刺放血。所以《黄帝内经》讲了那么多，不外乎井穴和阿是穴。

邪客于足少阳之络，令人留于枢中痛，髀不可举。刺枢中以毫针，寒则久留针，以月死生为数，立已。

治诸经刺之，所过者不病，则缪刺之。

耳聋，刺手阳明；不已，刺其通脉出耳前者。

齿龋，刺手阳明；不已，刺其脉入齿中，立已。

这里说耳聋就刺手阳明，如果还是听不见就直接刺耳前络脉。有问题肯定会有症状，找到那个反应点。"齿龋，刺手阳明。"牙齿也是一样，有邪气的地方静脉往往会曲张，鼓出来，找到那个地方下针刺之，刺出来的血都不正常。"不已，刺其脉入齿中，立已。"

邪客于五脏之间，其病也，脉引而痛，时来时止。视其病，缪刺之于手足爪甲上。视其脉，出其血，间日一刺；一刺不已，五刺已。

这里是总结。不管是哪一脏，如果有病了，就根据相应的经脉，找到手足爪甲上的井穴来刺。

缪传引上齿，齿唇寒痛，视其手背脉血者去之，足阳明中指爪甲上一痏，手大指、次指爪甲上各一痏，立已，左取右，右取左。

有时候嘴唇和牙齿寒痛，我们可以直接看病人手背经脉曲张的地方，找到反应点去下针点刺。"足阳明中指爪甲上一痏，手大指、次指爪甲上各一痏"，经脉上的井穴要点刺，阿是穴也要点刺。"立已，左取右，右取左。"

邪客于手足少阴、太阴、足阳明之络，此五络皆会于耳中，上络左角，五络俱竭，令人身脉皆动，而形无知也。其状若尸，或曰尸厥。刺其足大指内侧爪甲上，去端如韭叶；后刺足心；后刺足中指爪甲上各一痏；后刺手大指内侧，去端如韭叶；后刺手，少阴锐骨之端，各一痏，立已。不已，以竹管吹其两耳，剃其左角之发方一寸，燔治，饮以美酒一杯；不能饮者，灌之，立已。

这里是说先找相关的井穴放血，再找对应的络脉——十二经有十二络。如果还不好，就以竹管吹其两耳，再剪些病人头上的鬓角头发来烧，烧完以后放在酒里给病人喝。"饮以美酒一杯；不能饮者，灌之"，喝不了就硬灌，立已。"尸厥"，像死尸一样僵硬，这是一种怪病，事实上是因为人体的表层完全被邪气侵入，吃什么药都治不好，怎么治也治不了，放血治疗比较快。这些多数是奇病，一放血就好。

凡刺之数，先视其经脉，切而从之，审其虚实而调之。不调者，经刺之；有痛而经不病者，缪刺之。因视其皮部有血络者，尽取之。此缪刺之数也。

这里的结论是要先辨虚实，摸脉观察"三部九候"有没有问题。如果有问题，即是"不调者"，就要用"经刺"而不是"缪刺"。"有痛而经不病者，缪刺之"，这是正常的奇病。"因视其皮部有血络者"，只要观察到络脉的地方有莫名其妙的反应，比如颜色乌黑或者有青筋暴出，"尽取之。此缪刺之数也"。

四时刺逆从论篇第六十四

厥阴有余，病阴痹；不足，病生热痹；滑则病狐疝风；涩则病少腹积气。

少阴有余，病皮痹隐轸；不足，病肺痹；滑则病肺风疝；涩则病积溲血。

太阴有余，病肉痹，寒中；不足，病脾痹；滑则病脾风疝；涩则病积，心腹时满。

阳明有余，病脉痹，身时热；不足，病心痹；滑则病心风疝；涩则病积，时善惊。

太阳有余，病骨痹身重；不足，病肾痹；滑则病肾风疝；涩则病积，时善巅疾。

少阳有余，病筋痹胁满；不足，病肝痹，滑则病肝风疝；涩则病积，时筋急目痛。

是故春气在经脉，夏气在孙络，长夏气在肌肉，秋气在皮肤，冬气在骨髓中。

这里说了三阴、三阳有余与不足的情况，其中有一处错误，本来是很美的、很有规律的。太阴有余就会"肉痹寒中"，不足就会脾痹，这是太阴。太阴对着阳明，是一阴一阳。阳明有余，就会"脉痹，身时热；不足，病心痹；滑则病心风疝；涩则病积，时善惊"。古人说，心在中间。"厥阴有余，病阴痹；不足，病生热痹；滑则病狐疝风；涩则病少腹积气。"涩就是虚，滑就是太过，一个表示气，一个表示"有余、不足"。事实上，这里应该是少阳，因为少阳主寒热，后面说"少阳有余，病筋痹胁满；不足，病肝痹"，这应该是厥阴，这段经文里厥阴和少阳的内容应该对调，它们其实是一套体系。再看太阳，其实应该是少阴，上面的少阴其实是太阳，这样才能形成一个很完整的体系，而且这个体系很清楚。三阴不足的时候，厥阴肝痹，少阴肾痹，太阴脾痹；有余的时候，厥阴是筋，少阴是骨，太阴是肉。三阳讲寒热，三阴、三阳有区别，所以应该是这样一个模块，前后经文需要调换一下，要不然就丧失了系统的逻辑连贯性和美感；调换以后，一看就很顺。少阳有余的时候是阴痹，不足的时候是热痹，寒热。太阳肯定主表，所以有余则皮痹；太阳连着肺，张仲景讲太阳病与肺有关，所以"不足，则病肺痹；滑则病肺风疝"，这才是张仲景讲三阴三阳的依据。很清楚了！这一段讲太阴、阳明的地方是正确的，把少阴、厥阴的阴阳调换一下位置就很顺了，而且能够对应张仲景的思想。

帝曰：余愿闻其故。

岐伯曰：春者，天气始开，地气始泄，冻解冰释，水行经通，故人气在脉。夏者，经满气溢，入孙络受血，皮肤充实。长夏者，经络皆盛，内溢肌中。秋者，天气始收，腠理闭塞，皮肤引急。冬者盖藏，血气在中，内著骨髓，通于五脏。是故邪气者，常随四时之气血而入客也，至其变化，不可为度，然必从其经气，辟除其邪。除其邪，则乱气不生。

帝曰：逆四时而生乱气奈何？

岐伯曰：春刺络脉，血气外溢，令人少气；春刺肌肉，血气环逆，令人上气；春刺筋骨，血气内著，令人腹胀。

夏刺经脉，血气乃竭，令人解㑊；夏刺肌肉，血气内却，令人善恐；夏刺筋骨，血气上逆，令人善怒。

秋刺经脉，血气上逆，令人善忘；秋刺络脉，气不外行，令人卧，不欲动；秋刺筋骨，血气内散，令人寒栗。

冬刺经脉，血气皆脱，令人目不明；冬刺络脉，内气外泄，留为大痹；冬刺肌肉，阳气竭绝，令人善忘。

凡此四时刺者，大逆之病，不可不从也；反之则生乱气相淫病焉。故刺不知四时之经、病之所生，以从为逆，正气内乱，与精相薄。精气不转，必审九候，正气不乱。

"帝曰：逆四时而生乱气奈何？"这里讲四时。这一篇很适合帮助我们了解张仲景。刚刚我们讲六经的时候，张仲景就是按照这个套路来给《伤寒论》安立结构框架。接下来讲四季，仲景讲"六经欲解"时，"是故春气在经脉，夏气在孙络，长夏气在肌肉，秋气在皮肤，冬气在骨髓中"。春天阳气开始升起时在经脉，夏天到络脉、到表了，长夏就到肌肉了，秋天就开始收入皮肤了，冬天则到骨髓了。所以他讲了一个道理——天人合一——邪气也是跟着天地之气进入身体的。因此，我们扎针要按照时间规律，不能乱刺，要恰到好处。针法太过和不及都会让别人生病。经文讲了天人合一的道理以后，就开始讲针刺的原理了。

"岐伯曰：春刺络脉，血气外溢。"你刺哪里，气血就到哪里，原理就在这里！你刺病人的络脉，春天气血本来是在经脉里的，如果这时气血往络脉走了，就是"外溢"，就会耗气，就是这个道理，"令人少气"。春天气血本来是在经脉的，你让它全部跑到肌肉或者筋骨里去了，是不对的！夏天气血本来是在络脉的，你让它跑到经、筋骨、肌肉里去了肯定不行。这些都是不对的！所以只能在天地四时这个系统里进行针刺。下面的内容都是"如法炮制"的，一看就懂。不按照天地四时的规律来，就是逆天而行；逆天而行就会遭殃。所以"大逆之病不可不从"。看病要讲"标、本"，针刺要讲"逆、从"，顺着天地的"逆从"来施行。不按照天地的气机来针刺，就是错误导引，这就和我们晚上不睡觉一样。所以，"精气不转，必审九候，正气不乱"。逆着来，精气就会内乱。

　　帝曰：善。刺五脏，中心，一日死，其动为噫；中肝，五日死，其动为语；中肺，三日死，其动为咳；中肾，六日死，其动为嚏欠；中脾，十日死，其动为吞。刺伤人五脏必死，其动则依其藏之所变候，知其死也。

　　调经基本上就用针刺。络有三百六十五穴，经也有三百六十五穴。我们前面讲过天人合一的思想。那么你去刺五脏就不得了！刺五脏相当于把五脏搞穿，肯定要死人的。但是现在直接开刀，比针刺还厉害，甚至把肾脏给换了，人也能活过来，说明现在的手术水平是蛮高的。这里说的具体多少天死是一个量化的数字。注意，不能刺五脏，这是扎针的禁忌！同样地，一般来讲尽量不要去开刀，五脏的东西不要割，割的话基本上会死人。

标本病传论篇第六十五

黄帝问曰：病有标本，刺有逆从，奈何？

岐伯对曰：凡刺之方，必别阴阳，前后相应，逆从得施，标本相移，故曰：有其在标而求之于标，有其在本而求之于本，有其在本而求之于标，有其在标而求之于本。故治有取标而得者，有取本而得者，有逆取而得者，有从取而得者。故知逆与从，正行无问；知标本者，万举万当；不知标本，是谓妄行。

这一篇首先讲"标本病传"。标和本是可以相互转化的，是运动的、不是静止的。"黄帝问：病有标本，刺有逆从，奈何？"我们可以用标本的方式来看病。刺是治疗方法，有"逆"和"从"两种治法，即"从治""逆治"。"岐伯对曰：凡刺之方，必别阴阳。"这是说，看病的人要先分清楚表症和里症，是"三阴病"还是"三阳病"。先分阴阳，"前后相应"，然后再"逆从得施"——"逆"是一种泻法，"从"是一种补法——之后"标本相移"。"故曰：有其在标而求之于标，有其在本而求之于本，有其在本而求之于标，有其在标而求之于本。""标本"是什么？打个比方，一棵树的根就是本，上面的树叶就是标。同理，病人的病机是本，病症是标。这样来判断。

你如果要理解经方，就必须理解"标本"，然后才能懂得施治，施治的时候要懂"逆从"。当然，关于"标本"还有很多其他说法，比如有时会说先病的地方叫本，后病的地方叫标，这也是一种说法。

我为什么讲这个病机和病症呢？因为中医的核心就在这里，中医和西医的差异也在这里。不少西医认为病因是本，我刚好在前面讲过一个案例，什么毒我都不懂，但《伤寒论》的方子一用下去病人就好了，所以不一定要按病因来治。中医是以人为本，其厉害就在这里。即使中了什么毒都不知道，但是根据病人的症状就可以找到病机，然后开方，这就是我们经方的打法，很特殊。这种经方的打法关键是找病机，那么这个病机是什么？就是我们身体里的六经，这里面有气机；哪一条经的气机出问题了，其病机就在哪里；然后通过症状我们就可以追溯到病机在哪里。张仲景厉害就厉害在这里！他能根据症状判断病机在哪里，然后根据病机下方，一调理就好了。我们学张仲景的时候如果能结合《黄帝内经》，就会很有味道。抓住病机是本，病症是标，标本之间以本为主；通过标，看到本，然后治本；但是标很急的时候也要治标，所以有时候要标本兼治。就是这样的思维方式。我们为什么佩服张仲景？因为水平很低的人也可以用他的方法。你只要看张仲景的方子，看着看着就会治病了；不懂太多医学知识，慢慢看也会懂。你可以很高深，去研究他为什么这么开方。当你研究完《黄帝内经》，再去看各种汤药的时候，会觉得张仲景还是厉害，其"境深如海"，人人可以学，太厉害了！看病以人为本，以病机为本，关键就是找这个病机。机是从"神机"和"气立"来的——"神机"和"气立"就是升降出入；升降出入和天地四时的运动是同步的，都是运转一圈；当这个圈运转不动的时候人就生病了，病机就出问题了，因为机已经不转了，神就转不了。所以我们说"神转不回，回则不转"，转不动了，不跟着天地跑了，那么就会生病。病机就在那里。

夫阴阳逆从，标本之为道也。小而大，言一而知百病之害；少而多，浅而博，可以言一而知百也。以浅而知深，察近而知远，言标与本，易而勿及。

标本病传论篇第六十五 | 421

"夫阴阳逆从，标本之为道也。"这是核心！这里的"逆从"就是天人合一的那个"逆从"，指的是"顺合天道"时，是太过还是不及，是虚还是实，该泻还是该补，是三阳病还是三阴病……有时候病人有表面症状，很怕冷，事实上里面热极了，这个时候你要看到里面的本，是"反为逆"，要懂得反过来治疗。所以施治时，"有取标而得者，有取本而得者，有逆取而得者，有从取而得者。故知逆与从，正行无问；知标本者，万举万当；不知标本，是谓妄行"。如果不懂得病人的症状，不懂得病机，治疗起来就是乱医！比如那天我们说的病人中毒，你还没弄清病机在哪里，一看到症状直接就用甘草汤，这就不得了！人家那个症状是什么，标在哪里，病机在哪里，都要找出来，然后才能够开方。

　　治反为逆，治得为从。

　　先病而后逆者治其本，先逆而后病者治其本，先寒而后生病者治其本，先病而后生寒者治其本。

　　先热而后生病者治其本，先热而后生中满者治其标。

　　先病而后泄者治其本，先泄而后生他病者治其本。必且调之，乃治其他病。先病而后生中满者治其标，先中满而后烦心者治其本。

　　"标本"要分先后和轻重缓急。比如中满，即满胀，脾胃运转不了，用现代的话来说就是腹水。如果已经中满了，脾胃运转不了，你还不治标，还去治本，就不行了！所以标很急的时候要先治标，比如大出血，肯定要先去止血；这时候你还去找本在哪里，就会死人！这种情况要先治标，因为症状太厉害了，先不要去追寻病机在哪里，应该直接处理症状。"中满"就是一个很厉害的标，所以要先处理它。另外，拉肚子也是一种很厉害的症状，"先病而后泄者治其本，先泄而后生他病者治其本"。拉肚子也很厉害，因为一泄以后肠胃就不行了！你要搞清楚这些东西。我们的胃气太重要了！所以，"先泄而后生他病者治其本。必先调之，乃治其他病"。

人有客气，有固气。小大不利治其标，小大利治其本。病发而有余，本而标之，先治其本，后治其标；病发而不足，标而本之，先治其标，后治其本。谨察间甚，以意调之，间者并行，甚者独行。先小大不利而后生病者，治其本。

有时候两种主症同时出现，"间者并行"，少阳、阳明并病，所以张仲景有合方。"甚者独行"，就是太突出的那个东西独行。这是一种思维方法，这种思维方法很重要。另外，治标的时候基本上都是治疗大小便不利、中满，或者大出血、腹水等症状。就是说，病人的标症太突出，不治就要出大事，不管用何种手段，反正先要把这个标给治了。比如病人大便出不来，发高烧，要第一时间下大承气汤，先把大便排出来再说，然后再治本，否则会烧死人的！基本就是这种治病思路和次序，关键是由标看到本，从症状看出病机。大家慢慢学习，这个太重要了！把这个系统理论学会了，其他都好办。

夫病传者，心病先心痛，一日而咳，三日胁支痛，五日闭塞不通，身痛体重；三日不已，死。冬夜半，夏日中。

这里是讲病机，先讲五脏，然后讲标症。先讲心，"夫病传者，心病先心痛"，火克金，咳；金克木，胁支痛；木克土，"闭塞不通，身痛体重；三日不已，死"，到了冬天夜半水旺的时候人就死了。

肺病喘咳，三日而胁支满痛，一日身重体痛，五日而胀；十日不已，死。冬日入，夏日出。

接着开始讲肺。"肺病喘咳"，金克木，三日而胁支满痛；木克土，"一日身重体痛"；土克水，"五日而胀；十日不已，死。冬日入，夏日出"。所以病是按照五脏相克的方向传变。

肝病头目眩，胁支满，三日体重身痛，五日而胀；三日腰脊少腹痛，胫酸；三日不已，死。冬日入，夏早食。

五脏的病机在传变，本是肝，标是"头目眩，胁支满"。三日木克土，"体重身痛"；五日土克水而胀；三日水克火，"腰脊少腹痛，胫酸；三日不已，死。冬日入，夏早食"，都是按照金木水火土相克的方向传变的。

脾病身痛体重，一日而胀；二日少腹腰脊痛，胫酸；三日背䯏筋痛，小便闭；十日不已，死。冬人定，夏晏食。

"脾病身痛体重，一日而胀"；二日土克水，"少腹腰脊痛，胫酸；三日背䯏筋痛，小便闭；十日不已，死。冬人定，夏晏食"。

肾病少腹腰脊痛，骱酸；三日背䯏筋痛，小便闭；三日腹胀；三日两胁支痛；三日不已，死。冬大晨，夏晏晡。

"肾病少腹腰脊痛，骱酸"；三日水克火，"背䯏筋痛，小便闭；三日腹胀；三日两胁支痛；三日不已，死。冬大晨，夏晏晡"。这里讲完五脏之后，再讲胃和膀胱。

胃病胀满，五日少腹腰脊痛，骱酸；三日背䯏筋痛，小便闭；五日身体重；六日不已，死。冬夜半后，夏日昳。

"胃病胀满"，五日土克水，"少腹腰脊痛，骱酸"；三日水克火，背䯏筋痛，小便闭"；"五日身体重；六日不已，死。冬夜半后，夏日昳"。

膀胱病，小便闭，五日少腹胀，腰脊痛，骺酸；一日腹胀；一日身体痛；二日不已，死。冬鸡鸣，夏下晡。

诸病以次是相传，如是者，皆有死期，不可刺。间一脏止，及至三四脏者，乃可刺也。

这里也是在说，病是按照五行相克的顺序传变。这种情况一般是实症，这时候不能刺，等病机停了、不传了，才可以刺。事实上这里说的是标本的传变，所以张仲景说："见肝之病，知肝传脾，先当实脾。"他认为肝病肯定会导致脾病，所以先把脾给调理了。再比如针刺时，先刺足三里，不让病机往下传。感冒从太阳经下来，一直传到阳明经；把阳明经一针封住，不让病机往内脏里面传，不让它在三阴里传。太过用泻法，不及用补法。

下面开始讲五运六气。"道在于一，神转不回，回则不转。"所以，天人合一是道在推动的！天、地、人合一，合了以后才转动，生命就靠这个转动维持，哪里不转哪里生病，所以只要让它转回去，病就好了。"一失其机"即为病，如果不转了，失掉这个机了，就生病了；病机出现了，病之"本"就出来了，就会有很多症状出现；把它调回来，病就好了。这就是中医的核心。所以，《黄帝内经》总结了一句话——不能天人合一就是病，天人合一就没病；哪个地方不合一，哪个地方就生病。生降出入的气机出问题了，人就生病了。那么，每一个脏器、每一个系统、每一条经络都有它的升降出入，一定是按照五运六气的模式运转的。我们的生命里有一个主气，客气来的时候可能会把我们的主气搞乱，这样一来人就会生病。因此，客容易"变邪"，叫"客邪"，身体里面固有的气叫"固气"。现代科学已经研究发现，生物体内存在着一个生物钟，这个生物钟是固有的，是生命在天地之间长期进化出来的。你从一个地方跑去另一个地方要倒时差。那边的时间和这边的时间有差异，这时候你需要调整生物钟才能和那边的天地相合。这个倒时差的过程是一个不舒服的过程，会生病；调好了病就消失了。如果调不好，转不下去了，就是"变失气机"———失气机就生病。因此，生命就是一台天人合一的机器。这个机器在转动，需要经常调整。至于怎么调，方法有很多。可以用针刺，可以用药，以及运动、练功、导引按摩……种种方法都可以把病机调回来。养生就是培养身体里的那股正气。正气越强，气机就越容易转动；正气如果弱了，随便一点风吹草动病就出来了。实际上，人在婴儿的时候正气最强；年纪越大，正气耗得越多，最后正气不足了，外强中干。身体靠的是那股柔和的生命之气，养的就是那股气，而不是刚强之气！我们要慢慢总结，根据这些学过的东西琢磨天人合一的道理，琢磨怎样增强自己内在的元气。养生的核心就是养元气，不管你用什么方法！运动不一定是好事，如果运动过量就会伤害生命；但是如果阳气不足，不运动也不行，气机会跟不上！所以要根据实际情况而行。

第五章

内经与科技

述　道

　　《黄帝内经》的最后一部分广述"五运六气""八卦甲子""阴阳干支""天文历法""九宫八风""节候岁时"等内容。全经共有 17 篇讲五运六气，主要论述"运"和"气"，以及天干、地支的推演，等等。这些内容其实属于中国古代的科学技术范畴，是古人对天地自然的客观认识，借助现代科学的语言，今人也不难理解。我们在讲解这一部分时，并没有进行逐篇解读。因为五运六气的推演过于繁琐复杂，现在也有专门的软件可直接用于推算；我们在内经中简择了数篇与五运六气相关的具有代表性的章节，从总体理论和实际运用的角度进行概说式介绍，力图用简明易了的解说方法方便读者把握这部分内容。我们生活在地球上，太阳和月亮对人的影响很关键，按《黄帝阴符经》的说法，"日月有数，大小有定，圣功生焉，神明出焉"。我们今天可以从太阳、月亮和地球的角度来观察五运六气对人类生命的影响有多大。古人用八卦甲子来解释这个系统——"八卦甲子，神机鬼藏，阴阳相胜之术，昭昭乎尽乎象矣"（《黄帝阴符经》）。八卦甲子是怎么解释日、月、地球的呢？我们可以利用它推演出每一年、每一月太阳和月亮对地球与人类生命的影响。黄帝时期离我们已经有 5000 多年了，甲子历法在那个时候就已经创立了。岐伯是个神人，对天地和生命了解得很透彻。他讲的东西很多是不可理解、难以想象的。我们系统地来看《黄帝内经》，发现真人们不只观察到天地的规律，还证悟了道！天地万物都是道生的，道是超越一切的。关于道的最高见地，竟然隐藏在《六微旨大论》的最后。

············

帝曰：不生化乎？

岐伯曰：出入废，则神机化灭；升降息，则气立孤危。故非出入，则无以生、长、壮、老、已；非升降，则无以生、长、化、收、藏。是以升降出入，无器不有。故器者，生化之宇，器散则分之，生化息矣。故无不出入，无不升降。化有小大，期有近远。四者之有而贵常守，反常则灾害至矣。故曰：无形无患，此之谓也。

帝曰：善。有不生不化乎？

岐伯曰：悉乎哉问也！与道合同，惟真人也。

帝曰：善。

这里表面上是讲"立神机"。"神转不回，回则不转"，所以养生、治病、调心都要对机。事实上这段话体现了道家的三个境界。若见地功夫不够，读这一段就品不出味道来。其实，这一段是对《上古天真论》《四气调神论》等前面的内容提出的纲领性思想。从内容上来讲，没有形体就没有灾难，气也不复存在。我们讲法器、根器，如果连器都没有，又何来法？所以释迦牟尼讲，"法法本无法，无法法亦法。今付无法时，法法何曾法？"这就是见地。老子说："道可道，非常道；名可名，非常名。"道是"独立而不改，周行而不殆"的，超越了诸行、诸法，也就是无有升降出入，不生不化。所以这里说，"与道合同，惟真人也"！道是没有生灭的，只有道者才能超越升降出入。在释迦牟尼的体系里也讲这个内容，叫作"如来"，无来无去，超越来去。

老子讲："吾所以有大患者，为吾有身，及吾无身，吾有何患?"可见修行的第一步功夫就是要超越形体，超越诸行、诸法，与道合同，没有生化。这是道家之道的境界。精、气、神、虚、道，是道家的境界次第。从根本的道依次向下流衍，是虚，是神，是气，是精，开始出现生灭和生化。生化是"有界"的层面，是对待、流行、化生，有升降出入，与天地的升降出入同步。第二种是"有无界"，是气，是无形，是中古真人。"神游八极，视听八达之外，而与道合同，呼吸精气，独立守神，肌肉若一，寿敝天地，无有终时，此其道生"，是上古真人的境界，可以不生不化，无升降出入，无生灭。

可　道

　　本体论意义上的"道"一路向下延伸、衍化，有了大千世界，有了天地。天地的运行亘古不息，但是这个运行不是永恒不变的，而是无常变化着的，所以我们称其为"非常道"，称其为"诸行无常"。但是在这个无常中，我们的古人运用天人合一的智慧，在"有名"和"无名"之间看清了这个世界，所以老子讲："无名，天地之始；有名，万物之母。……故，常无欲，以观其妙；常有欲，以观其徼。"上古的真人们发现了这个世界的玄妙，发现了有无相生、阴阳轮转、升降出入、日月运行，并将这些智慧流传下来，形成了太极八卦、阴阳五行、甲子轮回等学问。这些不只是哲学思想，而是融入我们生命、控制我们生命的天地自然之真实规律。我们若要修行，不了解这些内容是不行的。《黄帝内经》里的"五运六气"就是将这些智慧实际应用的学说，是大法，是正法！

　　《黄帝阴符经》里说"八卦甲子，神机鬼藏。阴阳相胜之术，昭昭乎进乎象矣"。万物万象都在八卦甲子之中，都是八卦甲子运行变化展现出的现象，这是黄帝说的。我们的六十甲子理论，是天文学的纪年、纪月、纪日、纪时，是在黄帝时期创建的。这个系统运用到今天，仍然十分准确。可见我们的古人对天道的理解是多么深刻！那么，我们从宏观角度来看，它的天文背景是什么？很多人想去探究。事实上，大道无外、小道无内。我们在天地之间，我们的每个细胞都遵循这个规律，通过一个微小事物所展现出的规律就能看到天地宇宙的整体规律，没有必要具体探讨其天文背景是什么。放到日、地、月的角度，或是二十八星宿的角度，乃至释迦牟尼说的大千世界的角度来看，都是一样的。再大的事物都遵循这个规律。原因是什么呢？前面我们讲过，这些东西都是道生出来的，也就是我们的"自性"生出来的；我们的自性在无明的一刹那，我们的妄心一产生，就生出了阴阳；阴阳一生，自然产生了八卦。所以八卦甲子是无处不在的，因为这个世界是心物一元的，是一体的。你的心一动，它就动了。现在的量子力学慢慢走到了这个层面，发现我们对事物进行观测时，被观测的事物也会随之变化。这不是偶然的。但是现代科学呢，所使用的观测仪器有局限性，很难走到道的层面。这需要人们以内化的境界来观察。修行是很重要的，如果你没有内化的功夫，没有深层次的体悟，没有达到上古真人的境界，就看不到事物的本质规律。我们今天讲的五运六气，天、地、人、物都在其中。

《黄帝内经》讲的是无上的智慧，大家听闻后，还得实修、内化。在太阳系里，五行可以被观测到，它们影响人的五脏，只是我们中华文化的智慧太高深，以符号的形式进行表达。五脏图包罗万象；五行在十二经里面，给我们指引。

岐伯曰：昭乎哉，圣人之问也！化不可代，时不可违。夫经络以通，血气以从，复其不足，与众齐同，养之和之，静以待时，谨守其气，无使倾移，其形乃彰，生气以长，命曰圣王。故《大要》曰：无代化，无违时，必养必和，待其来复，此之谓也。

这一段讲了时机的重要性，讲的是"无为"的正法。我们不能违背天地自然的时间规律，生命都是按照这个规律运行的。《黄帝阴符经》说："食其时，百骸理，动其机，万化安。"这个时间的轮转——"神转不回"太重要了。下面，我们从五运六气的角度来探讨时间轮转的玄机，从实相的角度来看《黄帝内经》的核心内容，看看这时间之轮是如何转动的。

天　道

　　《黄帝阴符经》里讲得很清楚："观天之道，执天之行，尽矣。故天有五贼，见之者昌。五贼在心，施行于天。宇宙在乎手，万化生乎身。"这是什么意思呢？人生活在天地的气机交感之中，天地影响着人类。如果我们不懂天道，那么如何生活、如何养生、如何调病、如何修真呢？所以我们要先"立天之道"，"以定人道"。

　　我们先看《黄帝内经》的《天元纪大论》和《五运行大论》两篇，这两篇讲述天道和五运的轮转。所谓"天布五运，以运万类。人禀五常，经络府输，阴阳会通，玄冥幽微，变化难极"。这个"五运"是什么呢？

　　黄帝问曰：天有五行，御五位，以生寒暑燥湿风；人有五脏，化五气，以生喜怒思忧恐。论言，五运相袭而皆治之，终期之日周而复始。余已知之矣，愿闻其与三阴三阳之候，奈何合之？

　　鬼臾区稽首再拜对曰：昭乎哉问也！夫五运阴阳者，天地之道也，万物之纲纪，变化之父母，生杀之本始，神明之府也，可不通乎！

　　这里说，五运和六气就是天地之道，掌握着万物的生杀规律，正如《黄帝阴符经》所说的"天发杀机，移星易宿；地发杀机，龙蛇起陆"。天就是日月星辰。古人观天象时看到北斗七星。地球南北两极之间中轴的延长线指向北极星。北斗七星这柄"勺子"上有天枢和天璇两颗星。我们站在地球上，除了可以看到北极星不动，还可以看到天枢和天璇两颗星总是指向它。地球转动，北斗七星的勺柄也在旋转，这就是"斗转星移"。古人把天上的群星划分成二十八宿；这二十八宿又分成四大星系，分别是青龙、白虎、朱雀、玄武。这些星系围绕着北极星转动，每天、每月、每年都在移星易宿。星宿移动，天地气机跟着变化，于是产生万千气象，因此，"五运阴阳"是变化之父母、生杀之本始。那么古人是怎么描述"移星易宿"的呢？

帝曰：愿闻五运之主时也如何？

鬼臾区曰：五气运行，各终期日，非独主时也。

帝曰：请问其所谓也。

鬼臾区曰：臣稽考《太始天元册》文曰：太虚廖廓，肇基化元，万物资始，五运终天，布气真灵，总统坤元。九星悬朗，七曜周旋，曰阴曰阳，曰柔曰刚。幽显既位，寒暑弛张，生生化化，品物咸章。臣斯十世，此之谓也。

这里的鬼臾区是一位天师，比天文学家还厉害。他考察了一本比黄帝时代更古老的天文学著作——《太始天元册》，发现天布五运，布施真气，统领大地，经由斗转星移推动四季变化。

帝曰：善言始者，必会于终；善言近者，必知其远。是则至数极而道不惑，所谓明矣。愿夫子推而次之，令有条理，简而不匮，久而不绝，易用难忘，为之纲纪。至数之要，愿尽闻之。

鬼臾区曰：昭乎哉问，明乎哉道！如鼓之应桴、响之应声也。臣闻之，甲乙之岁，土运统之；乙庚之岁，金运统之；丙辛之岁，水运统之；丁壬之岁，木运统之；戊癸之岁，火运统之。

黄帝向鬼臾区请教，有没有什么简单明了的纲领性理论可以用来掌握天道五运的规律。这就涉及甲子历法了。鬼臾区在这里用十天干合化的方式来描述五运轮转。我们来看看古人的天文学智慧。什么是天干呢？我们首先把"天"这个坐标系拿出来。用现在的语言来说，就是把天划分成十块，叫作"十天干"；把地划分成十二块，叫作"十二地支"。

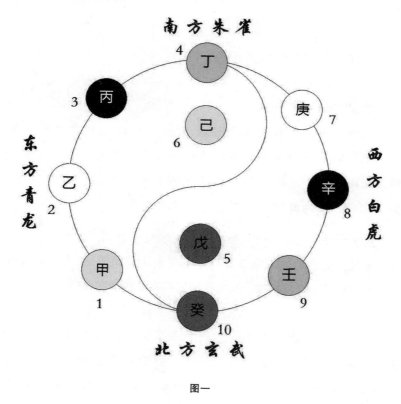

图一

十天干是：甲、乙、丙、丁、戊、己、庚、辛、壬、癸。其中，甲、乙东方木，丙、丁南方火，戊、己中央土，庚、辛西方金，壬、癸北方水。天上有二十八个星宿，每七个星宿形成一个神系——甲、乙东方木为青龙，丙、丁南方火为朱雀，庚、辛西方金为白虎，壬、癸北方水为玄武，中央为戊、己土。戊、己土很重要，是天穹中央，事实上就是北极星这一块区域。这是核心，所有星宿都是围绕着它在转动变化。所以土是很重要的，我们称其为"皇天后土"，主宰着一切。但是，土有先天之土和后天之土；我们往往只理解后天之土，却不理解先天之土，所以我们无法理解在中医里为什么脾胃居中央。天干在五运六气里是用来描述"运"的。黄帝这些高人在那个时代创造了甲子历，并且一直沿用到今天，年月日时都可以用甲子来表示。我们算命、算八字用的就是这个。什么是八字呢？年月日时各有一个天干地支，合起来就是八个字。八字一排就能够知道天门地户的情况。我们要先把十天干的十个数字搞清楚，把它与《河图》联系起来学习。什么是《河图》？就是"天河之图"，用来描述银河系的。

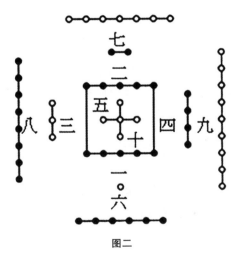

图二

在《河图》里，一、六同宗。甲、己（一、六）合化土，是同一个东西。乙、庚化金，丙、辛化水，丁、壬化木，戊、癸化火。这是从地球的角度看到的日月在黄道中运动时形成的现象，对应着天穹中的某个星宿。

臣览《太始天元册》文，丹天之气，经于牛女戊分；黅天之气，经于心尾己分；苍天之气，经于危室柳鬼；素天之气，经于亢氐昴毕；玄天之气，经于张翼娄胃。所谓戊己分者，奎璧角轸，则天地之门户也。夫候之所始，道之所生，不可不通也。

五运就是这段经文所说的"丹天之气""黅天之气"等。我们所说的"土主甲乙，金主乙庚，水主丙辛，木主丁壬，火主戊癸"，不是用数推算出来的，而是以象论的，是能够看到的；这些是以象来描述，不是用逻辑推理分析出来的。

是明道也，此天地之阴阳也。夫数之可数者，人中之阴阳也；然所合，数之可得者也。夫阴阳者，数之可十，推之可百；数之可千，推之可万。天地阴阳者，不以数推，以象之谓也。

所以我们不要去分析它为什么是这样。没有为什么！我们看到的就是这个样子。这就形成了我们所说的"五运"。比如甲午年，"甲己化土"，以土为核心，一年之中黄光都笼罩在地球上，我们人类就被这股光波所影响。天上的光波进入到所有人的五脏六腑，影响人类的神机，这就叫"五运"。这个运还分阴阳，奇数是阳，偶数是阴。例如甲是奇数，就是阳；如果阳太过了，这股光波过于强大，就会让与甲相对应的脾土的神机开得很大。己也是脾土，也是黄光，也会把脾土的神机打开，但是开得相对比较小。太过和不及是把阀门开得过大、过小的意思。大家要理解这个道理。这是《黄帝内经》的一个天文背景，希望大家好好理解。其实中国文化讲的不是单一事物，而是任何一个系统理皆如此。不止银河系是这样，地球、月亮也是这样。

月相纳甲

我们看图三。这幅图描述的是月亮的圆缺。

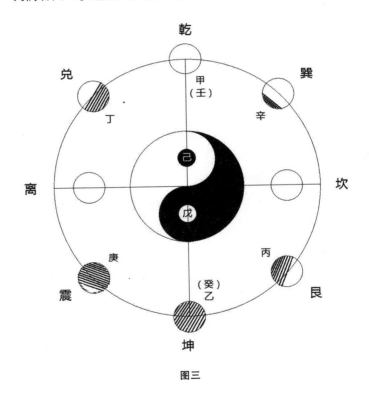

图三

在这幅图中，要将太阳、月亮、地球结合在一起来看。大家都有现代科学知识。月球本身不发光，在太阳的光照下，面向太阳的半个球面是亮区，背面是暗。当月亮相对于地球和太阳的位置发生变化时，其被太阳照亮的一面有时面向地球，有时背向地球；有时面向地球的部分大一些，有时小一些。这样一来，就形成了不同的月相。在《周易参同契》里，"三日出为爽，震庚受西方；八日兑受丁，上弦平如绳；十五乾体就，盛满甲东方；十六转受统，巽辛见平明，艮直于丙南；下弦二十三，坤乙三十日。壬癸配甲乙，乾坤括始终"，说的就是这幅图。

我们直接看太阳太刺眼。古人很聪明，通过观看月亮来了解太阳在天地之间的方位。卦象就是这么画出来的。我再次说明一下，这些是以象论，而不是以数推，是按照先天八卦的顺序排列的——乾一、兑二、离三、震四、巽五、坎六、艮七、坤八。所以，十五的月亮是圆的，为纯阳，属乾卦；上弦月和下弦月是半阴半阳；三十的月亮完全看不到，为纯阴，属坤卦。傍晚时，十五的月亮在东方甲的位置升起，此时太阳落山，月亮在太阳正对面，刚好能看到。当日、地、月在同一条线上时，潮汐力量很大。初八时，半个月亮傍晚在南方丁的位置出现，为上弦月，属兑卦。初三时为少阳震卦，傍晚月亮在西方。三阴之时，早上看到月亮；三阳之时，傍晚看到月亮。坤卦为纯阴，指三十日，太阳在东边；早上能看到太阳在月亮的背后。艮卦为二十三日，早上能在南边看到月亮。十六日为巽卦，早上月亮在西方出现。这就是我们道家用的纳甲图（图三），是用十天干表示天象上的日月关系。

这就是中国古人的天文学。古人通过这些天象观察天地宇宙运转的规律。这个规律放在哪里都是一样的，并不局限于某一特定的系统，太极图也遵循这个规律，我们人类的基因也遵循这个规律，树木的年轮也是一样，甚至现代人所说的量子力学也是这个规律。

八卦甲子这个体系是天人合一的一个缩影，就像现在的眼诊、舌诊、手诊、摸脉、按脚，等等，全都是一样的。"一粒粟中藏世界"，都是全息的。我们把天干这一块儿的理论讲完了，下面我们讲地支和六气。

六气合化

帝曰：其于三阴三阳，合之奈何？

鬼臾区曰：子午之岁，上见少阴；丑未之岁，上见太阴；寅申之岁，上见少阳；卯酉之岁，上见阳明；辰戌之岁，上见太阳；巳亥之岁，上见厥阴。少阴所谓标也，厥阴所谓终也。

厥阴之上，风气主之；少阴之上，热气主之；太阴之上，湿气主之；少阳之上，相火主之；阳明之上，燥气主之；太阳之上，寒气主之。所谓本也，是谓六元。

帝曰：光乎哉道，明乎哉论！请著之玉版、藏之金匮，署曰天元纪。

（以上出自《天元纪大论》）

帝曰：愿闻天道六六之节，盛衰何也？

岐伯曰：上下有位，左右有纪。故少阳之右，阳明治之；阳明之右，太阳治之；太阳之右，厥阴治之；厥阴之右，少阴治之；少阴之右，太阴治之；太阴之右，少阳治之。此所谓气之标，盖南面而待也。故曰：因天之序，盛衰之时，移光定位，正立而待之，此之谓也。

少阳之上，火气治之，中见厥阴。阳明之上，燥气治之，中见太阴。太阳之上，寒气治之，中见少阴。厥阴之上，风气治之，中见少阳。少阴之上，热气治之，中见太阳。太阴之

上，湿气治之，中见阳明。所谓本也，本之下，中之见也；见
之下，气之标也。本标不同，气应异象。

（以上出自《六微旨大论》）

这两段讲六气，讲地支，讲标、本、中。若不借助图四，大家
根本理解不了六气的真实相状。以理论解理论是不行的，也不会有
道家的感觉。接下来我们看地支。懂了地支，其他问题就迎刃而解
了。先看图四。

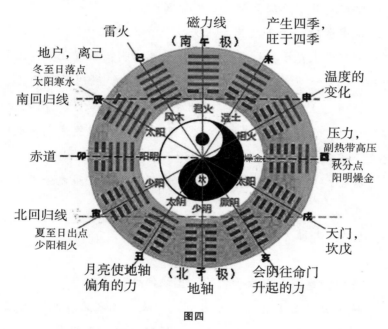

图四

当然，古人是站在黄河流域来观测星象的，在北回归线和南回
归线之间来探讨天文问题，因此这一套理论体系是对中国人说的。
而且，黄帝时期离我们已经有5000多年了。我们先看什么是地支。
所谓"支"，就是支撑，表示方位，即地球和日月交流的支撑点，所
以说，"相火以位，君火以明"。这个位置很重要！我们来看图四。
我们从地球的角度来解读。先看连接南北两极的子午线。子午线可

以用指南针来指明，因为两极之间有磁力线，使地球周围形成一个有序的磁场，无论你去哪里，都受这个磁场的影响。正是因为有这个场，地球的水气才能围绕地球形成大气层，保护地球不受太阳风的侵袭。否则，地球上是不会有生命的。这个磁场很重要！这个磁场在我们人体里相当于会阴和百会的连线，即我们人体的子午线。这条子午线也在我们人体周围形成一个场，以膻中为中心，使身体周围被一团卫气围绕，相当于地球的大气层。我们人类正是依靠这团卫气来防止邪气入侵的。所以，这条子午线很重要，是我们生命的根本，中医称之为"少阴君火"，具有核心作用。

如果没有月亮的引力，地球上就无法形成四季。月亮引动地球形成一个夹角；地球围绕太阳运动的黄赤交角则构成太阳在南回归线和北回归线之间的往返运动，因而产生四季。因此，我们人类的生存环境充满了奥秘！我们在此不管这些现象是怎么形成的，反正已经形成了，我们认为是"由道所生"。地球和月亮的夹角形成了"丑未"这根线，我们称之为"太阴"。此外，太阳风照射下来，形成"巳亥"，我们称之为"厥阴风木"。由于地球的运转以及太阳在南北回归线之间的往返运动，太阳风照射下来影响着大气运动，使地球周围的气流形成"升降出入"，形成四季，我们称之为"三阴"。我是借助现代科学的表达方式进行解释的，方便大家理解。子午少阴君火，丑未太阴湿土，巳亥厥阴风木。与子午少阴君火构成直角关系的对立面是卯酉阳明燥金，在地球上则表现为赤道，被太阳直射，很热，在人体则代表多气多血，易化热，所以多以承气汤下之。与巳亥厥阴风木构成直角线的则是寅申少阳相火，在地球上则表现为由太阳风形成的阳面火力，在人体则代表身体里的能量。少阴君火是神；厥阴风木是血；太阴湿土是精；太阳寒水是神，为水气。月亮与水气相感应，太阳与火气相感应。这些是"司天"和"在泉"的关系。南北回归线寅戌；太阳照到北回归线就是夏至，寅时太阳升起，戌时太阳落山。太阳照到南回归线就是冬至，辰时太阳升起，申时太阳落山。这样一来，寅午戌形成火局，申子辰形成水局，很美妙！这就是地支六冲对应的六种气。十二地支其实是大地承受天地日月能量的支撑点。这些古人是怎么搞出来的，目前不清楚。我们也将这十二支称为"标"，是地球的坐标系，在人的身体里则是经络，其内流行的气为本。古人太厉害了，把天人合一全部讲清楚了。

我们生命的根本就是这条少阴君火的子午线。没有太阳，月亮就无法发光，在人体则气血无法流动。气血是本，从太阴的角度来讲是制造血液的。厥阴风木是阳气产生的来源。少阳相火是一团能量，产生温度。我们的太阳经是第一层防卫，是一团水气，正是凭借这团水气，才得以形成"水火既济"。阳明经和太阴经是加工水谷形成血液的，对应地气，属于精的层面；厥阴经和少阳经则属于气的层面，太阳经和少阴经属于神的层面。我们用现代科学的语言来解释，大家可以自己去体会一下。

地支、天干是用来描述天文地理的。我们了解了天干、地支以后，才可以谈论八卦甲子。我们现在是借助了现代科学仪器的观测结果，否则很难理解。这样一来，我们就明白了以上所说"六气"的真正根源。我们把"五运六气"刻画出来，就能懂得天地运转的规律；懂得天地运转的规律后，再把出生的时间用"五运六气"的方法一排，就能知道生命的构架。所以要懂得天地的规律，八卦甲子这个系统要学会。以上这些是关于地支的内容。

外时轮

	初之气	二之气	三之气	四之气	五之气	终之气
客气：	在泉之下一气	在泉之下二气	司天	司天之下一气	司天之下二气	在泉
	小雪 大寒：约1/21	春分：约3/21 小满：约5/21	大暑：约7/23	秋分：约9/23	小雪：约11/23	大寒
主气：	厥阴风木	少阴君火	少阳相火	太阴湿土	阳明燥金	太阳寒水

图五

　　我们把天地结合起来，概括地讲一下气运的排布情况。我们画一个五方坛城，将其称为"外时轮"。关于"运"，我们用天干来表示。我们把一年的"运"分成五个阶段；一年365天，大约每个阶段为73天，五个阶段就是"五运"。《黄帝阴符经》称，"天有五贼，见之者昌"，"五贼"就是"五运"。例如甲午年，我们知道逢甲为土运太过。那么，从土运开始划分这一年的运，土是其中运。我们将一年之运分为中运、客运、主运三个部分。先固定主运的次序，再把一年之运分成"五运"，73天为一运，那么甲午年的第一运就是木运。从木运开始，依次为木、火、土、金、水，这就是主运的次序。中运则是那一年天干合化的运。比如逢甲之年则为土运太过，那么主运的太过和不及按照中运来排，确定了中运的土太过，主运则为木太过、火不及、土太过、金不及、水太过，这就是"阴阳相推而变化顺矣"。那么客运怎么排呢？就是从中运开始，按照五行相生的次序排下来。客是相对主而言的，还是以甲午年为例，第一个客运从中运的土运太过开始，按照土、金、水、木、火这种五行相生的次序来排列。客运的太过和不及与主运相同，比如刚刚我们确定了甲午年的主运，现在只需要调整主运的顺序，将主运的土太过排到第一位，接下来是金不及、水太过、木太过、火不及。这就是客运的排列。《黄帝阴符经》里说的"阴阳相胜之术，昭昭乎近乎象矣"，讲的就是这个理论。这就是运的排布方法。

接下来，我们再看气。我们刚才把一年分成"五运"；而"气"主要是按节气来排的。首先，把一年分成六步，每一步有两个月。查找节气其实用阳历比较准，基本上每年不怎么变。六步的第一步在阳历 1 月 21 日左右，然后每两个月一步，就这么往下推，总共六步。第一步从"大寒"到"春分"（1 月 21 日到 3 月 21 日），第二步从"春分"到"小满"（3 月 21 日到 5 月 21 日），第三步从"小满"到"大暑"（5 月 21 日到 7 月 21 日），第四步从"大暑"到"秋分"（7 月 21 日到 9 月 21 日），第五步从"秋分"到"小雪"（9 月 21 日到 11 月 21 日），第六步从"小雪"到"大寒"（11 月 21 日到 1 月 21 日）。每一个节气在不同的年份里可能会有前后一两天的差异，比如"大寒"不一定都在 1 月 21 日，具体推算时，如果拿不准，则要查一下当年节气的具体时间。以上是六气的分步。之后，我们把第一步称为"初之气"，第二步称之为"二之气"，其后依次为"三之气""四之气""五之气""终之气"。"六气"排完以后，我们开始讲"主气"。"主气"的次序每一年都是相同的，都是从木开始，为"厥阴风木""少阴君火""少阳相火""太阴湿土""阳明燥金""太阳寒水"，按照木、火、土、金、水的次序排列，年年如此。这是"六气"，为常态。天地之气的运行从厥阴风木开始生发；接着生长到少阴君火；到了少阳相火之时，就像花儿绽放；到了六月，水湿很重，所以是太阴湿土；到了秋天阳明燥金之时，气开始收敛；之后是潜藏，到太阳寒水，气潜藏于地下，所以地下的水是温的，地上的水结了冰，因为阳气已经潜藏了。以上描述的是地支六气，我们人体气血的运转也顺应这种气的运行变化规律。

接下来，我们讲"六气"的"客气"。气和运一样，也有"主气""客气"之分。客气怎么排呢？又要用到地支！例如甲午年，地支是午，午是什么呢？刚才我们说了子午线，午就是少阴君火。少阴君火定在哪儿呢？定在第三气，"司天"之位；"司天"是第三气，"在泉"是终之气。这是有规定的，其实指的是一个上、一个下。"司天"是少阴君火，"在泉"是阳明燥金，那么"司天"和"在泉"的位置关系是怎样的呢？它们之间成直角，"司天"是子午，"在泉"是卯酉。又如癸巳年，太阴湿土是它的"司天"，太阳寒水是它的"在泉"，两者成90度角。"司天"是第三气，"在泉"是终之气（第六气），两者也是对着的。排了"司天""在泉"之后，"客气"就有次序了，也即按照张仲景《伤寒论》的次序逆走。太阳寒水是第六气，阳明燥金就是第五气，少阳相火为第四气，太阴湿土为第三气，少阴君火为第二气，厥阴风木为第一气。按照太阳、阳明、少阳、太阴、少阴、厥阴这个次序逆走。《伤寒论》为什么用逆走的次序来排布"客气"呢？因为"主气"是我们生命的规律，是正常的，是一种常态，按木、火、土、金、水，春、夏、秋、冬这样的次序排布；"客气"却不按照这个常态排列，是变动的。"主气"是生命的关窍，但真正导致生病的不是"主气"，因为"主气"是维持我们健康的，怎么会让我们生病呢？生病主要是由于客气的影响！客气加临，影响主气，使主气不能到位，疾病就产生了。我们生病是客邪导致的，而且由太阳寒水启动，所以叫作"伤寒"。因此，《伤寒论》按照客气逆走的顺序排布不是偶然的。明白了这点，就容易理解《伤寒论》。张仲景按客气逆走排序，他抓住了疾病产生的根源，并把理法方药融入其中，形成了一个完整的系统。因此，张仲景不愧为医圣！我们排布"客气"的流转时，先把"司天"定出来，然后定"在泉"，最后按这个次序逆转一圈，"客气"就排出来了。把"五运六气"排出来以后，就可以作出判断。怎么判断呢？我们看图六，即五行图，最早由李阳波所创。木、火、土、金、水用五个圈来表示。把出生那一年的天干、地支算出来，然后确定出生的时间落在哪一运、哪一气，甚至哪一天，这样一来就可以布局了。我们先把运排在圈的中间，再把气排在圈的边上，一个表示"神机"，一个表示"气立"。运太过的时候，我们用向上的箭头表示，不及的时候用向下的箭头表示。"气立"则用一个圆圈表示。把这些内容排到五行图里，就能看得很清楚。

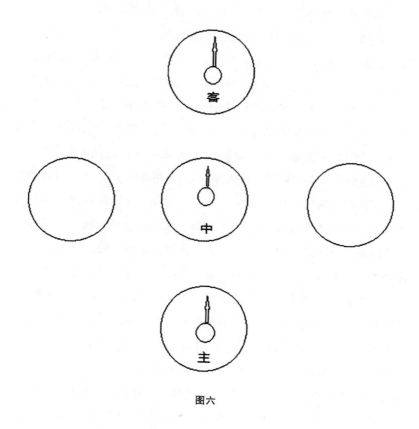

图六

图六的五个圈代表木、火、土、金、水五大神系，图中用符号表示运和气。我们用年、月、日三个要素就可以排出"五运"。这种排法是"大而无外，小而无内"的。我们还可以根据这种方法确定某一年的"大司天"。事实上，历史上很多中医流派都是"时势造英

雄"，比如当"大司天"为火运时，人们容易生温病，温病派的大师便应运而出。在温病派的大师叶天士那个年代，"大司天"一定是热的。如果"大司天"为寒水，强调阳气的中医流派就会显得很重要。如果我们不懂"五运六气"，就不会知道这些。中医流派的产生大多与当时的天文背景有密切的联系，所以《黄帝阴符经》说："立天之道，以定人也。"一定是根据天地的情况来确定人的情况，不可能反过来根据人的情况来定天地的情况。我们不要执着于一个相，而是要以五行的思维方式为基础，所谓"天有五贼，见之者昌"。五行又分"天的五行"和"地的五行"。那么，天有五运，布气下来对应人体的五脏；同时，地气生化上去，在天地之气的交流中产生"六气"，对应人体的六腑。此外，人在天地的气交中产生了很多现象，这些信息都可以排布出来。我们将排布出来的天地状况称之为"五运六气"。我们先来看十天干中的甲，甲己化土，发出黄光，表示土运太过。我们就在中间的圈内，用向上的箭头表示太过，并在旁边标记"中"，代表"中运"。然后看"主运"，比如说这一年的"主运"是水，已经进入第五运"终之运"了。这个水运是太过还是不及呢？通过天干来推导——天干为甲的年份，"中运"是土运，为太过，再按木、火、土、金、水的顺序来排，太过、不及相随。"主运"放在下方的圈内，用向上的箭头表示太过，旁边标记"主"，代表"主运"。再看"客运"。"客运"是从中运开始排的，所以这一年的客运是从土开始排五步，土、金、水、木、火。在上方的圈内，用向上的箭头表示太过，旁边标记"客"，代表"客运"。这样一来，运就排完了，分别为"中运""主运""客运"。

我们再来看气。首先看地支，子午是中轴线，表示少阴君火，在这里表示"司天之气"。"六气"里面，火有两个，分别是君火和相火。君火主升，相火主降。君火放在圈的左边，表示升。我们在其旁边标记"司"，表示"司天"。确定了"司天"，"在泉"也就可以确定了。子午线和卯酉线垂直，所以"在泉"是阳明燥金，我们将其排在右边的圈里，旁边标记"泉"，表示"在泉"。这一年的主气是第六气"太阳寒水"。气没有太过与不及。我们在下方的圈上画个小圈，旁边标记"主"，表示"主气"。这一年的"客气"是终之气，刚好与"在泉"同步，是阳明燥金。我们在右方的圈上画个小圈，旁边标记"客"，表示"客气"。这样一来，我们就把"五运六气"的图排完了。我们用太极运转和阴阳的思维来看这张图。首先以"主气"为主，因为"主气"和"主运"是我们生命状态的正常情况。接下来我们看主气是怎么受影响的。以图六为例，"主气"和"主运"都是水，也就是说此时我们的生命应该进入了潜藏的状态，把能量全部藏了起来，也就是"冬藏"。但是，现在产生了"客运"火和"中运"土。土克水，火发散，都在影响潜藏的力量。因此，现在身体很难"潜藏"，容易产生内热。不少人会莫名其妙地发热，寐不安。阳气潜藏不利还容易伤阴，容易产生阴虚火旺的症状。此外，土还夹杂着湿气。因此，湿热的气机会影响人体。我们再看气，这里有两个金的力量，虽然有君火克金，可它是"司天"，主上半年，而此时是下半年的末尾，"在泉"的力量远远大于"司天"的力量。因此，两个金帮助"主气"收藏。气是相生得藏，运被克。原来身体内有伏热，容易出问题；但是现在气能收降。不过，此时的神机影响五脏，使五脏气机难以潜藏，人很难安定，思想会出现波动。所以，要懂天地气机是如何运转的，然后以"主气"和"主运"为核心，来判断其他气运如何影响"主气"和"主运"，导致人体气机失和。我们可以排布一下自己的五运六气，如果在偏颇的时段天时刚好助你，那么你就会很舒服；如果不得天时相助，就麻烦了，就需要治疗、吃药了！根据图六，使运气流转平衡，也就是"和阴阳"，天人合一，病就好了。天人合一就是使"主气"与"主运"合一。"主气"和"主运"是我们生命的生物钟，我们祖祖辈辈的基因已经形成了适应春生、夏长、秋收、冬藏的规律。

如果天人不合一，人就会生病；天人合一，病就好了。如果天地的气机突然间发生变化，我们的身体很难适应，就容易生病。逆天即为不和，所以病就是逆；"观天之道，执天之行"就是顺。这就是天人合一的思维。

　　把图六弄清楚了，《黄帝内经》的运气篇就容易理解了。有的人的五行图排出来后发现，全在木、火上，这是木火通明的格局，那么这个人一定会展现出木性与火性的气质——很热情，很聪明，性格也好，但是消耗得很厉害。这就是"性有巧拙，可以伏藏"。我们这儿有个同学，她的五运六气全是火，很聪明，思维活跃，但很难静下来，性格容易出现偏颇。但是，不少偏性大的人做事很厉害；偏性不大、五行俱全的人，身体还可以，但性格容易变得庸俗。我们可以通过这幅图来判断一个人的格局。《黄帝内经》的甲子系统，到现在依然准确实用，这让我们很震撼。所以，从古到今星象的移动偏差不大。还有一个问题是神和气的关系，我们可以借助现代科学知识来解释。神其实是星象的角度变化导致的磁场变化。但是，神到了，气不一定到。气就是我们说的寒、热、暑、湿、燥、火。例如到了冬至，天气却不一定变冷，这就是神到了，气没到；也就是说，冬至的场已经形成了，天体星象的角度到了，但是气候还没形成。有时是气到了，神没到。黄帝和岐伯传承的针法，其主要的治病理念也是调节人体内在的神和气，使神气相合。

内时轮

夫五运之政，犹权衡也，高者抑之，下者举之，化者应之，变者复之，此生长化成收藏之理，气之常也。失常则天地四塞矣。故曰：天地之动静，神明为之纪；阴阳之往复，寒暑彰其兆。此之谓也。

天道是遵循"五运"——五行的生克制化规律的，这也是天道自我调节功能的体现。如果违逆五行规律，则会发生灾变。同理，根据天人感应理论，我们人体的"神机""气立"与五脏六府、十二经络皆受"五运"的主宰，从而也存在生克制化的规律。若生克制化太过，则有"胜复"出现。所以，我们要了解天人相应的原理，可以从"内时轮"和"外时轮"同步运转的角度去体会。五运六气是天地时间运转的"车轮"，其形象可以被描绘成一个坛城。这个坛城太重要了，里面蕴藏着天地信息。《黄帝内经》用了另一个概念——藏象——天地人物的信息都藏在这里，并且成了象。这个时轮坛城是如何与人相感应的？根据天人感应的思路，人必然有一个"内时轮坛城"。事实上，这个"内时轮坛城"就是我们的膻中，里面住着"君主之官"，是生命的主宰，就是我们的"神"。更不可思议的是，《黄帝内经》竟然对这个坛城布局作了公开描述。要知道，这些是秘而不宣的"伏藏"。这些内容就藏在《刺禁论篇》里。

肝生于左，肺藏于右，心部于表，肾治于里，脾为之使，胃为之市。膈肓之上，中有父母；七节之傍，中有小心，从之有福，逆之有咎。

这段经文在描述什么？描述的是膻中。膻中这个区域有"五方"，前面是火，后面是水，左边是木，右边是金，中有"父母"阴阳相抱，形成一个神系。这个坛城，是"神"居住的地方，也是五脏的核心。为什么是左为肝、右为肺？我们看到佛像的膻中这个地方有个"卐"字符号，其实也意味着坛城的中间是太极图，有"父母"阴阳相抱，旁边有五行木、火、土、金、水，边上有八卦。八卦里是我们上次讲的"三部九候"。膻中这个部位控制着整个生命，是身体"中心的中心"，即"内坛城"。我们的生命就是通过这个"内坛城"与天地宇宙的"外坛城"合一的。我们可以说，《黄帝内经》里有关内坛城的理论，为天人合一的思想找到了中心落脚点！这个中心通过经脉与五脏相连。

在五脏中，脾是中土，为中央。但脾土还不是生命里最核心的东西，因为它还在五行里，属于有形的范畴；而生命最核心的东西是无形的！刚才说的内坛城用道家的理论来看，就是后天八卦的模型。在后天八卦中，离卦是心，在前方；震卦是肝，在左方；右方兑卦，为肺；坎卦为肾，居北方。五脏之气是以膻中为中心外现的气场。

在先天八卦中，乾卦是反映头的。头部、脑部主什么呢？是整个生命精气聚集的地方。反过来，坤卦相当于冲脉的发源地，是血之海。这是什么东西呢？是与父精相对的母血。道家的坛城是以八卦的模式来表达的，非常美，卦象很清晰！兑卦应在喉轮，离卦应在膻中，震卦和巽卦分别应左右两胁，坎卦应肾，艮卦位于胃。《周易》称："天地定位，山泽通气，雷风相薄，水火不相射。"先天八卦讲定位，后天八卦讲流行。

弗洛伊德认为，心理疾病是由潜意识和显意识沟通不顺畅导致的；这种不顺畅最关键的根源在于性的障碍。所谓性的障碍，就是阴阳不协调。之后的心理学家荣格就更厉害了。他从小在教堂长大，经常参悟这些东西。他学完弗洛伊德的理论以后，又有了透破，发现个体性障碍的问题只是一个较浅的层面，更深层面的集体潜意识对人的心理健康影响更大！他用了一个象征语言，就是印度文化里的曼陀罗，也就是坛城。其形象是一朵花，这朵花凝聚了整个宇宙的信息。花纹放大，呈陀螺的形状。我们人类的基因放大后也呈现出陀螺的形状，是一个很美的图案，内有坛城在其中。其实，八卦也是一种这样的图案。大家要了解这些内容，这样才能找到中医藏象学说的中心。

刚才我们说过，荣格就是通过曼陀罗、通过坛城，来理解人类心灵深处的集体潜意识。这种集体潜意识就像中国的后天八卦图；通过后天八卦图，可以了解我们中国人的潜意识。所以说，是"从之有福，逆之有咎"。后天八卦说的是地，五运六气说的是天和地交流的情况。所以《黄帝内经》的理论很深奥。我们要通过这些理论去体会天地宇宙和人体的外时轮和内时轮、外坛城和内坛城，把五运六气学说弄清楚。

针 法

在上一篇里，我们讲了天人合一的"关窍"、生命的核心理论，也是养生调病的大法所在！我们再来看看《黄帝内经·刺法论篇》里真正的针法秘密。

黄帝问曰：升降不前，气交有变，即成暴郁，余已知之。如何预救生灵，可得却乎？

岐伯稽首再拜对曰：昭乎哉问！臣闻夫子言，既明天元，须从《刺法》，可以折郁扶运，补弱全真，泻盛蠲余，令除斯苦。

黄帝向岐伯请教针法。这里的升降是指外时轮，即五运六气中"六气"在天上的变动，左右之间气有升有降。"在泉"之右间升为"司天"之左间，"司天"之左间降为"在泉"之右间。黄帝说天地时轮升降异常，气交有变；人体内时轮气立不调，即成暴郁，在这种情况下如何预救生灵？这属于治未病，古时的神医和天医大概都有这个传承，这与我们现代中医界讲的"未病先防"不是一回事。岐伯讲，根据五运六气的原理以及天之六气的轮转规律，观察六气的太过与不及，疏泄郁堵，扶助五运，补助真气，祛除邪气。

帝曰：愿卒闻之。

岐伯曰：升之不前，即有甚凶也。木欲升而天柱窒抑之；

木欲发郁，亦须待时，当刺足厥阴之井。火欲升而天蓬窒抑之；火欲发郁，亦须待时，君火相火同刺包络之荥。土欲升而天冲窒抑之；土欲发郁，亦须待时，当刺足太阴之俞。金欲升而天英窒抑之；金欲发郁，亦须待时，当刺手太阴之经。水欲升而天芮窒抑之；水欲发郁，亦须待时，当刺足少阴之合。

金运太过，木升不及，待时而刺足厥阴井穴大敦；水运太过，火升不及，待时而刺手厥阴心包经荥穴劳宫；木运太过，土升不及，待时而刺足太阴脾经腧穴大都；火运太过，金升不及，待时而刺手太阴肺经经穴经渠；土运太过，水升不及，待时而刺足少阴肾经合穴复溜。这里的"待时"很有意思，是指要等到天地气机冲击这个穴位时再行针刺。这个时机为开穴时间，此时外时轮转动，需要用针拨一下人体的内时轮，这个时候拨动内时轮的机关在开穴的位置。所以黄帝真正的针法是根据时间来的。这里用的是补法，根据五腧穴的五行属性来补助这一经脉的五行之缺。这里说的是三阴的补法，分别补足厥阴木、手厥阴火、足太阴土、手太阴肺和足少阴肾，正好是少阴、阳明、太阴，显然是用来交通先天与后天的。

帝曰：升之不前，可以预备，愿闻其降，可以先防。

岐伯曰：既明其升，必达其降也。升降之道，皆可先治也。木欲降而地晶窒抑之，降而不入，抑之郁发，散而可得位。降而郁发，暴如天间之待时也。降而不下，郁可速矣，降可折其所胜也，当刺手太阴之所出，刺手阳明之所入。火欲降，而地玄窒抑之，降而不入，抑之郁发，散而可入。当折其所胜，可散其郁，当刺足少阴之所出，刺足太阳之所入。土欲降而地苍窒抑之，降而不下，抑之郁发，散而可入，当折其胜，可散其郁，当刺足厥阴之所出，刺足少阳之所入。金欲降而地彤窒抑，降而不下，抑之郁发，散而可入，当折其胜，可散其郁，当刺心包络所出，刺手少阳所入也。水欲降而地阜窒抑之，降而不下，抑之郁发，散而可入，当折其胜，可散其郁，当刺足太阴之所出，刺足阳明之所入。

金运太过，木降不及，刺手太阴所出、手阳明所入；水运太过，火降不及，刺足少阴所出、足太阳所入；木运太过，土降不及，刺足厥阴所出、足少阳所入；火运太过，金降不及，刺手厥阴所出、手太阳所入；土运太过，水降不及，刺足太阴所出、足阳明所入。"所出为井，所入为合"，这段经文直接用了泻法，不加择时地用相互表里的阴经井穴和阳经合穴来泻去这一运的太过。例如，火运太过，就刺手厥阴心包经的井穴中冲和手少阳三焦经的合穴天井。其他情况亦复如是。

这里所说的刺法重点应用了井、荥、俞、经、合这五腧穴，天地之间的五行气机可以归到人体的五脏，五脏的气机展现以膻中的内时轮为中心。这属于后天八卦的体系，治疗时可以应用调节六气的针法——针对神机的强弱，通过对经络的调节，进行补泻。

只需调节五腧穴就可以调理五脏，这对于针法来说很重要。天人合一的五脏，可以通过内时轮和外时轮相结合的时间方法去调节。这是真正的针法，用一根毫针就可以把病治好，其核心原理是调神——五脏里藏的"神"。通过针刺可以和五脏里的"神"对话。这里面有数字，比如顺时针转多少下，五脏里的"神"就能收到相应的信息。这里的数字是《河图》《洛书》的数字，是"神"的数字。通过这种数字调动五脏神机，调动以后可以恢复天人合一的状态。所以，真正的针法要讲究时间、天地的气运，讲究与膻中里的"神"、五脏神机交流，还要与出生时辰结合起来看——出生时间不同，五脏神机各有强弱。所以，中医真正的奥妙是这些无形的东西。中医不是解剖学，和西医不是一个系统。这是《黄帝内经·刺法论篇》里一段很神奇的内容。

岐伯曰：不相染者，正气存内，邪不可干，避其毒气，天牝从来，复得其往，气出于脑，即不邪干。气出于脑，即室先想心如日。欲将入于疫室，先想青气自肝而出，左行于东，化作林木；次想白气自肺而出，右行于西，化作戈甲；次想赤气自心而出，南行于上，化作焰明；次想黑气自肾而出，北行于下，化作水；次想黄气自脾而出，存于中央，化作土。五气护身之毕，以想头上如北斗之煌煌，然后可入于疫室。

这一段讲的是岐伯传授黄帝的观想法门——观想五行出体的气象。气出于脑，脑为髓海，通于冲脉，五气朝元，真气充足，邪不可干。先观想心如日，大放光明，左侧青气化为林木，右侧白气化为铠甲，南面赤气化为火，北面黑气化为水，中央黄气化为土，头上北斗如如不动。这是皇天后土，神之所系。五气以膻中为中心，神气相和，形成保护场，像一副金刚铠甲护住身体。内、外时轮的景象是东方青龙、西方白虎、南方朱雀、北方玄武和中央勾陈相对应，即是天人合一的体现，是调神机的大法。这一段更能印证我们之前提过的一个观点：生病就是天人不合一，天人合一就不会生病，甚至百毒不侵。这才是我们真正的"药神"！纵观《黄帝内经》的"刺法论篇"，这套针法遵循五行的原理，具体操作手段是通过补泻来调节气机的升降出入，操作的心法是神气相和，总的治疗理念还是天人合一。

黄帝问曰：人虚即神游失守位，使鬼神外干，是致夭亡，何以全真？愿闻刺法。

岐伯稽首再拜曰：昭乎哉问！谓神移失守，虽在其体，然不致死，或有邪干，故令夭寿。只如厥阴失守，天以虚，人气肝虚，感天重虚。即魂游于上，邪干厥大气，身温犹可刺之，刺其足少阳之所过，次刺肝之俞。人病心虚，又遇君相二火司天失守，感而三虚，遇火不及，黑尸鬼犯之，令人暴亡，可刺手少阳之所过，复刺心俞。人脾病，又遇太阴司天失守，感而三虚，又遇土不及，青尸鬼邪犯之于人，令人暴亡，可刺足阳明之所过，复刺脾之俞。人肺病，遇阳明司天失守，感而三虚，又遇金不及，有赤尸鬼干人，令人暴亡，可刺手阳明之所过，复刺肺俞。人肾病，又遇太阳司天失守，感而三虚，又遇水运不及之年，有黄尸鬼干犯人正气，吸人神魂，致暴亡，可刺足太阳之所过，复刺肾俞。

若是真气虚，人神失守，又感天重虚，天人同虚，这时容易被鬼神侵袭。这段经文称有五种鬼，黑尸鬼、青尸鬼、赤尸鬼、黄尸鬼，应该还有白尸鬼。这"五鬼"其实就是五运不正之疫气。若人体内时轮一气独虚，神不内守，又遇外时轮和内时轮同虚，则相克之疫气化为尸鬼，吸人神魂，这时神机致病，"天人失守，人神不应"。根据岐伯的教导，此时我们可以针刺腑之原穴和脏之腧穴。比如肝病，逢厥阴失守，木运不及，魂不守，金来克之。这时可以刺足少阳胆经的原穴丘墟和肝俞。其他四脏亦复如是。从这里我们可以看到，黄帝和岐伯教示的调理五脏神机的大法其关键在于五脏腧穴。五脏腧穴是五脏元真开于表，与天相应的反映点。通过五脏腧穴，可以调控神机。五脏腧穴（肺俞、心俞、肝俞、脾俞、肾俞）的定位基本都在背上，是五脏在背部的反映点。

"天地定位，山泽通气，雷风相薄，水火不相射。"（《周易》）先天八卦主定位，与人体的关窍相对应。黄帝的针法分为两个方面，一个是应用后天八卦系统调理人体的内时轮和外时轮，使之相合一，重在调节六气；一个是应用先天八卦系统直接调理五脏和冲脉，重在神机。

黄帝问曰：十二脏之相使，神失位，使神彩之不圆，恐邪干犯，治之可刺，愿闻其要。

岐伯稽首再拜曰：悉乎哉！问至理，道真宗，此非圣帝，焉穷斯源？是谓气神合道，契符上天。心者，君主之官，神明出焉，可刺手少阴之源。肺者，相傅之官，治节出焉，可刺手太阴之源。肝者，将军之官，谋虑出焉，可刺足厥阴之源。胆者，中正之官，决断出焉，可刺足少阳之源。膻中者，臣使之官，喜乐出焉，可刺心包络所流。脾为谏议之官，知周出焉，可刺脾之源。胃为仓廪之官，五味出焉，可刺胃之源。大肠者，传道之官，变化出焉，可刺大肠之源。小肠者，受盛之官，化物出焉，可刺小肠之源。肾者，作强之官，伎巧出焉，刺其肾之源。三焦者，决渎之官，水道出焉，刺三焦之源。膀胱者，州都之官，精液藏焉，气化则能出矣，刺膀胱之源。凡此十二官者，不得相失也。是故刺法有全神养真之旨，亦法有修真之道，非治疾也，故要修养和神也。道贵常存，补神固根，精气不散，神守不分。然即神守而虽不去，亦能全真；人神不守，非达至真。至真之要，在乎天玄。神守天息，复入本元，命曰归宗。

岐伯在这里再次强调，刺法的宗旨是全神养真，是配合修真的调理方法。大家学习《黄帝内经》，要把握修真这一宗旨。"气神合道，契符上天"，这与《黄帝阴符经》所说的"观天之道，执天之行"完全吻合。所以，关键在于"精神内守，至真之要，在乎天玄"，要观天道，"神守天息"，与天地气息同步，也就是内时轮和外时轮的合一。在这个宗旨之下，我们强调"十二原"的重要性。那么，如何选择"十二原"呢？"十二原者，五脏之所以禀三百六十五节气味也。五脏有疾，应出十二原。"先把天地的外时轮排出来，再把自己或病人的内时轮排出来，看看"神气不合"在什么地方，哪个神不守，哪个神耗得太过，哪个神不得位，哪个神机不开，等等。将这些信息一目了然地排布出来，是古人的智慧，是"时间医学"，也是中国文化"核心的核心"。

图书在版编目（CIP）数据

内经直解／谢国仲著. —北京：东方出版社，2024.1
ISBN 978-7-5207-3015-0

Ⅰ.①内…　Ⅱ.①谢…　Ⅲ.①《内经》—研究　Ⅳ.①R221

中国版本图书馆 CIP 数据核字（2022）第 191728 号

内经直解

（NEIJING ZHIJIE）

作　　者：谢国仲
责任编辑：王　萌　冯　川
出　　版：东方出版社
发　　行：人民东方出版传媒有限公司
地　　址：北京市东城区朝阳门内大街 166 号
邮　　编：100010
印　　刷：北京明恒达印务有限公司
版　　次：2024 年 1 月第 1 版
印　　次：2024 年 1 月第 1 次印刷
开　　本：710 毫米×1000 毫米　1/16
印　　张：29.5
字　　数：377 千字
书　　号：ISBN 978-7-5207-3015-0
定　　价：68.00 元
发行电话：(010) 85924663　85924644　85924641
